Surgery

走进外科学

汤育新　曹庆东　主编

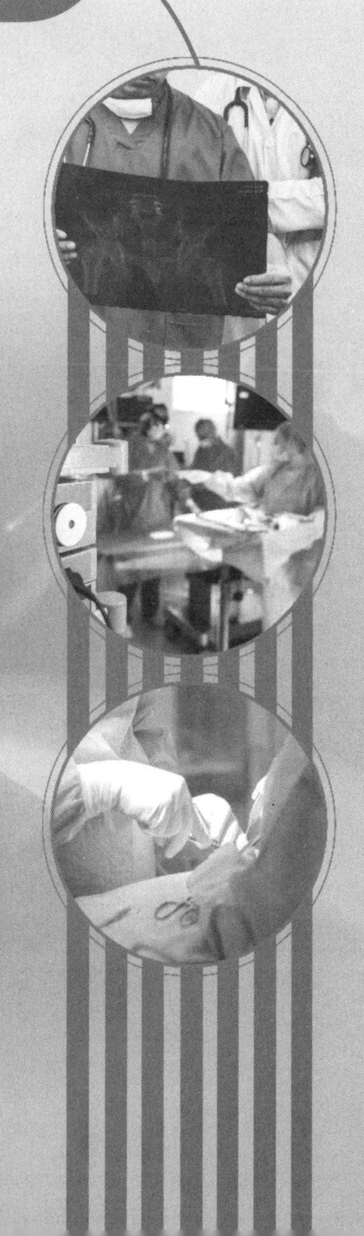

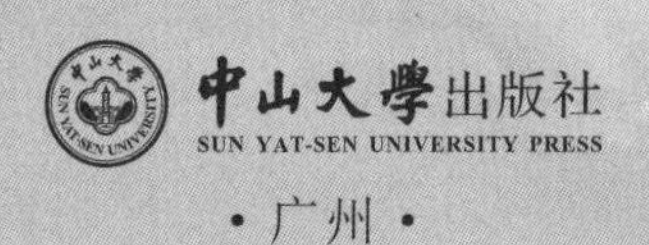

·广州·

图书在版编目（CIP）数据

走进外科学/汤育新，曹庆东主编.—广州：中山大学出版社，2021.10
ISBN 978-7-306-07325-9

Ⅰ.①走…　Ⅱ.①汤…②曹…　Ⅲ.①外科学　Ⅳ.①R6

中国版本图书馆CIP数据核字（2021）第177230号

ZOUJIN WAIKEXUE

出 版 人：王天琪
策划编辑：谢贞静
责任编辑：谢贞静　吴茜雅
封面设计：曾　斌
责任校对：梁嘉璐
责任技编：靳晓虹
出版发行：中山大学出版社
电　　话：编辑部020-84113349，84110776，84110283，84111997，84110779
　　　　　发行部020-84111998，84111981，84111160
地　　址：广州市新港西路135号
邮　　编：510275　　传　　真：020-84036565
网　　址：http：//www.zsup.com.cn　E-mail：zdcbs@mail.sysu.edu.cn
印 刷 者：广州市友盛彩印有限公司
规　　格：787mm×1092mm　1/16　15印张　350千字
版次印次：2021年10月第1版　2021年10月第1次印刷
定　　价：62.00元

本书编委会

主　编　汤育新　曹庆东

编　委（按姓氏笔画排序）

卢华定（中山大学附属第五医院创伤关节外科）

吕　海（中山大学附属第五医院脊柱外科）

刘　飞（中山大学附属第五医院神经外科）

汤育新（中山大学附属第五医院泌尿外科）

苏永辉（中山大学附属第五医院胃肠外科）

李　刚（中山大学附属第五医院心脏与大血管外科）

李　坚（中山大学附属第五医院肝胆外科）

吴家清（中山大学附属第五医院泌尿外科）

陶维阳（哈尔滨医科大学附属第一医院乳腺外科）

曹庆东（中山大学附属第五医院胸外科）

蒋先镇（中南大学湘雅三医院泌尿外科）

程　勇（中山大学附属第五医院烧伤整形外科）

戴英波（中山大学附属第五医院泌尿外科）

序

在这个自媒体活跃和知识爆炸的5G时代，将医学知识普及给大众，引导社会上健康知识的传播，加强疾病预防和保健，是每一位医务工作者应尽的责任和义务。自2017年以来，中山大学附属第五医院在中山大学珠海校区开设了“遇见健康的你”系列通识课程，针对大学生群体进行了健康知识的普及。

教育部于2017年6月14日印发的《普通高等学校健康教育指导纲要》（以下简称《纲要》）明确提出：“高校健康教育重在增强学生的健康意识、提高学生的健康素养和健全学生的人格品质。”《纲要》提出要“发挥课堂教学主渠道作用”，因此，符合教学要求的教材就非常关键。由于非医学类大学本科生缺乏医学基础课程的学习，故套用医学院校的医学教材容易让学生失去学习兴趣；而通识课程要求通俗易懂，难度适当，要求教师在有限的时间内能完成多类疾病知识的传授。因此，此类教材的内容应偏科普性质，主要讲授疾病知识的应用和预防。

本书经十多位外科医师在繁忙的临床工作之余，总结自己的宝贵经验撰写而成。编者均是知名三甲医院临床科室的主任或副高级及以上职称的医师，也是国内知名大学附属教学医院的硕士研究生导师或博士研究生导师，他们具有丰富的临床经验。本书的出版对健康知识的普及做了有益的推动，值得开卷阅读！

中山大学附属第五医院

前　言

外科学是一门临床医学生必须掌握的医学课程。近 20 年来，随着微创技术的发展，外科学取得飞速的发展。2020 年，新型冠状病毒的肆虐改变了人民群众的生活观念和生活方式，满足人们对医学知识的迫切需求也被提上日程。早在 2017 年，中山大学附属第五医院就在中山大学珠海校区开设了“遇见健康的你”系列通识课程，其中的“走进外科学”课程广受学生们的喜爱。但在授课过程中，编者发现，对于非医学类大学生，他们选修该课程主要是想获得更多外科科普性质的知识，因此，对于主要从事临床工作的外科医生及授课者来说，如何将所学知识及丰富的临床经验转化为通俗易懂的语言，至关重要。可惜的是，编者查询大量现有教材，发现针对非医学类大学学生的医学教材十分匮乏。因此，规范教师的课程设计，注重医学知识教育的提升及疾病的预防迫在眉睫。

2020 年 11 月，中山大学附属第五医院外科教研室总结了近 3 年的授课经历，组织编写人员反复讨论，以人民卫生出版社出版的《外科学》（第 9 版）为模板，结合各自的临床工作经验，共同编写本书。全书共 14 章，内容侧重于实用性，强调科普性，介绍了外科学常见疾病的病因、发病机制、诊疗和预防。编者来自中山大学、中南大学和哈尔滨医科大学等国内知名医学高等学府，他们均从事临床和医学教育工作多年。本书主要供外科学年轻教师和拟选修相关课程的高校学生参考使用。

本书编写工作的具体情况如下。

中南大学湘雅三医院的蒋先镇教授编写第一章“绪论”，哈尔滨医科大学附属第一医院的陶维阳主任编写第十章“甲状腺与乳腺外科疾病”，其他编写工作均由中山大学附属第五医院相关科室的主任完成。中山大学附属第五医院编者完成的具体编写工作如下：戴英波编写第二章“外科微创技术”，刘飞编写第三章“神经外科疾病”，吴家清编写第四章“器官移植外科疾病”，曹庆东编写第五章“胸外科疾病”，李刚编写第六章“心脏大血管外科疾病”，程勇编写第七章“烧伤整形外科疾病”，李坚编写第八章“肝胆胰外科疾病”，苏永辉编写第九章“胃肠肛门外科疾病”，汤育新编写第十一章“泌尿生殖系统疾病”和第十二章“性医学与男科疾病”，卢华定编写第十三章“创伤关节外科疾病（下肢）”，吕海编写第十四章“脊柱外科疾病”。最后由汤育新和曹庆东两位主编对全书内容进行统稿及审核。同时，编者也特别感谢戴雅璇女士完成本书图片的绘制工作。

由于编写时间仓促，受编者水平所限，书中错漏在所难免，请读者不吝赐教，惠予指正。

编　者

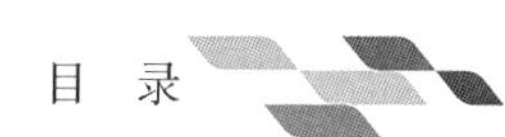

目　　录

第一章　绪论 …… 1
　第一节　外科简史 …… 1
　第二节　外科学范畴 …… 3
　第三节　当代中国外科学的发展 …… 6
　第四节　外科学展望 …… 7

第二章　微创外科技术 …… 8
　第一节　微创外科技术的概念 …… 8
　第二节　快速康复外科技术 …… 8
　第三节　内镜技术 …… 9
　第四节　腔镜技术 …… 10
　第五节　介入治疗技术 …… 12

第三章　神经外科疾病 …… 14
　第一节　概论 …… 14
　第二节　颅脑外伤 …… 17
　第三节　脑血管疾病 …… 22
　第四节　颅内肿瘤 …… 27
　第五节　功能神经外科 …… 32

第四章　器官移植外科疾病 …… 42
　第一节　概论 …… 42
　第二节　器官移植免疫排斥 …… 44
　第三节　器官移植 …… 47
　第四节　器官捐献获取 …… 51

第五章　胸外科疾病 …… 55
　第一节　胸部外伤 …… 55
　第二节　支气管和肺部疾病 …… 61
　第三节　食管疾病 …… 66

第六章　心脏大血管外科疾病 …… 71
　第一节　概论 …… 71
　第二节　先天性心脏病的外科治疗 …… 72
　第三节　后天性心脏病的外科治疗 …… 80
　第四节　胸主动脉疾病 …… 89

第七章　烧伤整形外科疾病 …… 94
　第一节　烧伤 …… 94
　第二节　瘢痕 …… 97
　第三节　单睑与重睑 …… 99
　第四节　眼袋 …… 100
　第五节　上睑下垂 …… 102
　第六节　组织移植 …… 104

第八章　肝胆胰外科疾病 …… 114
　第一节　胆道疾病 …… 114
　第二节　肝脏与门静脉系统疾病 …… 116
　第三节　胰腺疾病 …… 123

第九章　胃肠肛门外科疾病 …… 131
　第一节　肠梗阻 …… 131
　第二节　腹股沟疝 …… 134
　第三节　急性阑尾炎 …… 136
　第四节　结肠癌 …… 139
　第五节　痔 …… 141

第十章　甲状腺与乳腺外科疾病 …… 144
　第一节　单纯性甲状腺肿 …… 144
　第二节　亚急性甲状腺炎 …… 146
　第三节　急性乳腺炎 …… 147
　第四节　乳腺囊性增生病 …… 148
　第五节　乳腺癌 …… 149

第十一章　泌尿生殖系统疾病 …… 153
　第一节　泌尿、男性生殖系统感染 …… 153
　第二节　尿路结石 …… 158
　第三节　泌尿、男性生殖系统肿瘤 …… 163

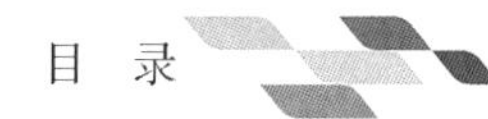

第十二章 性医学与男科疾病 …… 170
第一节 性医学概论 …… 170
第二节 男科疾病 …… 175

第十三章 创伤关节外科疾病（下肢） …… 184
第一节 骨折概论 …… 184
第二节 股骨颈骨折 …… 187
第三节 股骨粗隆间骨折 …… 190
第四节 胫腓骨干骨折 …… 192
第五节 半月板损伤 …… 194
第六节 前交叉韧带损伤 …… 197
第七节 后交叉韧带损伤 …… 201
第八节 踝部骨折 …… 203
第九节 踝部扭伤 …… 207

第十四章 脊柱外科疾病 …… 210
第一节 腰椎间盘突出症 …… 210
第二节 颈椎病 …… 214
第三节 脊柱骨折 …… 217
第四节 脊髓损伤 …… 221
第五节 脊柱结核 …… 224

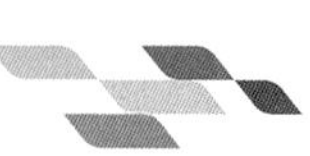

第一章 绪　论

第一节 外科简史

四大文明古国是古埃及、中国、古印度和古巴比伦，它们也是古代外科的发源地。早在周朝时期就有了伤科，主治疖肿、疮疡和刀枪、箭伤。张仲景（150—215）对阑尾炎、肺脓疡及直肠阴道瘘等有过描述。东汉末年，华佗（145—208）为关公刮骨疗毒，此故事在中国家喻户晓。在西方，早在公元前400年，“希波克拉底誓言”就已载于欧洲的著作中。5—15世纪，外科就在欧洲缓慢发展起来了。500多年前，苏格兰爱丁堡皇家外科医师学会宣告成立；200多年前，伦敦皇家外科学院成立，当时资本主义的高度发展带动了基础医学和临床医学的发展。19世纪，约翰·霍普金斯大学医学院的William Stewart Halsted（1852—1922）为这个时期的外科学赢得与内科学、生物化学等学科同等的学术地位，为外科学打下了坚实的基础。他创立的住院医师培训制度，不仅培养了卓越的外科医师，也培养了优秀的外科学教师。他还参与创立了外科住院医生交换制度，使年轻的外科医师通过交流学习而迅速成长起来。

实际上，直到19世纪90年代，外科学才获得整个医学体系的广泛认可。到了20世纪初，外科医师才被确认为正式职业。在此之前，外科医师或许接受过医学教育，或许以学徒身份在个体诊所接受培训，但他们只能处理一些简单问题，如关节脱位、单纯骨折，或偶尔进行一些体表肿瘤切除手术。

19世纪，外科学有了四个重大进步：第一，人体解剖学知识不断增长；第二，控制出血和术中止血的方法日趋改进；第三，麻醉技术的进步，促进了外科手术的发展；第四，手术室和手术区皮肤消毒灭菌的应用，减少了术后感染。20世纪初期，外科学已发展成一门独立的学科，外科教育和训练逐步标准化、规范化，进一步促进了外科学的发展。

外科学的发展与其他学科的进步密切相关，解剖学知识对外科医生尤其重要。布鲁塞尔的Andress Vesalius既是一名解剖学教授，又是一名外科学教授，他对人体解剖进行了全面而详细的描述，并纠正了当时基于动物解剖的错误论述，因此，他的相关著作成为权威的解剖学教材。英国外科医师和解剖学家Henry Gray于1859年出版的《外科解剖学》至今仍是医学生学习解剖学的重要教材和外科医师经常翻阅的参考书。

18世纪，英格兰首席外科专家John Hunter（1728—1793）提出实施外科手术的必要条件，John Hunter 很少依赖前人的理论，而是亲自观察、动手实践。他利用动物手术实验来解释外科疾病的病理、生理的变化。他收集的解剖学标本达 13 000 余份，可惜大部分标本毁于第二次世界大战。Hunter 在医学方面的贡献使英格兰在比较解剖学和病理学方面长期保持在世界领先地位。

瑞士外科学家 Albrecht Von Haller（1708—1777），同时也是生理学教授，他的努力使以解剖学为基础的外科开始进入以生理学为基础的时代。1952 年，美国外科学专家 Moore 发表了《外科手术中的代谢反应》；1959 年，他又发表了《外科患者的代谢管理》，有力地推动了外科康复的发展。

在外科的发展史上，消毒法和无菌术对外科手术非常重要。英国外科医生 Joseph Lister 在治疗外伤过程中使用了消毒法，用苯酚（又称为石炭酸）消毒伤口和手术野。他还用苯酚和氯化汞溶液浸泡手术医生的手指，并发明了可吸收的无菌缝线。德国外科医师首先采纳和传播了 Joseph Lister 的喷雾消毒法，之后采用煮沸法和高压灭菌法取代了 Joseph Lister 的喷雾消毒法。通过煮沸消毒手术器械和缝线，以及高温蒸汽消毒手术衣、手套、口罩、帽子和外科敷料，这一方法逐渐被欧洲和美国的外科医生所接受。无菌术的成功及精细的手术操作，促进了外科治疗的成功。

1935 年，国际外科医师学会在日内瓦成立，其初衷是试图联合不同国家已有的外科学会和协会，增进外科医师之间的相互了解，促进其专科院校毕业后的继续教育。美国外科医师协会由 Franklin Martin（1857—1935）于 1913 年创立，目的是对外科从业者进行继续教育，该协会建立了医学生的职业道德和技术标准。到 20 世纪 40 年代，6 个外科专科协会相继成立。例如，1934 年整形外科协会成立，1935 年泌尿外科协会成立，1940 年神经外科协会成立，等等。专科协会促进了学术交流和学科发展，而且随着各国外科团体之间的交流日益频繁，国家间的高层学者相互访问，定期或不定期的国际学术会议，以及留学生交换培养，极大地促进了外科专科的发展。不同国家和地区，不同肤色的专家学者参与国际性合作研究的机会也越来越多，这有助于缩小不同国家间的技术差距，促进外科专业技术全球化。21 世纪以来，中国外科各专科参加国际学术年会的人数不断增加。外科专业技术全球化的任务是制定统一的疾病诊治标准和指南，规定某些疾病的诊断方法和步骤，推荐最佳的治疗方法和备选方法。如今，对于疑难疾病的讨论，可通过远程视频进行，也可以通过远程操作来进行国际外科技术演示，外科专业技术全球化的前景十分美好。

西医传入中国已有一百余年的历史。例如，湘雅医院的前身为雅礼医院，是由美国胡美医师于 1906 年在长沙开办的西医医院，其开设促进了西医外科学在中国的发展。

中国西医外科学的开拓者黄家驷、裘法祖、谢陶瀛、曾宪九、吴阶平等为当代中国展现崭新的外科学面貌做出了卓越贡献。20 世纪 50 年代初期，中国教学医院的外科逐步分化出普通外科、骨科、胸外科、泌尿外科、神经外科。中国政府每年派遣留学生或访问学者出国深造，学习先进技术，开展科学研究，逐步缩小与国际外科技术水平的差距。1958 年以后，中国已治愈不少Ⅲ度烧伤面积超过 90% 的病例。1963 年，中国首例断肢再植成功，自体足趾移植手指再造，且术后手指功能良好，因此在国际上享有盛誉。肝脏切除、肝移植现已成常规手术，肝切除例数、肝癌术后存活率

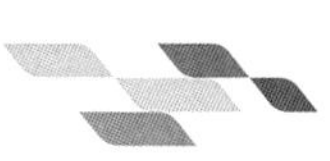

均处于国际先进水平。器官移植技术已在中国取得长足进步，中国多数三级甲等医院可开展肾移植、肝移植、心或肺移植，尤其是肾移植已成为治疗肾炎终末期的重要方法。20 世纪 90 年代，腹腔镜技术在中国兴起，微创外科迅速发展，已拓展到外科各三级学科。21 世纪，达芬奇手术机器人兴起，也在外科各三级学科开展运用，中国现已成为世界机器人手术开展例数最多的国家。

总之，外科学的历史就是一部不断发展进步的历史。

第二节 外科学范畴

外科学是采用手术方式来治疗疾病的学科。医生能够借助器械，采用手法或手术的方式来治疗疾病，如体表创伤、疖肿、肿瘤、畸形、创伤等，甚至通过手术来更换一个完整的器官，如肾移植、肝移植、心移植、肺移植等。外科学研究外科疾病发生和发展规律，探讨外科疾病的诊断、治疗和预防，是医学学科的重要组成部分，并且不断发展变化。现代外科学必然会涉及基础医学和实验外科学知识。

一、外科疾病的分类

根据不同病因，外科疾病分为七大类型。

（一）感染

感染是指由致病菌、病毒或其他微生物和寄生虫侵入人体，导致组织器官损伤，形成局限性病灶，如体表脓肿、肝脓肿、化脓性阑尾炎等，须手术治疗。

（二）损伤

损伤是指由于人体遭受外力侵袭所致的组织器官损伤，如骨折、烧伤、皮肤肌肉损伤、内脏器官破损等，常需要外科手术处理。

（三）畸形

畸形包括先天性发育缺陷导致的各种畸形，如先天性尿道下裂、先天性肛门闭锁、唇裂、先天性心脏疾病等，或后天疾病所致的畸形，如小儿麻痹症、骨折畸形愈合影响运动功能等，均须手术治疗。

（四）肿瘤

人体体表或内脏组织器官在各种致病因子作用下，可生长形成良性或恶性肿瘤。良性肿瘤通过手术切除可以获得治愈；恶性肿瘤早期切除后有可能治愈，中期切除可有减瘤效果。

（五）寄生虫病

寄生虫侵入人体可引起疾病，常见的寄生虫病如胆道蛔虫病，可通过手术方式治疗。

（六）内分泌功能性疾病

内分泌功能性疾病，是指内分泌腺或组织分泌功能和/或结构异常而引起内分泌功能性疾病，如甲状腺功能亢进、肾上腺皮质增生或肿瘤所致糖皮质激素增多症等，可通过手术治疗。

（七）其他

其他常见致病原因，如空腔脏器梗阻，常见于尿路梗阻、肠梗阻、胆道梗阻及各种血管阻塞性疾病，需要外科手术处理方能治愈。

二、外科学与内科学的关系

外科学和内科学是相互联系而又相对独立的两个学科。外科学是以手术或手法为主要治疗手段，但不是所有的外科疾病都必须手术治疗，要根据疾病发展的程度来决定。例如，对于体表化脓性感染，早期可先用药物治疗，有可能治愈，但如果发展成脓肿，就需要切开引流，因此，外科医生应掌握内科学的基本知识。内科学和外科学对疾病的诊断思路、方法和步骤在原则上是一致的，只是具体的做法和侧重点有所不同。在治疗方法上，内科学主要采用药物治疗。内科医生对疾病发展的不同阶段的用药方法和剂量有独到的见解，并且了解在什么情况下需要进行外科手术。例如，对于胃溃疡，一般先用药物进行系统治疗，大多数患者可以得到缓解或治愈。但当溃疡进展，引起出血或穿孔时，就必须进行外科手术治疗。又如尿路结石，有些较小的结石，其直径在0.5 cm以下，可以在短期内采用内科保守治疗，用药物并辅以其他方法促进结石排出体外。若保守治疗无效、症状加重或复查结石位置无变动，则采取外科方法干预。如今在内科和外科均可使用微创内镜技术，内科、外科技术相互交融，对有些疾病均可使用内科、外科技术治疗，所以很难界定其是属于外科还是内科范畴。

现代外科学不断发展，其广度和深度令任何外科学家都不可能对其全面掌握，因此，外科专科自然产生。外科学原本属于二级学科，各专科属于三级学科。目前，外科学已分为骨科、泌尿外科、神经外科、血管外科、普通外科等三级学科。若按人体部位，外科学可分为头颈外科、胸心外科和腹部外科；按年龄又可分为老年外科和小儿外科；根据工作对象还可分为实验外科和临床大外科。眼、耳、鼻、喉和口腔已独立于外科之外成为专门的学科。现在外科学正在细化发展亚专科，即四级学科，例如，普通外科分出甲状腺科、乳腺外科、胃肠外科、肝胆外科等。

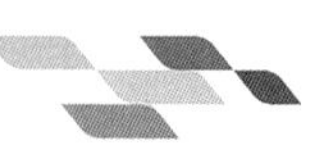

三、如何学习外科学

学习外科学的目的是治疗疾病，解除患者痛苦。首先要求外科医生有一颗善良的全心全意为患者服务的心，我们要牢记这一初衷。现代医学模式不再是生物医学模式，而是生物—心理—社会医学模式。外科是高风险的学科，如果没有良好的医德，极易造成医疗上的不良后果。当前患者自我保护意识强烈，因此，外科医生对患者的心理要有充分的了解。医生必须耐心地用通俗的语言为患者讲解所患疾病的情况，消除患者的恐惧心理，从而得到患者及其家属的理解和配合。外科技术在不断发展进步，医生必须不断学习。除了具有良好的医德外，外科医生必须处理好个人工作与学习的关系，也要处理好与患者及其他医护人员的关系。只有医生、护士、患者及其家属目标一致，共同努力，方能达到满意的治疗效果。外科医生尤其要理解患者及其家属的焦虑和恐惧心理，多交流、多沟通，如此方能增进患者对疾病的理解，增强患者战胜疾病的信心，增进患者对医生的信任。优秀的外科医生应当严格遵守医学伦理道德，恪守行业准则。

外科医生必须具有病理生理学知识、解剖学知识、内科学基础知识，在此基础上，注重外科实践。在外科实践中，要坚持理论与实践相结合的原则，一方面要认真学习书本知识，另一方面要重视临床实践。在诊疗过程中，外科医生要仔细观察患者的各种反应和变化，亲自参与诊疗操作、麻醉实践及手术实践。要学会在实践中不断总结提高，把理论知识和临床实践紧密结合起来。

要熟练地掌握“三基”，即基本知识、基本技能和基础理论。基本知识应当包括基础医学知识和其他临床各学科知识。例如，做乳癌根治术，应知晓乳腺的淋巴引流路径，从而切断淋巴转移通路；给糖尿病患者做手术，应在术前和术后纠正糖代谢紊乱。又如，肾上腺皮质肿瘤导致糖皮质激素增多症，外科医生应懂得反馈抑制的道理，术后应注意补充糖皮质激素，避免出现肾上腺危象。外科医生在临床实践中对基本知识的应用要做到精准无误。

外科医生的基本技能包括病史采集、体格检查、病历书写、无菌操作等基本诊疗步骤。虽然现代诊断技术高度发达，但体格检查等基本诊疗操作和技巧应当熟练掌握。外科医生应养成严格无菌观念，掌握各种消毒方法及外科基本诊疗操作。外科医生还要熟练地掌握诊断性穿刺技术、切开引流、结扎止血、清创缝合、伤口换药、胃肠减压、导尿等基本操作。这些基本技能要认真学习，反复实践，熟练掌握。

什么是外科学的基础理论？外科学的基础理论是指外科学的基本概念、范畴、判断和推理，也就是外科学的基础原理，其具有稳定性、根本性、普遍性。为什么要重视基础理论？这是因为基础理论能帮助外科医生更好地理解和认识临床实践。如果外科医生在临床工作中知其然而不知其所以然，他们就不能进步，会成为中规中矩的“手术匠”。例如，对于肾移植，我们必须知晓人体具有免疫反应，术前必须先配型，否则即便手术做得很好，术后结果却不一定理想。总之，只有掌握基础理论，才能在外科临床实践中开拓进取，创新发展。

现代科学的发展，促进了外科学的进步。主刀医生坐在电脑前就可以操作机器手进行复杂的手术操作，这种技术进步，也离不开“三基”训练。因此，在外科教学中，教学者总是强调对基础知识、基本技能和基础理论的学习。在临床实践中，运用循证医学的方法，正确收集资料，科学评价证据，这样做能指导外科实践，如此方可促进外科学的发展。当今中国进入社会主义新时代，更需要德才兼备的一代外科“新人”迅速成长。这样我们的外科学事业才会后继有人、兴旺发达。

第三节　当代中国外科学的发展

中华人民共和国成立以来，中国外科学发展迅速，取得了举世瞩目的成就。特别是近30年来，中华医学会外科学分会及其各专业委员会引领各三级学科高速度向前发展。中国外科学方面的杂志、专著在数量上和质量上已接近或达到发达国家水平，其中很多专著都是中国外科医生的临床经验荟萃，发表的不少高水平的学术论文引起了国际上的重视。特别是改革开放以来，外科学领域的学术活动尤为活跃，每年组织的国内、国际学术会议越来越多，与会人数不断增加，会议的学术水平越来越高。中国专家出席国际会议的人数逐年增多，不少外科专家先后担任国际学术会议的主席或主持人。一大批中国的中青年外科专家在学术交流中受到国际同行的好评，为中国外科学专业在国际上赢得了一席之地。中华人民共和国成立以来，中国外科学中的三级学科逐渐发展，在烧伤科、胸外科、普外科、骨科科、泌尿科、整形科、组织和器官移植等专业领域已经取得了巨大成就。外科手术的实施部位已经涉及人体所有器官。中国应用内镜行逆行胆道引流，定期更换内支架管的姑息性治疗方法受到临床重视。20世纪90年代以来，腹腔镜技术广泛应用于临床。例如，利用腹腔镜行胆囊切除、肾切除、肾上腺切除、前列腺癌根治性切除等已成为常规手术，手术涉及的病种和积累的经验已达到国际先进水平。中国应用国产钨微弹簧圈治疗颅内血管疾病的应用病例已达数千例。中国已广泛开展对先天性心脏病的手术矫治、冠状动脉搭桥术、瓣膜置换术、二尖瓣成形术。在血管外科方面，主动脉各种类型夹层动脉瘤手术已成熟，血管腔内置入网伞装置也已在三级甲等医院广泛开展。食道静脉曲张出血套扎术挽救了许多门静脉高压症患者的生命。各地的大型医院都配备了健康管理中心，每年对城乡居民进行健康普查，以期早发现、早诊断、早治疗、早康复，尤其在肿瘤的防治方面取得了良好成绩。中国的器官移植技术在肝、肾、心、肺、胰、脾、肠、骨髓移植之成就达到或接近国际先进水平。肾移植已成为肾炎终末期肾衰竭的常规治疗手段，中国的肾移植在数量上居全世界的首位，质量上达到国际水平。进入21世纪，机器人手术盛行，尤其最近10年，应用达芬奇机器人进行的手术越来越多。在改革开放的今天，中国外科学必须加快融入世界先进行列的脚步。我们为达到国际先进外科技术水平，应加快步伐，踏实工作，与时俱进。

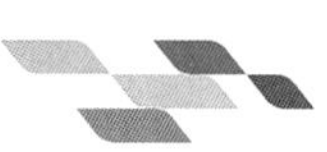

第四节 外科学展望

20 世纪末，手术器械和影像学技术得到前所未有的发展，医学科技的进步日新月异。相关科学技术的进步能给外科学的发展带来良好的影响，将其应用于更多复杂的外科手术，无疑会使手术结果更理想。虽然手术机器人可以在很多手术步骤中代替医生灵巧的双手，但是手术操作永远是外科技术的基础，每一次手术的具体实施，仍需要医生结合实际情况进行操作。

事实上，外科医生未来面临的最大挑战不是临床领域中的疑难杂症，而是对于科技发展所带来的机遇的把握。现在西方发达国家，每个大型工业城市都有很好的外科专科学校，但是没有一所学校能够在外科各个领域都能领先于全世界。现今外科学的权威人士对外科学发展的引导作用大不如前，国家的发展目标和社会经济地位对外科学的未来起着前所未有的决定作用。鉴于外科学曲折的发展历史，很难预测外科学未来的发展情况。100 多年前，伦敦的 John Erichsen（1818—1896 年）曾经指出：腹部、心脏和颅脑会成为聪明的外科医生的手术对象。过了几年，另一位外科医生就此进行评论：如果一位外科医生去尝试缝合损伤的心脏肯定会被同行笑话。显然，当时的外科学和麻醉学还未发展到这一境界。

外科学发展史非常吸引人，其中记载的内容不乏杰出的人才对学科发展所做的贡献和永载史册的科技成就，研究这些历史不一定能帮助我们预测外科学未来的发展方向，但也许可以帮助我们了解外科学现在所处的位置。如果将来的外科医生不想被人称作技术工人，那么就要更深入地去了解外科学的发展历程。外科学正在发展，而其历史却渐渐被人们遗忘。不管未来的外科技术如何演变，一切均建立在外科学辉煌的历史基础之上。

外科治疗以延长患者生存时间和提高其存活质量为目的，在评价治疗效果时，应以循证医学为出发点，客观地评价外科治疗的价值。在现代影像技术的帮助下，外科手术将进一步微创化，以内镜、介入和手术机器人为手段的治疗方法可能最终取代开放手术。干细胞工程、组织工程、生物材料工程有可能使外科学走出活体器官移植的桎梏，生命科学终究会发生革命性的进步。

第二章　微创外科技术

在使用外科手术治疗疾病过程中，伴随的是对机体不同程度的损伤及功能的破坏。如何在保证治疗效果的前提下最大限度地减少手术带来的副损伤，一直是外科医生不断追求的目标。“微创”概念在外科临床实践中应运而生。

第一节　微创外科技术的概念

围手术期各种用于最大限度地保护正常组织结构及功能、尽可能缩小创伤，促进术后恢复的医疗技术统称为微创外科技术。例如，距体表最短的手术入路，接近病灶的手术切口，尽可能小的手术切口，精准止血及尽可能小的结扎组织块，各种内腔镜手术、机器人手术及人工智能辅助手术，组织相容性更高的内置材料，等等。科技发展促进了外科手术器械及设备的研发，也促使外科手术技巧不断进步，加上新的快速康复理念在临床中的普及，各种微创措施使接受外科手术治疗的患者不断获益。外科微创技术包括快速康复外科技术、内镜外科技术、腔镜外科技术、介入外科技术，它们已经广泛应用于外科各个领域。

第二节　快速康复外科技术

快速康复外科技术（enhanced recovery after surgery，ERAS）是指围绕外科手术所施行的一系列措施，目的是减轻患者创伤应激反应，减少手术并发症及死亡风险，加速患者康复。快速康复措施贯穿整个围手术过程，包括精心的术前准备、麻醉方式的选择及麻醉的优化管理、术后疼痛管理、手术应激管理、术中操作的优化、预防性使用抗生素及抗凝药物、肺康复锻炼、术后引流的放置与及时拔除、术后伤口的管理、早期下床活动与胃肠功能的恢复、尽早的进食与营养补充、出院标准制订与再次入院通道的保证。术前准备中的术前宣教非常重要，医护人员通过口头及多媒体方式跟患者进行沟通，可缓解患者的紧张情绪、促进术后康复。术前营养支持优先选择口服或经肠内营养，根据个体情况设定营养目标。对于严重营养不良者可以联合肠外营养。一般在术前 6 小时禁食固态食物，术前 2 小时禁饮流食。对于Ⅱ类及Ⅲ类切口可预防性使用抗生素，减少伤

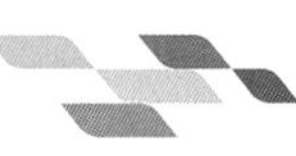

口感染机会。对于较复杂的手术，静脉血栓中高危的患者需要于术前2～12小时开始给予预防性抗凝药物直至术后2周。呼吸管理贯穿整个围手术期，术前肺功能评估，术前至少2周开始戒烟，术后有效的体位引流、辅助咳嗽及雾化药物吸入治疗均有助于患者的呼吸功能恢复。麻醉深度合适，既要避免术中知晓，又要避免麻醉过深，利于患者快速苏醒并减少副作用。术中保温及液体维持是患者快速康复的保障。手术微创操作是外科医生必须掌握的技能，精细操作、保护正常组织、减少出血、缩短手术时间均有助于术后康复。

第三节　内镜技术

经自然通道进入体内的用于疾病诊断和治疗的可视设备称为内镜，如尿道膀胱镜、输尿管镜、胃肠镜、胆道镜等。根据镜体是否能弯曲分为硬镜和软镜。硬镜多采用纤维导光束进行图像传输，操作方便、不易损坏，硬质的膀胱镜及输尿管镜广泛用于泌尿外科临床，可进行尿道、膀胱及输尿管的腔内观察，处理结石、肿瘤、异物，还可以进行输尿管置管及造影检查等。软镜的镜体及头端可以弯曲以适应人体的自然腔道，因图像传输的方式不同而分为纤维软镜及电子软镜，其中电子软镜以光敏集成电路摄像系统电荷耦合元件（charge coupled device，CCD）代替光纤传输图像，可获得更为清晰和直观的图像，并可使用各种附带工具进行观察、活检、异物取出及肿物切除等。临床常用的内镜有胃肠镜、胆道镜、支气管镜、输尿管软镜、膀胱软镜等。

一、泌尿外科

内镜技术在泌尿外科应用较为普遍且最具代表性，90%以上的泌尿外科手术均可通过内镜进行。例如，经皮肾镜、输尿管镜、输尿管软镜、尿道膀胱镜下碎石取石，其碎石设备有气压弹道碎石仪、钬激光碎石仪、超声碎石仪及液电碎石仪。经尿道前列腺切除术是治疗前列腺增生症的标准术式，绿激光、铥激光、红激光均被应用于临床进行经尿道前列腺切除术或剜除术。精囊镜应用于精囊疾病的诊疗，阴囊镜用于阴囊疾病的诊疗。尿道膀胱镜下可进行膀胱肿瘤的活检及肿瘤切除，输尿管镜及输尿管软镜下可进行肾盂和输尿管肿物的活检或激光切除、输尿管狭窄内切开及支架置入与取出等。

二、肝胆外科

胆道镜用于胆道检查及取石、胆管狭窄的扩张、经“T”管取石等。

三、胃肠外科

胃镜技术的发展使胃癌的诊断得到明显提高，并可进行早期胃癌的内镜下切除，并可进行食道及胃底静脉出血的内镜下套扎止血，内镜下胰腺假性囊内引流术、胆道支架置入等。胶囊内镜是一个包含摄像系统和无线电发射装置的胶囊，可被检查者吞入消化道，并在全消化道内推进，同时将图像传送至工作站，用于消化道出血、慢性腹痛、腹泻的检查。

四、胸外科

食道镜可用于食道肿物的诊断及早期肿瘤的切除，支气管镜可用于呼吸道疾病诊断及治疗。

第四节　腔镜技术

一、概述

临床上常用的腔镜有腹腔镜、胸腔镜、关切镜等。腔镜系统由镜体、摄像头、影像转换系统、显示器、冷光源、图像存储系统组成。要完成一台腔镜手术，除了腔镜系统，还需要二氧化碳气腹系统、手术设备与器械。二氧化碳气腹系统是为了给手术提供足够大的空间和视野。在腔镜手术中使用的手术设备主要有高频电能量装置、超声刀、腹腔镜下超声、冲洗吸引器；手术器械有电凝钩、电凝棒、分离钳、持针器、肠钳、吸引器、施夹钳，以及各类腔镜下使用的吻合器、切割器、钛夹、免打结缝合线等。

腹腔镜手术根据手术入路分为腹腔镜和后腹腔镜手术，主要用于腹腔或腹膜后腔隙的探查及疾病治疗。腹腔镜常用于胆囊切除、肠切除与肠吻合、肝部分切除、阑尾切除、疝修补、供肾摘取、供肝切取、胆肠吻合、隐睾探查及下降固定、膀胱根治性切除及新膀胱重建、前列腺根治性切除等手术。后腹腔镜基本用于泌尿外科疾病诊疗，如肾部分切除及根治性肾切除、肾盂输尿管先天梗阻矫正、肾盂及输尿管切开取石、输尿管狭窄切除再吻合、肾囊去顶减压、肾上腺肿瘤切除等手术。3D 腹腔镜及机器人辅助腹腔镜的出现，使腔镜手术得到进一步发展，手术机器人拥有高清的立体视野、灵活的机械臂，可在狭小的空间里进行精准的手术操作，适合复杂的外科手术并可借助网络进行远程手术操作。

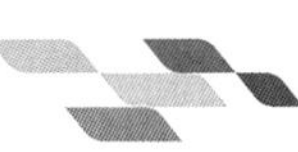

二、腹腔镜手术器械及设备

（一）光学镜部分

临床上常用镜体外径直径为10 mm、镜面视角为0°和30°的光学镜，小儿专用镜体为5 mm。光线通过玻璃束传导，使图像明亮清晰。

（二）摄像系统

摄像系统包括摄像头、数模转换器、显示器三部分。光信号能通过光电耦合器转换为数字信号，再经数模转换器传输至显示器显示为图像。

（三）冷光源

冷光源是通过光导纤维将光线导入腹腔镜以照亮手术野，灯泡的热量则通过排风系统及光纤散热。

（四）二氧化碳气腹系统

二氧化碳气腹系统由气腹机、二氧化碳贮存装置及输送管道构成。将二氧化碳安全导入腹腔是为了保持足够的手术空间及视野。常用气腹压力为10～16 mmHg。

（五）器械及设备

与腹腔镜配套使用的器械及设备包括超声刀、高频电刀、腹腔镜超声、电钩、钳、剪、持针器、穿刺针、施夹钳、吸引器、切割器与缝合器、各种腔镜下使用的特殊缝线及钛夹等。

三、腔镜常用手术

腹腔镜在临床上常用于诊断及治疗，如腹腔镜检查、腹腔镜下胆囊切除、阑尾切除、肠切除与肠吻合、疝修补术、肝叶切除、脾切除、胃癌根治、膀胱全切、前列腺癌根治性切除、肾部分切及全切、子宫及附件切除、尿路重建、淋巴清扫、供肾供肝切取术；胸腔镜用于肺叶切除、食道癌根治性切除。机器人辅助腔镜手术系统用于外科手术，大大提高了手术精准性，并减轻了主刀医生的劳动强度，临床常用于前列腺癌根治性切除、膀胱全切及尿路重建、宫颈癌根治性切除、肠切除后肠吻合等。

四、腔镜手术常见并发症

（一）二氧化碳气腹相关并发症

术中气腹压力导致肺有效通气减少、心排血量减少、下肢静脉淤血等，从而并发皮下气肿、气胸、心包积气、气体栓塞、高碳酸血症、心律失常等。

（二）腹壁损伤

腹壁损伤包括穿刺通道感染、出血、血肿、切口疝等。

（三）术中内脏及大血管损伤

肠道、输尿管、膀胱、胆管胆囊等空腔脏器损伤可致腹膜炎，肝、脾、肾等实质性脏器损伤可致大量出血。大血管的损伤发生率少但致死风险极高。

第五节　介入治疗技术

介入治疗技术是在影像设备的指引下采用直接穿刺或介入穿刺置管技术对病变进行诊断与处理，其创伤小、定位准，是微创外科技术的重要组成部分。根据介入途径不同分为经血管途径和不经血管途径两类。

一、常用介入治疗技术

（一）经血管途径的介入治疗技术

1. 经导管动脉内栓塞术

经导管动脉内栓塞术主要用于消化道止血、大咯血、肝脾肾及骨盆外伤性大出血、动脉瘤、肝脾动静脉瘘、各种动静脉畸形。术中常用的栓塞材料有碘油、吸收性明胶海绵颗粒或弹簧小钢圈及血管硬化剂（无水酒精）。

2. 经导管血管内药物灌注术

经导管血管内药物灌注术是指经介入导管将药物直接注入靶器官的供血动脉或静脉，常用于恶性实体瘤的治疗。器官供血不足性病变，如脑血管痉挛、肢体缺血性病变等，通过导管注入硝酸甘油或罂粟碱以解除血管痉挛并改善器官供血。

3. 动脉血栓的取栓及溶栓

动脉血栓的取栓及溶栓是指经导管置入网篮取出血栓或经导管注入溶栓剂（如尿激酶、链激酶）以快速溶解心、脑、肾、四肢、肠管等器官的血管内血栓。

4. 经皮腔内血管成形术及支架置入术

经皮腔内血管成形术及支架置入术是指经皮肤穿刺将球囊导管置入血管狭窄处，对狭窄段进行扩张成形的技术。同时可置入血管内支架以巩固扩张的治疗效果，主要适用于动脉粥样硬化、血管壁肌纤维发育不良、血管畸形、移植后血管吻合口狭窄等。

5. 经颈静脉肝内门体静脉分流术

经颈静脉肝内门体静脉分流术是指在超声引导下经颈部穿刺，将介入导管插入颈内

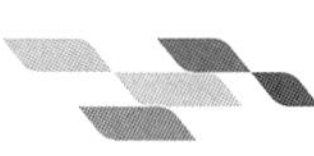

静脉入口，经上腔静脉、右心房、下腔静脉送达肝静脉内，在X射线透视引导下再向下经肝静脉穿刺进入肝内静脉，扩张后打通肝内肝静脉与下门静脉之间的肝实质通道，置入金属支架建立肝内肝静脉与门静脉之间的分流，达到降低门静脉压力的目的，适用于门脉高压症及肝功能差不能耐受外科手术的患者。

（二）不经血管途径的介入治疗技术

1. 经皮经肝穿刺胆道外引流术

经皮经肝穿刺胆道外引流术常用于不能耐受外科手术的梗阻性化脓性胆管炎的暂时性外引流，也可用于肝门部胆管癌或胰头癌在术前减轻黄疸以改善肝功能。

2. 经皮肾穿刺造瘘术

经皮肾穿刺造瘘术常用于不能耐受外科手术的梗阻性肾功能不全或输尿管梗阻性尿源性脓毒血症的外引流，由医生在超声或CT引导下进行。

3. 经皮穿刺冷冻消融术及注射技术

经皮穿刺冷冻消融术及注射技术是指在超声引导下使用微波探头进入肿瘤瘤体内对肿瘤进行高温固化或于肿瘤内产生－172 ℃低温冷冻效应使肿瘤发生凝固性坏死，或注入无水酒精使肿瘤产生凝固性坏死。

二、介入治疗技术常见并发症

（1）穿刺部位的出血、血肿、假性动脉瘤等。
（2）造影剂过敏反应及肾小管损伤。
（3）穿刺部位的组织及器官的损伤。
（4）穿刺部位软组织感染。
（5）肿瘤种植及播散。
（6）导管在血管内断裂、打结、形成血栓。

第三章　神经外科疾病

第一节　概　　论

一、神经外科发展史

神经外科学的发展可追溯到古埃及时期，文献中记载的与医学相关的内容主要与当时的信仰有关，但至少当时已经认识到颈部及背部外伤后，制动及固定是重要的治疗措施。在古希腊时期，解剖学得到长足的发展。在这一时期，希波克拉底首次记载了多种神经系统损伤，对颅骨骨折、脑挫伤、对冲伤等脑外伤的诊断和治疗进行了阐述。希罗菲卢斯和盖伦等解剖学家则对颅脑的解剖做了初步的探索。此后数百年，由于历史局限性，医学发展受限，神经外科学也无突破式进展。

二、神经外科亚专科

随着时代的进步，科学技术得到迅猛的发展，医学也在新理论新技术支持下迅速发展。随着人们对大脑生理功能及定位的认识不断加深，神经外科学逐渐从经典神经外科学阶段过渡到显微神经外科学阶段，再进入微创神经外科阶段。

现代神经外科学是用外科学方法，以手术为主要治疗手段来研究脑、脊髓和周围神经系统疾病的一门学科，研究的领域包括先天性发育异常、外伤、感染、肿瘤、血管病变和遗传代谢性疾病的发病机制、诊断方法、治疗方案及预后。根据研究领域，神经外科学进一步分为数个亚专科方向，包括脑血管病、脑肿瘤、脑外伤和神经重症、功能神经外科、脊柱脊髓神经外科、小儿神经外科等。

脑血管病主要包括脑出血、颅内动脉瘤、脑血管畸形、颅内动静脉瘘、缺血性脑血管病、烟雾病（moyamoya disease）等。自发性脑出血常见的病因为高血压、血管畸形、脑血管淀粉样变等，常见部位包括基底节区、幕上脑叶、小脑、脑干。发病后根据血肿量、血肿部位的不同，患者可有相应症状，如基底节区出血可能出现对侧肢体偏瘫、偏身感觉障碍、对侧视野偏盲的“三偏”症状，脑干出血可能出现意识障碍、呼吸节律改变甚至心跳呼吸骤停。自发性蛛网膜下腔出血的病因绝大部分为颅内动脉瘤破裂，常

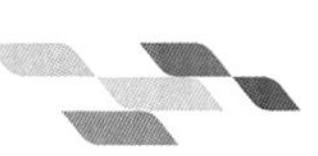

见好发部位包括颈内动脉后交通段、前交通动脉复合体、大脑中动脉M1段分叉部、基底动脉分叉处等部位。近年来，介入治疗材料更新换代，大部分颅内动脉瘤均可通过血管内介入治疗的方式治愈，但部分患者仍需要开颅进行动脉瘤夹闭治疗。随着生活条件的改善及体检的普及，动脉粥样硬化的患者明显增多，缺血缺氧性脑病的患者也明显增多。对于颈部血管及颅内大血管狭窄或闭塞所致的脑缺血，可通过血管内支架置入扩张血管、颈内动脉内膜剥脱、颅内外血管搭桥等技术改善脑血流，进而改善脑缺血造成的症状。其他脑血管病，如动静脉畸形、烟雾病、动静脉瘘等，发病时主要表现为脑出血或脑缺血，其治疗原则与上述疾病相近。

脑肿瘤亚专科为神经外科最重要的亚专科之一。原发性颅内肿瘤中最常见的肿瘤是胶质细胞瘤，按照世界卫生组织（World Health Organization，WHO）的分级，胶质瘤根据其增殖特性、基因分型分为四级，级别越高，患者预后越差。例如，分属WHO Ⅰ级的毛细胞型星形细胞瘤，如全切肿瘤，可彻底治愈，而分属WHO Ⅳ级的胶质母细胞瘤，自发现日起，在经过系统性综合治疗后，平均生存期为15～18个月，5年生存率低于5%。近年来，随着分子生物学的进展，研究者根据基因分型进一步对胶质瘤进行分类，发现部分基因分型的胶质母细胞瘤患者的生存期较长，但对于其治疗仍然缺乏突破性进展。除胶质瘤外，还有多种原发性颅内肿瘤，如脑膜瘤、垂体瘤、神经鞘瘤、生殖细胞瘤、血管网状细胞瘤、中枢神经系统淋巴瘤等。随着体检的普及及全身肿瘤治疗的进展，颅外肿瘤患者的生存期明显延长，同时颅内转移瘤的发现也明显增多，所有颅脑肿瘤中，脑转移瘤占比超过50%。以往在发现脑转移瘤后，通常患者的生存期较短，但近年来随着伽马刀放射治疗、靶向药物、免疫治疗等治疗方法的发展，脑转移瘤患者的生存期及生活质量得到了明显的改善。随着对肿瘤的进一步研究，相信有朝一日脑肿瘤终可实现治愈或长期控制。

颅脑创伤是全球40岁以下的年轻人群死亡和长期病残的主要原因。颅脑创伤的高发生率和高致残率给患者及其家庭、社会造成巨大的经济负担。由于脑损伤及修复机制的复杂性，医学界到目前仍无法修复受损的脑组织，故而对脑外伤的预防重于治疗。受历史局限性的影响，直到20世纪，脑外伤的发病机制才逐渐被揭露，其治疗方法才逐渐规范。在战争盛行的时代，脑外伤主要是枪弹伤、爆炸伤等，现代社会常见的脑外伤主要是由交通事故、摔伤、高处坠落等造成的。颅脑外伤的治疗要点主要是对颅内压力的监测及控制。近年来，由于院前救治、急诊室救治水平的进步，重症监护期间多模态监测的使用、规范性去骨瓣减压、高渗液体脱水及各种重症监护治疗的应用，重型颅脑外伤的死亡率明显降低。近20年来，循证医学和转化医学的发展深刻影响了神经创伤领域的发展。随着基础研究和临床研究的进步，我们将进一步深入了解神经创伤的病理生理机制、治疗方法及预后，以实现提高患者生活质量、降低家庭及社会经济负担为终极目标。

功能神经外科主要关注的是改善患者的功能、提高患者的生活质量，治疗的病种包括顽固性疼痛、肌张力障碍性疾病、癫痫等，此外还着眼于脑机接口的发明，使用机器改善失语、偏瘫等功能障碍的患者的生活质量。常见顽固性疼痛主要包括三叉神经痛、舌咽神经痛等。由于三叉神经痛的机制尚未完全阐明，其治疗方法的发展路径蜿蜒曲折，从周围神经毁损，到神经节毁损、感觉根切断，再到近年来常用的微血管减压、三叉神经节球囊压迫、伽马刀放射治疗等方法。20 世纪 60 年代以来，随着微血管减压手术的应用，大部分原发性三叉神经痛患者得到根治，但仍有部分患者在术后一段时间内复发，故而人们还需要进一步探究疼痛发生的病理生理机制，以探索新的治疗方法。微血管减压不仅可以应用于三叉神经痛，也可以用于舌咽神经痛、面肌痉挛等疾病，其理论基础为血管压迫所致的神经异常放电。功能神经外科所关注的另外一大类疾病为肌张力障碍性疾病，包括帕金森病、痉挛性斜颈、小舞蹈症等，主要采取脑深部电刺激术（deep brain stimulation，DBS）刺激脑深部核团，降低患者肌张力，改善肢体的协调能力。对于药物难治性癫痫，或患者难以耐受的药物不良反应，也可通过外科干预来改善或治愈癫痫发作症状。癫痫外科治疗的目的主要是减少脑细胞对异常放电的应激性或激活力，抑制或破坏已形成的癫痫发作环路。目前主要通过核磁共振成像、正电子发射断层扫描、24 小时动态脑电图等检查判断癫痫灶部位，根据检查结果选择合适的手术方案，包括脑皮质癫痫灶切除、胼胝体切开术、迷走神经刺激术等手术方式。

脊柱神经外科主要诊治的疾病包括椎管内肿瘤、脊髓血管畸形及动静脉瘘、椎管狭窄及脊神经病变，以及先天性发育异常如颅颈交界处畸形、小脑扁桃体下疝、脊髓栓系等。椎管内肿瘤通常按照解剖层次进行分类，分为硬膜外、髓外硬膜下、髓内肿瘤。硬膜外肿瘤多为恶性肿瘤，如肉瘤、转移瘤等，此外还有脂肪瘤、血管瘤、软骨瘤、神经鞘瘤等。髓外硬膜下肿瘤主要为脊膜瘤、神经鞘瘤。髓内肿瘤主要是胶质瘤和血管网状细胞瘤。脊髓肿瘤的发病率较脑肿瘤发病率低，其病程长、进展缓慢，主要表现为进行性脊髓压迫，治疗方式与脑肿瘤类似，主要是通过手术切除、放化疗等方法进行综合治疗。脊髓血管病变较脑血管病变少见，按照 Spedzler 分类，可分为肿瘤型病变、脊髓动脉瘤、动静脉型血管畸形。先天性发育异常中的颅颈交界处畸形、小脑扁桃体下疝是脊柱神经外科主要关注的病种，后者的关注点也主要在于颅颈交界处的脑脊液动力学。颅颈交界处畸形主要是指环绕着枕大孔的枕骨底部、寰椎、枢椎及相应韧带的原发性发育或继发于其他疾病的畸形，包括扁平颅底、颅底凹陷、寰枕融合、寰枢椎脱位等。颅颈交界处功能异常通常是隐匿的，但此区域包含延髓、高位颈髓及相应血管，在延髓及高位颈髓出现异常时疾病常迅速进展，甚至死亡。

三、神经外科发展展望

21 世纪是脑科学发展的黄金时期，在神经外科医师、神经科医师、精神心理科医师、工程师等专业人员的努力下，各类脑部疾病的诊断、治疗日臻成熟，同时人们不再满足于治愈疾病，而更着眼于改善因脑病疾患所造成的神经功能障碍，提高患者的生活质量。例如，近年来脑机接口的发展，为语言功能障碍、肢体活动障碍患者正常功能的恢复提供了可能。随着对神经功能、神经系统疾病的发生发展更加深入的探索，人们将进一步揭开大脑的奥秘，为各类脑疾病提供更加全面、精准的治疗方案。

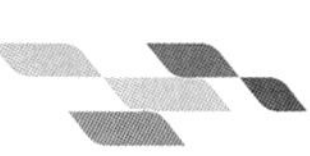

第二节　颅脑外伤

颅脑外伤是全球40岁以下的年轻人群死亡和长期病残的主要原因。全球范围内，颅脑外伤的发病率迅速增加，主要是因为中低收入国家的机动车辆使用率迅猛增加。由于中枢神经系统创伤之后难以再生重建，所造成的后遗症往往是永久性的，并且会使患者的劳动能力及自理能力受到明显影响，故颅脑创伤的高发生率及高致残率给患者及其家庭乃至社会造成巨大的经济负担。

18世纪就有医生提出，脑外伤的病理损伤的原因之一是颅内压升高。19世纪，该理论得到验证，当时的医生通过打开颅骨的方式来降低颅内压。20世纪，计算机体层成像（computed tomography，CT）及磁共振（magnetic resonance，MR）等影像技术问世，人们得以清楚地了解脑损伤的进展情况，进而制订治疗方案。脑外伤的治疗焦点主要着重于受伤后1～2周的急性期，如何使患者安全度过外伤后的急性期是神经外科医师主要的关注点。

外伤后脑组织存在脑挫裂伤，包括冲击点伤及对冲伤、轴索损伤等，脑组织的挫裂伤与外周组织损伤相似，在外伤后会出现脑组织水肿，并在48～72小时达到脑组织水肿高峰期，1周后脑组织水肿才逐渐减退。与外周组织损伤不同的是，脑组织受颅骨限制，颅内容积有限，脑组织水肿后颅内压会明显增高，进而压迫正常脑组织及脑血管，影响正常脑组织活性。通过综合治疗措施，将颅内压控制在正常范围内，可明显改善颅脑外伤患者的预后，而颅内压控制不良的患者通常预后较差。

一、病因

世界各地流行病调查发现，交通意外伤害是颅脑外伤的最主要原因，其次是高处坠落伤，此外还有火器伤、暴力斗殴、跌倒、对抗性运动等。

二、病理

颅脑损伤一般分为原发性损伤和继发性损伤：前者指致伤的暴力因素导致的损伤，包括头皮损伤、颅骨损伤（图3－2－1）、局部或广泛的神经血管损伤；后者是在原发性损伤的基础上因缺血缺氧引起的脑水肿、脑疝和颅内出血等。主要损伤类型介绍如下。

（一）轴索损伤

轴索损伤是指外伤后轴突发生肿胀、断裂，轴突断端退缩成球。轴索损伤分为原发性和继发性两种，前者指机械暴力使轴突断裂，后者是指轴浆输送障碍导致轴突肿胀和

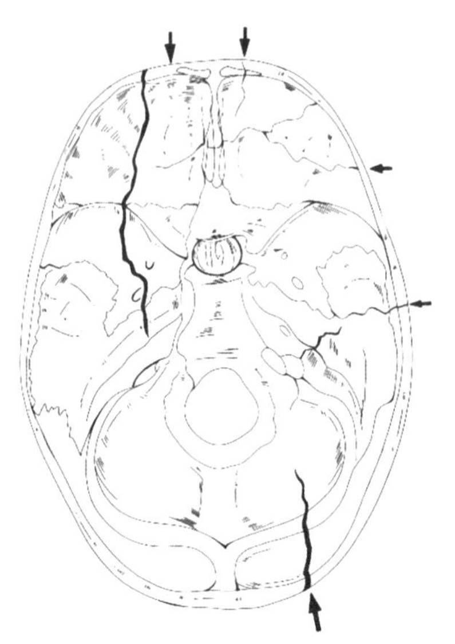

图3-2-1 常见颅底骨折线位置

断裂。弥漫性轴索损伤首先发现于有意识障碍、但脑内无明显占位的重型颅脑外伤的患者，但后来发现仅有暂时意识障碍的轻度或中度颅脑外伤的患者也有轴索损伤。

（二）脑挫裂伤

脑组织受暴力机械性因素作用，血管、神经、胶质细胞损伤，表现为出血、脑组织破碎、水肿，即为脑挫裂伤。脑挫裂伤是脑挫伤和脑裂伤的合称，脑挫裂伤并非静止，随着时间的演变，如血脑屏障破坏，可发生渗漏或出血；微循环血栓可引起局灶性脑梗死，脑梗死后又可出现出血。急性浅表性脑挫裂伤以局灶浅表点状出血为特征，或因出血沿血管周边扩张而成线状，少数蛛网膜下腔出血可积聚在脑沟处，CT 可误诊为脑内出血。受损血管可因血栓形成导致脑缺血，脑挫裂可因上述出血、水肿、缺血坏死而不断扩大，持续数小时或数天。脑挫裂伤后的亚急性反应是损伤组织吸收和修复的过程，小出血灶 2～3 周即可被吸收，大的血肿需数月才能被完全吸收。脑挫裂伤可分为四种类型：①冲击伤，发生在着力点附近；②对冲伤，发生在着力点相对的部位，即对冲点部位，主要在双额叶底部和双颞叶底部，而枕部及小脑因骨质平滑，少有对冲伤；③中间冲击伤，发生在着力点和对冲点之间的脑组织；④滑行挫裂伤，头顶着力使大脑上下移动时，由于大脑镰和小脑幕的限制，引起矢状窦两旁脑组织的挫伤，常伴弥漫性轴索损伤。

（三）血管损伤

颅脑损伤可引起下列血管损伤：①脑实质内血管损伤；②脑实质外血管损伤，包括桥静脉或动脉出血造成硬膜下出血，以及脑膜动脉或静脉窦出血造成硬膜外血肿；③颈部大动脉及其颅内段分支损伤，包括颈动脉和椎动脉，可出现夹层、出血、血栓形成或动静脉瘘；④脑底动脉环（Willis 环）损伤，可引起出血、血栓形成、动脉瘤等。

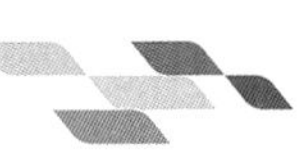

（四）脑移位

脑移位即脑疝，因局部高压造成脑组织从高压处向低压处移位，包括小脑扁桃体下疝、小脑幕切迹疝（上疝及下疝）、大脑镰下疝等（图3-2-2）。

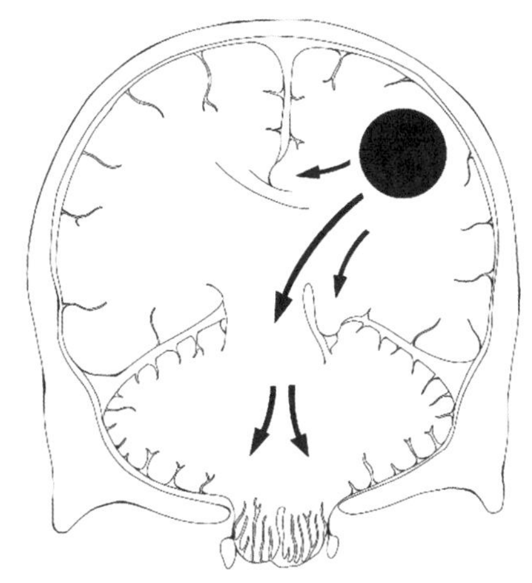

图3-2-2　大脑镰下疝（上）、小脑幕切迹疝（中）和枕骨大孔疝（下）

三、临床表现

（一）症状

临床表现可有意识障碍、肢体偏瘫、言语功能障碍、四肢抽搐、大小便失禁等，因外伤后脑组织创伤会逐渐加重，而后逐渐被吸收、修复，故症状会随时间演变。

（二）体格检查

除心率、血压、血氧饱和度、体温等基本生命体征，颅脑创伤中最受关注的是意识状态，临床上应用最广泛的是格拉斯哥昏迷评分量表（Glasgow coma scale，GCS），包括瞳孔、言语反应、运动反应三个维度，GCS评分是对颅脑创伤严重程度判断的重要指标之一。此外，如外伤后病变加重，通过密切追踪GCS评分，医师及护士可及时发现病情变化，并进行相应处理。由于中、重型颅脑外伤患者伴有意识障碍，神经系统查体通常难以配合。瞳孔反射及瞳孔大小的检查有重要意义，在颅内压升高出现脑疝后，瞳孔通常有所改变，如一侧瞳孔由小变大，一般意味着同侧大脑半球压力较高，出现小脑幕切迹疝，同侧动眼神经受压，此时常需急诊手术处理。

（三）辅助检查

CT可以无创、快速地了解颅内及颅骨病变情况，辅助医师制订治疗方案；同时由于其快速性、经济性的特点，可以动态观察脑创伤后的病变演变。MR 可更加清晰地显示脑组织和脑病变情况，但外伤早期患者常伴意识障碍，通常难以配合 MR 检查，并且在出血急性期，CT 对血肿的敏感度高于 MR。此外，体内如有金属（假牙等）将影响 MR 的检查。

四、诊断

传统的颅脑损伤是依据受伤机制、临床严重程度、形态学及神经影像学结构损伤进行分类的。目前，GCS 评分已经成为判断颅脑损伤严重程度的通用分类系统，分为轻型（GCS 评分 14 ～ 15 分）、中型（GCS 评分 9 ～ 13 分）及重型（GCS 评分 3 ～ 8 分），其中，重型颅脑外伤还可进一步分出特重型颅脑外伤（GCS 评分 3 ～ 5 分）。脑震荡是最轻的一种脑损伤，通常是指头部遭到外力打击后即刻出现短暂的脑功能障碍，并可引起短暂的近事遗忘、头痛、恶心、呕吐、认知及情感障碍等一系列症状，影像学检查通常无阳性病变，神经系统查体亦无阳性体征。

五、治疗

重型颅脑外伤的重症监护管理的关注要点是减少继发性脑损伤，主要的治疗包括颅内压的管理、正常脑灌注压的维持，以及对血压、血氧饱和度、体温、血糖、癫痫发作及其他潜在影响继发性脑损伤因素的控制。

（一）多模态监测

1. 生命体征监测

了解心率、血氧饱和度、血压及体温情况，根据病情情况，可行动脉血气监测，观察动脉血分压、动脉血二氧化碳分压，以了解呼吸功能情况。

2. 影像学监测

动态复查颅脑 CT，必要时复查头颈部计算机体层血管成像（computed tomography angiography，CTA），了解颅内外血管情况。

3. 颅内压监测

颅内压有创监测是颅脑外伤病情监测的重要手段。颅内压增高后，脑血流减少，脑灌注压降低，进而脑组织出现继发性损害，通过检测颅内压力，可以动态观察患者颅脑病变情况，在出现颅内压升高时可及时发现，并予以相应治疗手段来降低颅内压、保证脑灌注压。目前认为，当颅内压力高于 22 mmHg 时，需要进行干预，以降低死亡率；脑灌注压应保持在 60 ～ 70 mmHg，以保证脑组织供血。

4. 颈静脉血氧饱和度监测

进行颈静脉血氧饱和度监测时，应避免颈静脉血氧饱和度低于 50%。

5. 其他监测

其他监测，如脑血氧饱和度监测、脑代谢监测等，可进一步评估脑功能情况，指导

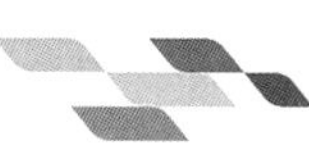

临床治疗。

（二）颅内压控制手段

1. 去骨瓣减压

在保守治疗难以治疗的颅内压升高的患者，可采取一侧额颞顶部大骨瓣去骨瓣减压，所去骨瓣面积不宜小于 12 cm×15 cm。目前不推荐双侧去骨瓣减压，但证据显示，双侧去骨瓣减压可降低颅内压，减少 ICU 住院时间。

2. 高渗性治疗

临床上常用甘露醇（0.25～1.00 g/kg）脱水，若肾功能异常，则需考虑使用高渗盐水、甘油果糖、人血白蛋白等高渗液体脱水治疗。

3. 过度通气

对于重型颅脑外伤，多数患者呼吸功能受到影响，需要镇静镇痛，同时需要人工通气。动脉血二氧化碳分压过高，将造成脑血管扩张，进而颅内压升高，故目前在外伤急性期（24～48 小时）不推荐过度通气，在水肿高峰期可采取过度通气降低颅内压力，但应避免动脉血二氧化碳分压低于 30 mmHg，过低的二氧化碳分压将造成血管收缩，进而减少脑血流量，造成脑缺血，最终影响患者预后。

4. 镇静镇痛

颅脑外伤患者通常有躁动、疼痛症状，对其使用阿片类药物镇痛，辅以镇静药物的使用，可以降低脑代谢，降低颅内压力，进而减少脑组织对脑血流、脑灌注压的需求。

5. 体位控制

把床头抬高 30°，避免颈部受压，有利于脑静脉血经颈静脉回流。

6. 体温控制

避免高热，将体温控制在正常水平，有利于降低脑代谢，避免进一步升高颅内压力。研究认为，亚低温治疗可以降低颅内压，但对临床预后并无明显帮助，因此目前不推荐常规使用亚低温治疗，而仅在临床试验或难治性颅内压升高时考虑使用。

7. 脑室外引流

留置脑室引流管，引流脑脊液，可降低颅内压力。

（三）一般治疗

1. 血流动力学管理

进行体液复苏时推荐使用生理盐水，而尽量不使用平衡盐溶液或代血浆，因后者渗透压稍低，可加重脑水肿。对于血压的控制，目前推荐 50～69 岁的患者收缩压应大于 100 mmHg，15～49 岁及 70 岁以上患者收缩压应大于 110 mmHg。与血压控制及颅内压控制密切相关的是脑灌注压的管理，因脑灌注压 = 平均动脉压 - 颅内压，目前推荐将脑灌注压控制在 60～70 mmHg。

2. 呼吸道管理

除避免上述过度通气情况外，还需要避免低氧血症。

3. 血糖管理

避免低血糖或高血糖。

4. 预防癫痫

使用抗癫痫药物可明显减少外伤后1周内的癫痫发作，但对于防止康复期癫痫的发生无明显作用。

5. 深静脉血栓的预防

脑外伤患者需卧床较长时间，下肢静脉回流缓慢。此外，若患者存在血液黏稠、肢体偏瘫等状况，下肢深静脉容易形成血栓，需要常规进行下肢气压治疗预防血栓，病情允许时可使用抗凝药物防止血栓形成。

6. 营养支持

早期肠内营养有利于患者恢复，并可减少呼吸机相关肺炎的发生率。

第三节　脑血管疾病

一、高血压脑出血

高血压脑出血（hypertensive intracerebral haemorrhage，HICH）是源于长期高血压导致小动脉粥样硬化破裂出血的一类疾病，属于脑实质的非创伤性、自发性出血（也称为自发性脑出血）。出血可破入脑室系统引发脑室内积血及蛛网膜下腔出血。

（一）发病诱因

1. 高血压

高血压是高血压脑出血最重要的、可人为干预的诱因。降低血压可显著降低出现脑出血的风险。有报道表明，对于确诊的高血压患者，未良好控制血压的患者发生脑出血的风险是合理控制血压的患者的2倍。对于合并糖尿病的患者，更应该积极控制血压。

2. 胆固醇

胆固醇的高低与脑出血存在一定关联，尤其在老年高血压患者中，胆固醇的高低与脑出血的发病率有明显的关系。

3. 药物作用

长期使用抗血小板类药物，如阿司匹林、硫酸氢氯吡格雷等，以及抗凝药物，如华法林、低分子肝素、利伐沙班等，可引发高血压脑出血。

（二）临床表现

部分患者在发病前的数天或数小时有先兆症状，如头晕头痛、恶心呕吐、神情恍惚等。高血压脑出血的患者，存在与血肿部位相对应的神经功能损伤，如偏瘫、失语等。高血压脑出血还可出现颅高压的症状，如头痛、恶心呕吐。根据脑出血量的不同，可出现不同程度的意识障碍，少数患者有癫痫发作等。另有少数患者会出现应激性消化道症

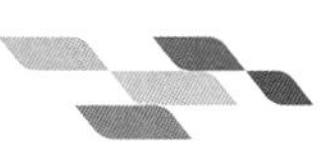

状，如呕吐咖啡样内容物等。

（三）好发部位

该病好发于基底节区、丘脑、脑干、小脑、脑叶、脑室系统，颅内可见多发出血灶。

（四）诊断

诊断首选头部CT，急性出血在CT上呈高密度影，但超早期出血在CT上可能没有良好的显影。如怀疑有血管破裂，可行头部CTA检查。

（五）治疗

保守治疗：①卧床休息，保持气道通畅，保持充足营养支持及水、电解质平衡；②控制血压，设法将血压控制在正常范围内；③降低颅内压；④对症处理，以及其他并发症的治疗。

外科治疗：①严格把控手术的适应证及禁忌证；②选择恰当的手术时机；③围手术期的管理。

二、蛛网膜下腔出血

蛛网膜下腔出血（subarachnoid hemorrhage，SAH）是由各种因素导致颅内血管破裂、血液流到蛛网膜下腔所引发的一系列的临床症状，分为创伤性和自发性两种。

（一）病因

自发性蛛网膜下腔出血最常见的病因为颅内动脉瘤破裂，占75%以上，其次为动静脉畸形，约占5%。烟雾病、动脉硬化、肿瘤卒中也可引起自发性蛛网膜下腔出血。

（二）临床表现

1. 头痛

头痛起病急，多呈剧烈的、突发的爆炸样头痛。部分患者伴有恶心呕吐，以及精神症状如烦躁、意识模糊等。

2. 神经功能缺失

部分患者可有一侧动眼神经麻痹，或出现偏瘫情况。

3. 癫痫发作

约1/4的患者在发病的24小时内出现癫痫发作。

（三）诊断

1. 头部CT

头部CT为蛛网膜下腔出血的诊断基础，无论患者是否出现神经功能缺失或癫痫发作，一旦突发严重的头痛，应立即完善头部CT检查，以排除蛛网膜下腔出血。

2. 头部CTA

在颅脑CT的基础上，头部CTA可明确蛛网膜下腔出血的来源，明确有无血管疾病。缺点是其骨性伪影和金属伪影（既往接受过动脉瘤夹或介入弹簧圈栓塞的患者的头部CTA可有伪影）可影响成像质量。行头部CTA需使用含碘造影剂，应注意患者的过敏史，以及肝肾功能。

3. 全脑数字减影血管造影

全脑数字减影血管造影（digital subtraction angiography，DSA）目前仍是诊断自发性蛛网膜下腔出血病因的金标准，该检查为有创检查，因此需有经验的神经外科医师进行评估、操作。

（四）治疗

1. 基础治疗

保持血压稳定，收缩压尽量控制在120～150 mmHg；保持呼吸道通畅，必要时行气管插管。

2. 脑室外引流

如患者出现脑室内积血，易引发脑积水，可行脑室外引流，既可将血性脑脊液引出，又可监测颅内压情况，必要时可给予脱水药物，降低颅内压。

3. 预防癫痫发作

癫痫发作是再出血的高危因素，约1/3的蛛网膜下腔出血的患者在早期可出现癫痫发作。

4. 预防血管痉挛

可给予钙通道阻滞剂，如尼莫地平，预防血管痉挛。

5. 其他对症治疗（略）

三、动脉瘤

颅内动脉瘤（intracranial aneurysm）是颅内动脉上异常的瘤样突起，而动脉瘤破裂引发的蛛网膜下腔出血，约占自发性蛛网膜下腔出血的3/4。在脑血管意外事件发生率中居第三位，仅次于脑梗死、高血压性脑出血。

（一）病因

颅内动脉对比颅外动脉，在中膜、外膜中缺乏弹力纤维，较薄弱，但内膜的弹力纤维较发达，受血流动力学改变，易促使动脉瘤形成。除此以外，颅内动脉粥样硬化、血管炎性反应、高血压均可能促成动脉瘤的形成。

（二）分类

1. 按位置分类

（1）颈内动脉系统（约90%）：分为颈内动脉动脉瘤、大脑前动脉－前交通动脉动

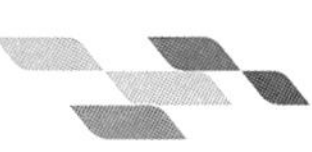

脉瘤、大脑中动脉动脉瘤。

（2）椎－基底系统（约10%）：椎动脉动脉瘤，基底动脉干动脉瘤，大脑后动脉－后交通动脉动脉瘤，小脑上动脉动脉瘤，小脑前下、后下动脉动脉瘤等。

2. 按大小分类

微小型动脉瘤（不大于0.5 cm）、一般动脉瘤（0.5～1.5 cm）、大型动脉瘤（1.5～2.5 cm）、巨大动脉瘤（不小于2.5 cm）。

3. 按病因分类

囊性动脉瘤（占绝大多数）、感染性动脉瘤、外伤性动脉瘤。

（三）临床表现

未破裂动脉瘤一般无明显临床症状，当动脉瘤大于7 mm时，可出现占位效应，使相应部位神经系统受累。此处仅探讨破裂动脉瘤的症状。

1. 头痛

与自发性蛛网膜下腔出血类似，出现爆炸样头痛。

2. 神经功能缺失症状

合并颅内血肿时，根据血肿位置及相应部位神经功能受损情况出现的相关症状，如偏瘫、失语等。

3. 癫痫发作

癫痫发作多由蛛网膜下腔血性脑脊液广泛刺激大脑皮层，导致皮层神经功能细胞异常放电所致，大多数患者的癫痫症状可在痊愈后好转。

（四）治疗

1. 非手术治疗

非手术治疗：①绝对卧床休息，保持患者安静，避免情绪激动；②防止动脉瘤再次破裂出血；③可适当予以镇静、阵痛、抗癫痫、抗血管痉挛治疗；④严格控制好血压，保持生命体征稳定。

2. 手术治疗

手术治疗：①开颅手术治疗，如动脉瘤瘤颈夹闭术、动脉瘤孤立术、包裹术，以及近端结扎断流术；②介入治疗，如弹簧圈栓塞术、支架辅助弹簧圈栓塞术、血流导向装置置入术等。

四、颅内血管畸形

颅内血管畸形（vascular malformation）是指先天性颅内血管发育异常，其发生率为0.1%～0.4%。颅内血管畸形分为动静脉畸形、海绵状血管畸形、毛细血管扩张、静脉畸形。此外，硬脑膜动静脉瘘、颈内动脉海绵窦瘘是直接的血管瘘，多为一条或多条动脉直接与一条静脉相连接，无血管畸形团。

（一）动静脉畸形

动静脉畸形（arteriovenous malformation，AVM）是一团发育异常的血管团，常有一支或多支动脉，不经过毛细血管床，直接向静脉回流。大小可随患者年龄增长而增大，有时会伴有陈旧性出血。可发生在颅内任意部位。

1. 临床表现

（1）颅内出血：据文献报道，有30%～60%的患者，出血是其首发症状。脑内血肿和蛛网膜下腔出血均可出现。

（2）癫痫发作：与患者年龄相关，年龄越小的患者，出现癫痫的风险越高，早期癫痫可用药物控制，随着病史延长逐渐出现药物控制效果不佳。而长期癫痫发作，会导致颅内缺氧加重，最终导致脑组织发育不良。

（3）头痛：半数患者会出现头痛，考虑与血肿刺激、颅高压相关。

（4）神经功能损伤：根据出血种类、出血位置及出血量等不同，神经受损情况亦不同，如运动、感觉、视力与视野、语言等。

2. 治疗

（1）手术治疗：开颅畸形血管切除手术。

（2）介入治疗：在供血动脉开口处注射生物胶，使畸形血管团完全闭塞。

（3）放射治疗：对小于3 cm的畸形血管，可考虑选用立体定向放射治疗。

（二）海绵状血管畸形

海绵状血管畸形（cavernous malformation）也被称作海绵状血管瘤，可发生于双侧大脑半球、小脑半球、延髓等。本病常有家族遗传史。由于该畸形没有较大的供血动脉及回流静脉，因此可表现为反复少量出血且海绵状血管畸形内含血栓、钙化灶等。

1. 临床表现

反复出血为其主要表现，常伴有头痛、恶心呕吐、神经功能障碍等。部分患者首发症状为癫痫发作。

2. 辅助检查

（1）颅脑增强CT：可显示高密度病灶。

（2）颅脑MR：可显示“爆米花”样的混杂信号。

3. 治疗

开颅手术切除为主要治疗办法，该病对于立体定向放射治疗不敏感。

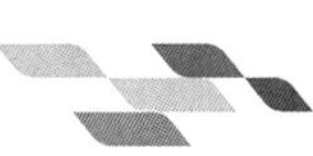

第四节 颅内肿瘤

一、总论

颅内肿瘤（intracranial tumors）是指发生于颅腔内的神经系统肿瘤。依据肿瘤原发部位，将颅内肿瘤分为两种：一种是起源于颅内组织的原发性颅内肿瘤，另一种是由其他部位转移或延伸至颅内的转移性颅内肿瘤。依据其生物学行为，将其分为良性颅内肿瘤和恶性颅内肿瘤。

相对于身体其他部位的肿瘤，颅内肿瘤有自身的特点：①颅腔存在一定容积，不论颅内肿瘤是良性还是恶性，肿瘤本身的占位效应就能造成严重的脑功能损害，危及生命。②良性肿瘤也会由于累及重要的功能区或位置复杂，手术不能切除而最终致命。③原发性颅内肿瘤罕有向颅外转移的，但身体其他部位的恶性肿瘤转移至颅内的情况常见。

（一）病因

颅内肿瘤发病原因目前不明确。目前认为颅内肿瘤是由多因素引起的，简单归纳为环境因素和人体对肿瘤的遗传易感性。环境致病因素包括化学因素（如亚硝胺、多环芳香烃等）、物理因素（如射线）、感染因素（如致瘤病毒感染等）。

近几十年来，颅内肿瘤发病率呈逐步上升趋势，一方面与人类寿命延长有关，另一方面与诊断技术、治疗水平提高有明确关系。

（二）临床表现

颅内肿瘤的临床表现与肿瘤生长的部位有关。生长于重要功能区、脑室系统的肿瘤，症状和体征往往出现较早；生长于“非功能区”“沉默区”的肿瘤出现症状往往较晚，肿瘤生长到相对较大时才被发现。

颅内肿瘤临床表现分为两个方面：①由颅内压力、容量增加引起的以颅高压表现为主的一般症状；②由肿瘤造成的局部神经功能损害症状，这些功能损害往往提示肿瘤发生的位置，称为定位体征。

一般症状：颅内肿瘤由于本身的占位效应、肿瘤周围组织水肿、影响颅内脑脊液循环、影响静脉回流等机制，造成颅内压力升高引起相应症状。头痛、呕吐、视乳头水肿为颅内压增高三大主症。颅内压的升高，会导致血压升高、脉搏减慢及呼吸节律改变，这是由脑干缺血、缺氧引起的，称为库欣（Cushing）反应。

定位体征：额叶肿瘤常有精神症状；累及中央前回的肿瘤可引起对侧肢体偏瘫，中央后回受累可引起对侧感觉障碍；语言中枢受累可引起语言障碍；视神经、视交叉、视放射、枕叶损伤可引起视力、视野改变；鞍区肿瘤可引起内分泌紊乱等。

（三）治疗

手术是颅内肿瘤的主要治疗方式，很多类型的肿瘤往往需联合化学治疗、放射治疗等进行综合治疗。

手术切除是颅内肿瘤最有效、最基本的治疗方法。手术能达到以下的治疗效果：①直接切除肿瘤，完全治愈。②获得明确的病理结果。③减少肿瘤负荷，改善辅助放化疗的治疗效果。④有效降低颅内压，为后续治疗提供时间和空间。⑤为肿瘤辅助治疗提供治疗的途径和通道。对于良性肿瘤，手术的原则是尽可能地切除肿瘤，同时尽可能地减少对脑组织结构和功能的损伤。对于恶性肿瘤，需要尽可能进行最大范围的安全切除。

放射治疗主要用于：①对放射治疗高度敏感的肿瘤，如生殖细胞瘤、恶性淋巴瘤、髓母细胞瘤。②手术切除后预防肿瘤复发；或手术未能全部切除肿瘤，如肿瘤位置较深或累及重要结构的情况。③存在手术禁忌，拒绝或不能耐受手术的患者。

化学治疗是使用各种细胞毒性制剂杀死肿瘤细胞，常用的化疗药物有替莫唑胺（temozolomide，TMZ）、亚硝基脲类烷化剂。

其他辅助治疗包括分子靶向治疗、电场治疗、免疫治疗等。

二、脑膜瘤

脑膜瘤（meningiomas）为颅内最常见的良性肿瘤，占颅内肿瘤的15%～24%，是起源于脑膜及脑膜间隙的衍生物。

（一）病因

脑膜瘤的病因尚不明确，可能与身体内环境的改变和基因变异相关。一般认为，脑膜瘤是由多种因素造成的，可能与外伤、病毒感染及放射线有关。

（二）临床表现

除了颅内肿瘤的共同临床表现外，脑膜瘤还具有以下特点：①绝大部分脑膜瘤生长缓慢、病程长，早期可以没有症状或症状不明显，不易在早期被发现，因此肿瘤可以生长到十分巨大。②脑膜瘤早期往往表现为刺激性症状，如癫痫等；肿瘤生长，对局部组织神经产生压迫时，可继发压迫、麻痹症状，如偏瘫、失语、感觉障碍。③脑膜瘤可以发生于颅内任何部位，从而产生相应的症状，临床上往往根据脑膜瘤生长的部位不同进行分类，如大脑凸面脑膜瘤、蝶骨嵴脑膜瘤、大脑镰脑膜瘤、鞍结节脑膜瘤等。

（三）治疗

手术是治疗脑膜瘤的首选治疗方式。能做到全切除的应尽可能行根治性切除，以减少复发风险。

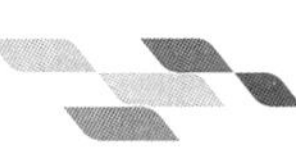

立体定向放射治疗，常见的有伽马刀、X光刀、粒子刀等。其主要用于术后肿瘤残留或复发，颅底、海绵窦内肿瘤，以及存在手术禁忌、拒绝或不能耐受手术的患者。

栓塞疗法包括物理栓塞和化学栓塞。物理栓塞是使用介入的方法直接阻塞肿瘤供血动脉。化学栓塞是使用药物作用于血管壁的内皮细胞，诱发局部血栓形成，减少肿瘤供血。

三、胶质瘤

神经胶质瘤（neuroglioma）简称胶质瘤，是最常见的原发性中枢神经系统肿瘤，约占所有原发颅内肿瘤的50%。广义的胶质瘤包括所有神经上皮来源的肿瘤，而通常胶质瘤是指来源于各类胶质细胞的肿瘤。

WHO中枢神经系统肿瘤分类将胶质瘤分为WHO Ⅰ～Ⅳ级，其中Ⅰ、Ⅱ级为低级别胶质瘤，Ⅲ、Ⅳ级为高级别胶质瘤。在现有的治疗条件下，WHO Ⅱ级胶质瘤的患者中位生存期约为5年，Ⅲ级的患者为2～3年，Ⅳ级为14.6个月。胶质母细胞瘤（WHO Ⅳ级）为恶性程度较高的人类肿瘤。

（一）病因

引起胶质瘤的病因尚不明确，可能与肿瘤起源、遗传因素、生化环境、电离辐射、不良生活习惯、感染等因素有关。

（二）临床表现

临床表现与肿瘤的生长部位及恶性程度密切相关。

神经胶质瘤位于脑幕上，为生长相对缓慢的肿瘤，多以头痛、癫痫为主要症状，其次可出现肢体乏力症状，颅内压增高症状出现较晚。位于小脑的肿瘤以头晕、活动减少、步态不稳及肢体共济运动障碍为主要表现。

恶性程度高、生长快的肿瘤，起病较突然，病情进展快，多以神经功能障碍为早期表现，迅速出现颅内压增高症状。

（三）治疗

神经胶质瘤的治疗以手术治疗为主。但由于胶质瘤呈浸润性生长，与正常脑组织之间没有明显边界，除了少数体积小、生长部位适当的肿瘤可行全切除外，多数胶质瘤均难以做到全切除。因此胶质瘤的治疗需要神经外科、放射治疗科、神经肿瘤科、病理科、康复科等多学科合作，采取个体化综合治疗措施，以尽可能达到延长患者生存期、提高生存质量的目的。

1. 手术治疗

对于高级别胶质瘤，强烈推荐进行最大限度的安全切除。手术目的包括：①获得明确病理结果。②有效降低颅内压，为后续治疗提供时间和空间。③减少肿瘤细胞负荷，改善辅助放化疗的治疗效果。④维持患者较好的生存状态。

对于低级别胶质瘤，一般认为，如果可行手术，也推荐进行最大限度的安全切除，因为手术全切可有效延长肿瘤复发时间、降低恶变的风险。

2. 放射治疗

对于低级别胶质瘤术后选择行早期放疗还是随访观察，目前存在争议。

对于高级别胶质瘤，强烈推荐术后尽早开始放疗，放疗的同时联合替莫唑胺（TMZ）化疗。

3. 化学治疗

替莫唑胺为目前胶质瘤化疗的一线药物。亚硝脲类，代表药物有洛莫司汀（Lomustine，CCNU）、卡莫司汀（Carmustine，BCNU）等。推荐术后尽早开始化疗，并行同步放化疗，以取得较好的肿瘤控制效果。

随着医学的进步，分子靶向治疗、基因治疗、免疫治疗等新的治疗方法已经在许多恶性肿瘤的治疗上取得了突破性的进展和可喜的疗效，但是这些方法在胶质瘤的治疗上取得的效果仍十分有限，目前胶质瘤仍是人类恶性程度最高、治疗效果最差的肿瘤之一。

四、垂体腺瘤

垂体腺瘤（pituitary adenoma）为颅内常见的良性肿瘤，发病率仅次于胶质瘤和脑膜瘤，约占颅内肿瘤 10%。年发病率在女性为 70 人/100 万人，男性为 28 人/100 万人。

（一）解剖特点

垂体呈卵圆形，位于蝶鞍内，平均质量约 750 mg（女性 450 ～ 900 mg，男性 350 ～ 700 mg）。女性妊娠期的垂体会有生理性肥大。

垂体由腺垂体和神经垂体组成。腺垂体又称为垂体前叶，能分泌 6 种重要的激素，包括生长激素（growth hormone，GH）、泌乳素（prolactin，PRL）、促肾上腺皮质激素（adrenocorticotropic hormone，ACTH）、促甲状腺激素（thyroid-stimulating hormone，TSH）、促卵泡激素（follicle-stimulating hormone，FSH）、黄体生成素（luteinizing hormone，LH）。神经垂体无分泌功能，负责贮存由下丘脑视上核和视旁核神经细胞所分泌的血管升压素（vasopressin），又称为抗利尿激素（antidiuretic hormone，ADH）。

（二）临床表现

垂体中的各种内分泌细胞可形成相应的内分泌细胞腺瘤，引起内分泌功能紊乱，在早期即可出现内分泌功能亢进症状。随着腺瘤的生长，会对周围垂体组织及垂体旁其他结构产生压迫或侵蚀，造成相应症状。垂体腺瘤主要包括以下四个方面的症状。

1. 激素分泌异常症候群

症状表现：①激素分泌过多。泌乳素过多造成闭经、溢乳；生长激素过多造成肢端肥大症等。②激素分泌过少。无功能的肿瘤生长，会压迫周围正常垂体组织，造成相应激素分泌减少。

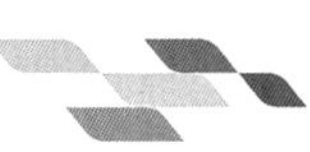

2. 肿瘤压迫垂体周围结构的症状群

症状表现：①神经纤维受到刺激，可引起持续性头痛。②视神经、视交叉受压迫，出现视野缺损、视力减退等。

3. 垂体卒中

肿瘤生长过程中易发生出血，称为垂体卒中。此时瘤内压力急剧升高，可引起剧烈头痛；瘤壁出血破溃可导致蛛网膜下腔出血，亦可引起剧烈头痛，并伴有其他神经系统症状。

4. 其他垂体前叶功能减退表现（略）

（三）诊断

根据不同类型垂体腺瘤的临床表现、内分泌激素水平检查及影像学检查，典型病例不难做出垂体腺瘤的分类诊断。

（四）治疗

垂体瘤的治疗主要包括手术、药物及放射治疗三种，各种治疗方法各有利弊，选择治疗方式时应综合考虑肿瘤的大小、激素水平、患者的年龄和性别，以及是否有生育要求等方面的因素，同时患者后续内分泌功能的紊乱及替代治疗亦是影响治疗效果及患者生存质量的重要因素，因此垂体瘤的治疗需要神经外科、内分泌科、放射科、病理科等多个学科协作处理。

1. 手术治疗

垂体瘤的治疗以手术为主，辅以药物、放射治疗。近年来，神经内镜器械及技术水平飞速发展，使内镜下经鼻蝶垂体瘤切除已经成为垂体瘤治疗的常规及首选手术方式，一些巨大的包绕颈内动脉或发展至颅前窝、颅中窝和斜坡的肿瘤，均有可能经蝶内镜行全部切除手术。

2. 药物治疗

目前大多数的垂体泌乳素型肿瘤患者，都建议其使用多巴胺激动剂（溴隐亭、卡麦角林）治疗，能达到控制泌乳素水平，缩小肿瘤的效果。部分患者因为对该类药物过敏或不耐受，或者因肿瘤卒中产生急性压迫症状的，可选择手术治疗。近年来，生长抑素类似物长效制剂（奥曲肽、索马杜林）开始广泛应用于生长激素分泌型肿瘤的手术前应用，通过术前应用这些药物，可以迅速降低患者体内的生长激素水平，减轻患者症状，缩小肿瘤体积，以期提高手术全切率及安全性。

3. 放射治疗

垂体瘤属于腺瘤，对放疗敏感性差，放疗后易发生垂体功能减退，因此放疗仅用于手术有残留或者不能耐受手术的，以及一些抗拒手术治疗的患者。

第五节 功能神经外科

一、概述

神经外科学在治疗的疾病谱上主要划分为脑肿瘤、脑血管病、颅脑外伤、脊椎神经和功能脑病。采用手术的方法修正神经系统功能异常的医学分支是功能神经外科学（functional neurosurgery），早期亦称为生理神经外科学（physiologic neurosurgery），或应用神经生理学（applied neurophysiology）。20 世纪 30 年代，Foer-ster 根据杰克逊（Jackson）癫痫是由于皮质病灶异常放电而致的理论，发现通过手术切除病灶可治疗癫痫，自此逐渐发展出神经外科的一门分支科学，即功能性神经外科。功能性神经外科的概念于 1956 年由 Wertheimer 首先提出。20 世纪 40 年代末，立体定向技术出现，用于治疗锥体外系疾病，现代功能性神经外科基本形成。20 世纪 70 年代，人们对神经系统的脑电生理现象有了长足认识，加上植入电极技术的诞生，功能性神经外科的概念有了新的变化，以往均为破坏性手术，自植入电极刺激技术出现，可以不损伤神经组织而治疗功能性疾病。由于显微外科发展，可行显微减压术，恢复其正常功能，使功能性神经外科治疗范围进一步扩大。20 世纪 80 年代后又出现用脑组织移植治疗帕金森病的技术。迄今为止，功能性神经外科的手术除破坏性和刺激性手术外，还增加了重建性手术。

运动障碍性疾病又称为锥体外系疾病（extrapyramidal diseases），是基底节区病变导致的以运动功能紊乱为主要临床特征的疾病群。帕金森病是其中的典型代表，在以往的报道中已有较多论述。此外，还包括原发性震颤、肌张力障碍、舞蹈症和抽动秽语综合征等。从影响运动功能的角度，脑瘫也可归为此类。

癫痫病（epilepsy）是指发作时表现为广泛精神、运动、感觉和自主神经紊乱或障碍，发作间期可完全正常。根据致痫灶解剖位置的不同可分为颞叶癫痫、额叶癫痫、顶叶癫痫、枕叶癫痫及一些癫痫综合征等。

疼痛（pain）常常是疾病的一种症状，有些亦可单独称病。外科手术治疗的是那些慢性的顽固性疼痛。典型的如带状疱疹神经痛、幻肢痛、截肢痛、丘脑痛、盆腔痛、腹腔痛、胸腔痛、腰背痛及三叉神经痛、舌咽神经痛等。腰背痛（low-back pain）是临床常见的一种症状，作为多种病因导致的特定部位的疼痛，临床和研究人员又常常把它独立成类，最常见的原因是椎间盘突出对脊神经的压迫。面肌痉挛是个例外，除少数伴随三叉神经痛的面肌痉挛患者外，不应该包括在疼痛的范畴之内，但由于与三叉神经痛的治疗一样，微血管减压手术对其有效，故常常放在一起讨论。

手术方法治疗精神疾患的历史可以追溯上百年，很多的努力放在了对精神分裂症的治疗上。氯丙嗪的出现使人们放弃了这种高致残率的手术。近些年，尽管手术技术的进步使严重并发症的威胁越来越小，但资料显示，精神分裂症的手术疗效极其有限，比较

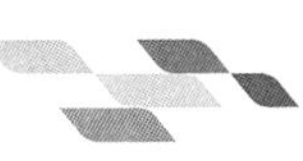

肯定的手术适应证是焦虑症、强迫症和抑郁症。

二、疼痛的外科治疗

疼痛是指人体组织器官受到伤害性刺激时产生的一种不适的感觉和反应。疼痛和疾病密切相关，前者是后者的常见症状，后者因前者而被发现。但是，疼痛的程度与疾病的严重性不一定正相关。另外，疼痛信息的传递和人体对它的反应受到中枢神经系统的调节，精神因素也参与其中。

（一）疼痛的解剖学基础

1. 痛觉感受器和传入纤维

（1）脊髓背根节神经元。脊髓背根节细胞是感觉传入的第一级神经元，胞体发出轴突在神经节内延伸一段长度后分为两支：一支为周围神经轴突，伸向外周组织，接受感觉信息；另一支为中枢轴突，将外周组织的信息传入送至脊髓背角，完成初级感觉信息的传递。

在正常生理状态下，将疼痛刺激转换成神经冲动的初级感觉神经元的外周部分，称为“痛觉感受器”。它们在形态学上是游离神经末梢，广泛分布在皮肤、肌肉、关节和内脏器官，行使警报器的功能，使机体避开损伤性刺激，防止组织受损伤。

（2）传入纤维。外周神经传入纤维有两种分类标准，Erlanger 和 Gasser 的 Aα、Aβ、Aδ、和 C 纤维分类；Lloyd 和张香桐的Ⅰ、Ⅱ、Ⅲ和Ⅳ类神经纤维分类。两种分类的对应关系为：Ⅰ类（Aα）是肌肉传入神经，直径为 12～20 μm；Ⅱ类（Aβ）主要是皮肤传入神经，直径为 6～12 μm；Ⅲ类（Aδ）在肌肉和皮肤神经中均有，直径为 2.5 μm；Ⅳ类（C）在肌肉和皮肤神经均有，直径为 0.3～3.0 μm。在正常生理条件下，Ⅲ类（Aδ）和Ⅳ类（C）传入纤维传导外周组织的痛觉信息。

2. 痛觉传导通路

痛觉传递系统包括三种主要成分：外周感觉神经、脊髓到脑干和丘脑的神经元网络，以及丘脑和大脑皮层的相互联系。

痛觉感受器的传入冲动，在脊髓背角神经元初步整合后，由脊髓白质的腹外侧索、背外侧索和背柱传递到丘脑进行加工，伤害性信息最后传入大脑皮层产生痛觉。

3. 疼痛整合中枢

脊髓背角由初级感觉传入末梢、脊髓中间神经元、脊髓投射神经元和脊髓上结构的下行纤维组成，构成复杂的神经网络，是感觉信息传入的门户和整合的初级中枢。丘脑与大脑皮层是痛觉高级中枢，痛觉传入冲动通过几个传导束到达痛觉的高级中枢——丘脑，进行加工和整合。丘脑内侧核团［髓板内核、丘脑中央下核（nucleus submedius，Sm）、腹内侧核、背内侧核］主要参与介导伤害性感受和痛感觉的情绪－激动成分；内侧丘脑核团神经元的轴突广泛投射到大脑皮层，包括与情感相关的额皮层，它也接受与边缘系统、下丘脑有密切联系的网状结构的传入。因此，这个与痛情绪反应有关的通路统也被命名为旁中央系统。丘脑外侧核团［腹后核群、丘脑网状核、未定带（zona incerta，ZI)］主要参与痛觉－鉴别方面。大脑皮层作为人类感觉整合的最高级中枢，对各种感觉传入信息进行加工，最终上升到意识。虽然长期来对大脑皮层在痛觉中的作用的研究方兴未艾，但结果不能令人满意。临床观察表明，刺激患者皮层感觉Ⅰ区很少报告有痛感，切除感觉Ⅰ区和Ⅱ区，也未发现疼痛有明显改变，个别患者报告有短时间的疼痛减轻，因此一般认为皮层感觉区在疼痛知觉中作用不大。然而，实验性损伤刺激引起受试者产生疼痛时，在皮层感觉区可记录到长潜伏期的诱发慢波反应，并可被镇痛药抑制。动物体感皮层也可记录到类似的对镇痛药敏感的慢波反应。受知觉研究技术的限制，很难在人体上进行更深入的实验性研究，又没有理想的动物模型，因此，对于皮层哪些部位接受痛觉传入及如何进行信息整合达到知觉，人们知之甚少，尚无明确的结论。

近年来，随着正电子发射断层显像（positron emission tomography，PET）、单光子发射计算机断层扫描（single photon emission computed tomography，SPET）和功能磁共振成像（functional magnetic resonance imaging，fMRI）技术的发展及应用，以区域脑血流图（regional cerebral blood flow，rCBF）变化为脑区激活的指标来显示脑活动的人体脑成像图，从而能直观地观察疼痛发展过程中不同脑区活动的变化，使得对皮层在痛觉知觉中作用的了解日益增多。脑成像的大量研究，为实验性瞬时痛、持续性痛和临床病理性痛条件下脑高级中枢的活动变化，积累了不少有重要价值的资料，加深了对痛觉机制的认识。脑成像研究表明，不同的皮层区域参与不同性质痛觉信息加工，生理性痛觉信息主要在丘脑的特异核团和皮层体感区加工整合，而在与边缘系统有密切联系的皮层区整合病理性痛觉传入。

4. 痛觉调制系统

20世纪60年代初，中国学者邹冈等首次将吗啡微量注射到家兔第三脑室周围灰质和中脑导水管周围灰质区（periaqueductal gray，PAG）产生镇痛效应，从而提示脑内可能存在阿片受体。这为后来的脑刺激镇痛提供了启示。在中枢神经系统内有一个以脑干中线结构为中心，由许多脑区组成的调制痛觉的下行抑制系统。它主要由中脑导水管周围灰质、延脑头端腹内侧核群（中缝大核及邻近的网状结构）和一部分脑桥背侧部网状结构（蓝斑核群）的神经元组成，它们的轴突主要脊髓背外侧束（dorsolateral fasciculus，DLF）下行，对脊髓背角痛觉信息传递产生抑制性调制，在脑干水平也抑制三叉神经脊束核痛敏神经元的活动。

此外，最近的研究提示，脑内除了存在痛觉调制的下行抑制系统外，还有与之并存的下行易化系统，主要包括网状巨细胞核（nucleus reticularis gigantocellularis，Rgc）和网状巨细胞核a部（Rgca）。在一般情况下，由于下行抑制系统激活所产生的效应可能大于易化系统，因此后者的效应往往被掩盖。与下行抑制系统相比，对下行易化系统的解剖结构、传导途径和神经递质等的研究还是初步的。

（二）手术治疗

1. 脊髓背根入口处毁损术

（1）病理生理机制：毁损术的目的是毁损脊髓后角灰质的脊髓背根入髓区（dorsal

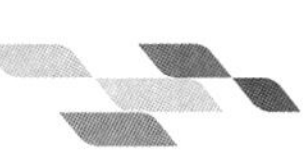

root entry zone，DREZ)，此区存在于脑干以下的整个脊髓中，主要是 Rex Ⅲ～Ⅴ层。Ⅰ层由伤害感受器和温度感受器组成；Ⅱ层分为内外两层，由伤害感受器、温度感受器和机械感受器组成，来自此区域的神经元和Ⅴ层神经元共同组成脊髓丘脑束；Ⅲ、Ⅳ层由快慢机械感受器组成；Ⅴ层主要由参与脊髓丘脑束的细胞组成。在周围神经传入冲动消失后，该区域表现为异常信号，从而引起疼痛。毁损此区域后，破坏了相关神经元，从而达到止痛作用。

（2）手术方法：患者取俯卧位，全麻后在疼痛节段行椎板切开，目前多采用全椎板切开，有利于手术时估计手术范围。术中剪开硬脊膜后可见硬脊膜线侧方和后方膨出，蛛网膜增厚，常伴有大量带状纤维穿过蛛网膜下腔，于脊髓表面的蛛网膜粘连，术中需仔细分离相关组织和粘连。受伤一侧的蛛网膜常会发生褶皱、增厚。背根神经是从脊髓背部后柱外侧的中间外侧沟进入脊髓的，术中需细心辨认伤侧的中间外侧沟，通常需要通过正常侧的脊髓表面结构来辅助确定。毁损时将电极成25°角插入中间外侧沟，深约2 mm，由射频或激光毁损。电极温度控制在 75 ℃，持续时间 15 秒，每间隔2～3 mm 做一个毁损灶。为了减少疼痛的复发率，建议做多个毁损灶，彻底破坏与疼痛相关的组织。

（3）手术适应证：①神经根撕脱伤后疼痛。外伤导致多节段的臂丛或/和腰丛神经根撕脱伤病例较多，其中 20%～90% 的病例会导致传入性疼痛，常以臂丛神经损伤后较为典型。患者常表现为烧灼样和刀割样疼痛，部分患者表现为电击样痛，患者症状常在心情抑郁、焦虑及天气寒冷、潮湿时加重。②偏瘫后疼痛。约 10% 的外伤后偏瘫患者会出现中枢性疼痛，需要药物或者手术治疗。其典型的疼痛表现为灼痛、刺痛、患侧肢体放射痛，常因触及患者肢体而诱发疼痛。普通的药物治疗无效。③带状疱疹病毒感染后疼痛。带状疱疹病毒感染后疼痛治疗较困难，且此类疼痛的发生与年龄密切相关，年龄越大，发生率越高。在疱疹病毒感染的病例中，约50% 的患者在感染后 1 年左右会出现疱疹疼痛，常伴有痛觉过敏。在手术治疗病毒感染后疼痛的长期随访病例中，只有约 24% 的病例有缓解，但其手术疗效不佳的病因尚不清楚。④圆锥马尾损伤后疼痛。此类疼痛同时涉及脊髓和周围神经，多在外伤后 1 个月左右出现，表现为灼痛和电击样痛，常累及双侧下肢，以下肢前部明显。

（4）疗效：该术式的疗效已经得到肯定，但是远期镇痛效果会减弱，常在术后数月内出现复发。有报道称，术后 7 个月的疼痛复发达到 60%。其疼痛复发的原因可能包括：①术中未完全将后角区域破坏；②疼痛是多点起源；③在 DREZ 区，尤其是在 Rex Ⅱ 层中存在起抑制作用的神经元，术中可能同时也破坏了这些神经元；④作为破坏性手术，DREZ 毁损的同时造成失传入性疼痛。

（5）手术并发症：主要并发症为运动和感觉障碍。

2．脊髓电刺激术

（1）生理病理机制：脊髓后角神经元是疼痛向中枢传导的区域，并且受到周围神经系统的粗、细传入纤维的调控。当细神经纤维神经元活动过度时就会产生疼痛，而当粗神经纤维神经元活动加强时疼痛就会缓解。其中粗纤维受周围神经元调控的阈值较低，因此使选择性作用于粗纤维成为可能。但是目前对脊髓电刺激治疗疼痛的确切机制仍不清楚。

（2）手术方法：局部麻醉后经皮穿刺，在确定进入硬脊膜外腔后，将电极安置在病变所累及的节段，给予电刺激，根据电刺激所产生的躯体麻木范围来调整电极的位置，确保将疼痛区域完全覆盖，将电极通过临时导线连接至体外的便携式刺激发生器，观察电刺激对疼痛的治疗作用2～3周后，对于经过初步治疗后疼痛能够减少50%以上者，植入永久性电刺激器。目前刺激器主要分为两大类：电流刺激器和脉冲刺激器。电流刺激器放置于胸部或者腹部皮下，通过遥控板控制其开关。脉冲刺激器是将射线接收器安置于皮下与电极相连，而刺激器则在体外发射信号，通过接收器传递到刺激电极产生电刺激，安置此类刺激器的患者可自由调节刺激器信号强度、频率等，永久使用，但是其不足在于操作时刺激器必须紧靠皮下接收器。

（3）手术适应证：①其他手术治疗手段无效的病例。②需对疼痛患者进行全面检查，排除精神异常患者。③在植入永久性刺激器之前，应预先植入临时性刺激器治疗，疼痛获得满意缓解者才适合。④周围性肢体缺血性疼痛。目前认为局部缺血可引发神经、肌肉纤维结构改变，而缺血肌肉的机械性感受器所接受的缺血信号传导到相应节段的脊髓，刺激术可能是通过增加肌肉的血供，提高局部氧饱和度，使肌肉动力恢复正常，减少疼痛信号的产生。⑤心绞痛。心绞痛患者经过电刺激治疗后临床症状得以改善，考虑是与电刺激治疗可减少心脏耗氧量、降低外周血管阻力、抑制疼痛信号传入等作用有关。⑥脊髓节段性损伤后疼痛。⑦腰背手术后疼痛。⑧下肢痉挛后疼痛。

（4）手术禁忌证：①电极穿刺部位有感染；②肿瘤压迫脊髓或侵袭锥体；③有凝血功能障碍；④有精神异常或抑郁；⑤体内安装有心脏起搏器者；⑥镇痛药物成瘾者；⑦有严重的脊椎畸形者。

（5）手术并发症：主要分为电极植入时和植入后的并发症。植入时主要并发症为电极植入位置不准确或植入失败。植入后主要并发症为无菌性和细菌性脊膜炎、脊髓损伤、感染、电极位移、电极折断。

3. 脑深部电刺激治疗

深部脑刺激（deep brain stimulation，DBS）成为目前治疗慢性顽固性疼痛的主要治疗方法之一。

（1）病理生理基础：研究发现，后束和脑的电刺激均可以激活丘脑通路，从而使患者的疼痛区域出现感觉异常，这为治疗顽固性疼痛提供了思路可通过刺激丘脑腹后核、内侧丘系、内囊或丘脑放射来实现对疼痛的控制。

（2）手术适应证：①病史半年以上；②严重影响患者工作和日常生活；③其他多种治疗疗法无效者；④有明确病因者。

（3）手术禁忌证：①有出血趋向或者严重凝血功能障碍者；②存在对刺激疗法效果不佳的心理预期者；③存在认知障碍者；④未发现明确疼痛病因者。

（4）手术方法：①丘脑电刺激。丘脑电刺激一般适用于神经性疼痛，通常以丘脑腹后核为靶点；如果治疗较为广泛的疼痛，可选用内侧丘系或者内囊为靶点。②中脑导水管和脑室周围灰质电刺激。中脑导水管和脑室周围灰质电刺激一般适用于感受伤害性疼痛，主要用于椎间盘退行性疾病、失败的脊髓手术等相关慢性背部疼痛。

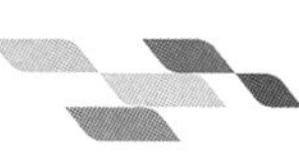

（5）并发症：常见并发症有电极位置不佳、电极断裂、电极故障、癫痫、出血、偏瘫、感染等。

4．微血管减压手术

（1）病因：目前认为微血管压迫是多数三叉神经痛的主要病因。Dandy 教授于 1932 年首先阐述了小脑上动脉与三叉神经根的关系，并且推测三叉神经痛可能与之有关。1967 年，Jennetta 教授采用显微技术行三叉神经痛微血管减压术，并且将微血管减压手术的方法推广至其他颅神经疾病。

（2）诊断及手术适应证：多数三叉神经痛患者都有典型的病史和症状，典型的三叉神经痛表现为阵发性、周期性、单侧性、短暂而剧烈的疼痛，每次持续数秒至数分钟。疼痛呈电灼、针刺、刀割、撕裂样，常伴有患者面部的肌肉抽搐。间歇期间患者一切正常。患侧三叉神经分布区域常有触发点，稍加刺激即可引起疼痛发作。其手术适应证包括：①药物或者其他治疗方式失败的病例；②不能接受其他治疗方式引起的治疗后面部麻木的病例；③三叉神经第一支疼痛的病例；④非多发性硬化或者桥小脑角肿瘤的病例。

（3）手术方式：全身麻醉后，取侧卧位，取乙状窦后入路切口，显露枕骨鳞部外侧部和乳突后部，形成骨窗约 3 cm×3 cm，外上缘需暴露横窦和乙状窦起始部，这样可以获得良好的三叉神经根的暴露；剪开硬膜后，先释放脑脊液，显露小脑幕下表面和小脑外上部之间的间隙，可见其深部的三叉神经；全程分离三叉神经和周围血管之间的粘连、挤压，再使用涤纶片包绕在神经周围，确保神经完全、充分减压。

（4）手术并发症：手术常见并发症为脑脊液漏、面部麻木、感染等。

5．经皮穿刺射频毁损术

（1）治疗原理：Letcher-Goldring 发现传导痛觉的 Aδ 和 C 类神经纤维的动作电位可以被较低的温度所阻断，而传导触觉的 Aα 和 Aβ 类纤维则不会。射频治疗就是通过应用合适的温度选择性毁损三叉神经的 Aδ 和 C 类神经纤维，从而阻断痛觉的传导，同时也保存了面部的痛觉。

（2）手术适应证：①药物治疗无效或者不能够耐受药物副作用的病例。②高龄或者一般情况较差、不能够耐受开颅手术者。③合并有多发性硬化的患者。

（3）手术方法：患者取仰卧位，术者位于患者右侧；确定卵圆孔在面部的体表投影点（外耳道前 3.0 cm，瞳孔内侧下方）；皮肤进针点为扣角外侧 2.5 cm。常规消毒铺巾后局部麻醉消毒，在 X 射线透视下穿刺卵圆孔，穿刺到位后，再在透视下将电极经导管放入，头端外露 5 mm，用电极再次确认电极间的位置后，调整刺激参数予初步刺激，如果患者感觉疼痛，表示电极位置正确，遂开始射频毁损。

（4）手术并发症：穿刺导致颅内出血、脑膜炎、颈内动脉损伤、感染，甚至死亡等。

6．伽马刀放射外科治疗

（1）原理：利用伽马射线毁损三叉神经的感觉神经根，从而达到治疗疼痛的目的。

（2）适应证：①药物治疗无效或者不能够耐受药物副作用的病例。②高龄或者一般情况较差、凝血功能障碍等，不能够耐受开颅手术者。③合并有多发性硬化的患者。

④其他治疗无效或者治疗后复发者。

(3) 方法：选用磁共振定位、确定靶点（三叉神经的中点）后，使用伽马射线照射，最大放射治疗剂量为 70 ～ 80 Gy。

(4) 并发症：主要表现为面部麻木。

三、癫痫的外科治疗

(一) 概述

癫痫是神经系统的常见病和多发病，是由脑局灶性损害、变性疾病、遗传等引起的综合征。癫痫的反复发作和口服抗癫痫药物的神经毒性，都将对脑皮质产生伤害性影响。研究发现，癫痫发作可引起海马、颞叶周围结构中的神经皮质神经元丢失，也可以引起其他部分脑皮质神经元的损伤、丢失。在癫痫手术患者的病理标本中，可见神经元数量减少、细胞固缩、染色质边集、尼氏小体减少或者消失、核周水肿、胞体皱缩、胶质细胞增生等。

(二) 癫痫病灶的定位

癫痫手术的成功与否，关键就在于对癫痫病灶的定位是否准确。目前临床上常见的定位方法包括脑电图检查、影像学检查如正电子发射断层扫描、脑磁图检查、单光子发射断层扫描等。

1. 脑电图的检查

脑电图的检查包括普通脑电图、睡眠脑电图、24 小时动态脑电图、脑深部电极、蝶骨电极等检查类型。脑电图仍是目前诊断癫痫的首先和最重要的方法。脑电图不仅在癫痫的诊断、手术适应证的选择等方面有价值，也对癫痫放电的原发灶定位有重要作用。尤其是对于原发性癫痫，它们没有明显的结构性改变，常规 CT 和 MR 难以确定癫痫病灶部位，因此术前行脑电图检查具有重要的临床意义。

2. 神经影像学检查

(1) 磁共振成像（MRI）：MRI 的出现对神经系统疾病的诊断提供了很大帮助，尤其是对微小肿瘤或者脑海绵状血管瘤等引起的继发性癫痫患者，通过早期的诊断可得到良好的治疗。而且在海马硬化和海马萎缩的诊断方面，已经得到了广泛性的认可。海马硬化的诊断标准包括四条：①前颞叶萎缩；②颞角扩大；③海马萎缩；④海马信号增强。

(2) 功能磁共振成像（fMRI）：fMRI 的出现为皮层功能定位提供了一种新的、无创的手段。其成像取决于局部血流动力学变化引起的相应部位的信号强度增加，即脑活动时，局部脑组织耗氧量增加，动脉血增加，局部的脱氧血红蛋白相对性减少，从而导致局部脑组织的顺磁性改变，引起 MRI 上信号的改变。目前临床上，fMRI 已经被广泛应用于视觉、听觉、运动区皮层的定位。

(3) 正电子发射断层扫描（PET）：PET 可探查正电子放射性核素标记的药物在人

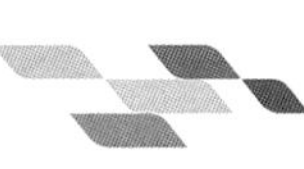

体内的分布情况，其在研究活体生理、生化、代谢及受体、基因等方面起着重要作用。但是在癫痫的间歇期，脑组织的低代谢在对癫痫灶定位中不具有特异性，尤其是多病灶者，低代谢范围常常大于实际癫痫灶，因此不能为手术提供精确的定位信息。

（4）脑磁图（magnetoencephalography，MEG）：该技术在癫痫术前定位中起着越来越重要的作用，它记录的是突触后电位引起的细胞内离子电流产生的磁场，目前主要用于癫痫灶功能区的术前定位、判断癫痫的复发，在定位颞叶癫痫、颞叶外癫痫和脑肿瘤伴癫痫中均有应用。

（三）癫痫手术的适应证和禁忌证

1. 适应证

癫痫患者经过系统的抗癫痫治疗无效，或是药物治疗出现严重的药物毒副反应，这些情况下都应考虑手术。对于癫痫频繁发作的婴儿和儿童，应该考虑手术治疗，目的在于阻止癫痫对脑发育的影响。

2. 禁忌证

慢性精神疾病和智商低于70分者被视为手术禁忌证。智力低下，常提示脑组织损害已呈弥漫性，手术效果常不佳。低智商对婴幼儿不是禁忌证，因为在切除癫痫灶后，有利于脑功能的恢复。

（四）手术治疗

1. 颞叶切除术

（1）适应证：此种术式是治疗顽固性颞叶癫痫的经典术式，治疗效果较好。其主要适用于：①单侧颞叶癫痫表现为复杂部分性（精神运动性）癫痫或者继发全身性癫痫，而常规抗癫痫治疗无效，病程达3～4年者；②多次脑电图检查确认癫痫病灶位于一侧颞叶者；③影像学检查有局部的阳性发现，且与临床表现和脑电图结果一致者。

（2）手术方式：左右侧半球的颞叶切除范围不一样，右侧颞叶允许切除颞极后6.0 cm的颞叶，左侧颞叶允许切除颞极后5.0 cm的颞叶，但是向后切除的范围建议不要超过labbe静脉。

2. 选择性海马杏仁核切除术

（1）适应证：同颞叶切除术。

（2）手术方式：经外侧裂入路，在颞极动脉和前颞动脉之间，颞上回内侧底部切开，显露海马、脉络丛、脉络膜沟后，切取杏仁核和大部分海马组织。该术式与颞叶切除相比，最大范围地保留了颞叶皮质的生理功能。

3. 脑皮层癫痫灶切除术

（1）适应证：①癫痫灶位于皮质，定位明确与临床表现及脑电图相符合；②癫痫灶不在重要的功能区，手术切除不至于引起严重的神经功能障碍。

（2）手术方式：患者全麻后，以癫痫灶为中心，切除硬膜后再行术中皮层脑电图检查，将癫痫灶所处的位置以符号标记出来，力求手术彻底切除癫痫灶。

4. 软膜下横纤维切断术

（1）适应证：①难治性局灶性癫痫，癫痫灶位于主要皮质功能区；②皮层癫痫灶切除术，其癫痫灶位于主要功能区时。

（2）手术方式：切断的深度与大脑皮质的厚度大体相同。手术只要离断大脑皮层浅层内细胞树突水平纤维连接，就能够阻断细胞放电的同步化，从而阻止癫痫灶放电的扩散。

5. 迷走神经电刺激术

迷走神经电刺激术（vagus nerve stimulation，VNS）是近年来用于治疗难治性复杂部分性癫痫或继发性全身性的癫痫的一种新方法。

（1）适应证：①难治性癫痫，特别是无法术前定位的癫痫灶或广泛性癫痫灶者；②药物治疗无效的复杂部分性癫痫患者；③不能够行开颅手术治疗的癫痫患者。

（2）手术方式：患者全麻，取仰卧位，头部转向右侧，显露左侧迷走神经（打开颈动脉鞘，位于颈内静脉和颈内动脉之间）；显露部分长约 3.0 cm。在同侧锁骨下做一皮囊袋备用。将刺激器线路电极缠绕于迷走神经上后，导线和刺激器相连，固定刺激器后缝合切口。

四、帕金森病的外科治疗

（一）概述

帕金森病（Parkinson's disease，PD）是一种以震颤、肌强直、动作迟缓、姿势平衡障碍为主要表现的中老年神经系统退行性疾病。早期 PD 的药物治疗显效明显，但经长期口服药物治疗后，逐渐出现疗效减退及运动并发症。脑深部电刺激术（DBS）于 20 世纪 70 年代发明，是在脑内核团或特定脑区植入刺激电极，通过脉冲电刺激调控相关核团或脑区的功能，达到改善症状的目的。1987 年，法国医生率先将 DBS 应用于运动障碍性疾病的治疗，至今已逾 30 年。该治疗方法于 1998 年在中国首次使用，目前在国内已得到广泛开展。

（二）手术适应证和时机

1. 手术适应证

适应证：①原发性 PD，或者遗传性 PD、各种基因型 PD，对复方左旋多巴反应良好；②药物疗效已显著减退，或出现明显的运动并发症，影响患者的生命质量；③出现不能耐受的药物不良反应，影响药物疗效；④存在药物无法控制的震颤；⑤急性左旋多巴负荷试验提示，症状最大改善率大于 30%；⑥除外以下严重的共存疾病——有明显的认知功能障碍；有严重（难治性）抑郁、焦虑、精神分裂症等精神类疾病；有医学共存疾病而影响手术或生存期。

2. 手术时机

手术时机：①病程。原则上病程超过 5 年的 PD 患者建议行 DBS 手术治疗。对于病程不足 5 年但符合原发性帕金森病临床确诊标准的患者，手术适应证明确，建议病程放宽至 4 年。以震颤为主的帕金森患者，经规范的药物治疗震颤改善不理想且震颤严重影

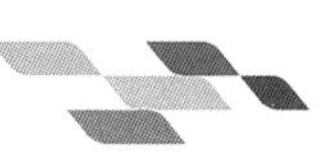

响患者的生命质量，经评估后建议病程放宽至3年。②病情严重程度。有“开关”现象的症状波动患者，“关期”的Hoehn Yahr分期为2.5～4.0期的可以考虑手术治疗。③年龄。手术患者年龄小于75岁，若患者身体状态良好，建议适当放宽年龄限制。

（三）手术治疗

1. 手术靶点选择

位于基底核环路的丘脑底核、苍白球内侧部是治疗帕金森病的常用靶点。两者均能改善帕金森患者的运动症状，但丘脑底核的优势在于对震颤、肌强直和运动迟缓具有良好的临床疗效，能改善运动障碍和运动波动，在减少多巴胺能药物方面更有效。苍白球内侧部对异动症的改善可能优于丘脑底核，有认知减退或情绪障碍的患者建议优先考虑苍白球内侧部。

2. 手术流程

DBS手术包括两大部分（颅内电极植入和神经刺激器植入）。其中，将颅内电极精准植入预定神经核团是手术成功的关键。颅内电极植入手术需要在立体定向仪器设备下进行；麻醉方式可选择局部麻醉或者全身麻醉；术中靶点的确认及电极植入深度的确定可以根据微电极记录的结果，或通过术中临时电刺激疗效阈值和不良反应阈值测试进行综合分析，也可以应用术中CT或MRI扫描结果进行判断。其中，局部麻醉下，在电极植入术中可观察患者的临床症状有无改善，再次确认靶点位置是否精准；而全身麻醉下电极植入后进行临时刺激，测试观察有无肌肉抽动等并发症，有助于再次确认靶点位置。对于局部麻醉的患者，为了术中观察患者临床症状的改善程度，建议在术中适量应用、酌情减少或停用治疗的药物。神经刺激器植入手术一般在全身麻醉下进行，先行术区消毒、铺巾，然后制备皮下囊袋及隧道，最终植入神经刺激器，通过延伸导线与电极连接并固定，再次确认各部分连接无误、阻抗在正常范围内，方可缝合创口。

参考文献

[1] 谭启富，李龄，吴承远. 癫痫外科学［M］. 北京：人民卫生出版社，2012.
[2] 王忠诚. 王忠诚神经外科学［M］. 2版. 武汉：湖北科学技术出版社，2015.
[3] 赵继宗. 血管神经外科学［M］. 北京：人民卫生出版社，2013.
[4] 赵继宗. 神经外科学［M］. 2版. 北京：人民卫生出版社，2014.
[5] 周良辅. 现代神经外科学［M］. 2版. 上海：复旦大学出版社，2015.

第四章　器官移植外科疾病

第一节　概　　论

本节简要介绍临床器官移植的概念、分类、发展简史、现状及展望。

一、概念

移植（transplantation）是指将一个个体有活力的细胞、组织或器官用手术或其他方法，植入自体或另一个个体的体内，以替代原有细胞、组织或器官功能的医学技术。提供移植物的个体称为供体（donor），接受移植物的个体称为受体（recipient）。

二、分类

根据移植物的不同，分为细胞移植、组织移植和器官移植。

细胞移植是指将适量游离的具有某种功能的活细胞输注到受体的血管、组织、器官或体腔内的技术，如成分输血、干细胞移植等。组织移植是指植入某一种组织，如角膜，或联合植入几种组织，如带血管蒂皮肌瓣等。器官移植主要是指植入实体器官整体或部分如肾、肝、心脏、肺移植等，需要进行器官所属血管及其他功能性管道结构重建的移植。

器官移植还有很多其他分类命名方法，如我们临床常见的同种异体器官移植、活体供体器官移植、尸体供体器官移植等。种系相同、不同个体之间的器官移植，如人与人之间的器官移植，称为同种异体器官移植。如果两个个体之间的基因不完全相同，移植后会发生排斥反应，需要采取合适的免疫抑制措施；但是若同种异体两者之间的基因完全相同（如同卵双生），则移植后不会发生排斥反应。同时，交叉使用分类概念，会有同种异体活体供体器官移植、同种异体尸体供体器官移植等命名。

三、发展简史

现代移植学的发展是20世纪最令人瞩目的医学成就之一，器官移植的每一次进步

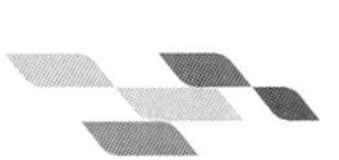

都和医学科学突破性进展相关联（表4－1－1）。1818年的第一次成功输血是最早的细胞移植。1905年的第一次成功角膜移植是最早的组织移植。而器官移植的发展则经历了几项关键医学技术的突破。1902年，法国医生Alexis Carrel创建现代血管吻合技术，为器官移植血管外科吻合奠定了基础，该技术一直沿用至今。1953年，Peter Medawar揭示免疫细胞免疫耐受等免疫学原理，成为移植免疫的奠基者。1954年，美国Joseph Murray等在同卵孪生兄弟之间进行了活体供肾的肾移植并获得成功，标志着器官移植成功进入了临床阶段。20世纪60年代，免疫抑制药物（硫唑嘌呤、强的松和抗淋巴细胞血清）的问世及器官保存技术的进步，使器官移植获得稳步发展，此后相继成功开展了脾移植（Woodruff，1960）、原位肝移植（Starzl，1963）、肺移植（Hardy，1963）、小肠移植（Deterling，1964）、胰肾联合移植（Kelly，1966）、心脏移植（Barnard，1967）和心肺联合移植（Cooley，1968）。20世纪70年代以后，新的免疫抑制剂环孢素A、他克莫司、吗替麦考酚酯、雷帕霉素、多种单克隆/多克隆抗淋巴细胞血清等相继问世，使移植物的存活率和器官移植的疗效大为提高。目前以肾脏移植、肝脏移植为代表的器官移植已经成为各种脏器功能衰竭患者的重要治疗方法。

表4－1－1　与器官移植相关的诺贝尔奖获奖者情况

获奖年度	获奖者	国籍	贡献及成就
1912	Alexis Carrel	法国	血管和移植外科
1930	Karl Landsteiner	奥地利	ABO血型
1960	Peter Medawar	英国	自我非我的免疫学差异，免疫识别、获得性免疫耐受
	Frank Burnet	澳大利亚	
1980	George Snell	美国	主要组织相容性抗原、组织配型、免疫应对基因
	Jean Dausset	法国	
	Baruj Benacerraf	美国	
1988	Gertrude Elion	美国	抗细胞增殖药物、硫唑嘌呤等
	George Hitchings	美国	
1990	Joseph Murray	美国	器官移植、移植免疫
	Edward Thomas	美国	骨髓/细胞移植

四、器官移植的现状与展望

近年来，由于需要器官移植的病例大量增加，世界范围的供体短缺情况日益突出。目前中国器官移植供给和需求仍存在很大缺口，肾移植、肝移植是治疗晚期肾病、晚期肝病和肝癌的最理想治疗方法。据测算，国内每年因终末期器官衰竭而等待进行器官移植手术的患者约30万人，而国内每年器官移植手术数量仅1万～2万例。而目前中国平均每百万人口的器官捐献率仅为4.6%。在器官资源问题得到根本性解决之前，不断拓展器官来源是器官移植领域的永恒主题。标准放宽的器官捐献、心脏死亡捐献者器官的使用、活体供体器官移植、不同 ABO 血型供受者器官移植等是目前增加器官来源的主要方式，但对于缓解器官短缺仍是杯水车薪。从长远角度来说，增加公民器官捐献率，新医学技术的突破才有可能彻底解决器官短缺难题，如促进去世公民器官捐献数量增加是目前可拓展的现实途径。基因改造动物的异种器官，或再生医学跨越式发展的人造器官有望在将来成为满足器官移植需求的重要来源。

第二节　器官移植免疫排斥

本节主要介绍器官移植免疫排斥的发生原因、各类排斥反应的临床表现及其治疗和预防措施。

一、免疫排斥原因

免疫反应（immunity）是指机体的免疫系统识别自我及非我，通过免疫应答排除抗原性异物的生理反应。移植术后受体免疫系统与供体移植物相互作用而产生的特异性免疫应答称为移植免疫反应，也称为移植排斥反应（transplantation rejection）。引起移植排斥反应的抗原称为移植抗原，目前同种异体器官移植涉及的对移植器官预后有重要影响的移植抗原有 ABO 血型抗原、人类白细胞抗原（human leucocyte antigen，HLA）。ABO 血型抗原主要分布于红细胞表面，也表达于肝、肾等血管内皮细胞和组织细胞表面，若供受体间 ABO 血型不相容，受体血液中血型抗体可与供体移植物血管内皮细胞的 ABO 抗原结合，通过激活补体引起血管内皮细胞损伤和血管内凝血，导致超急性排斥反应的发生。与移植相关的 HLA 抗原是 HLA-Ⅰ类和 HLA-Ⅱ类分子。Ⅰ类分子（HLA-A、HLA-B、HLA-C）存在于体内几乎所有有核细胞的表面，Ⅱ类分子（HLA-DR、HLA-DQ、HLA-DP）通常表达于抗原提呈细胞（antigen presenting cell，APC）表面。HLA 具有广泛的多态性，供体、受体之间的 HLA 差异是发生急慢性排斥反应的主要原因。

二、临床表现

器官移植后的排斥反应多是宿主抗移植物反应（host versus graft reaction，HVGR），根据排斥反应机制和临床表现等不同可分超急性排斥反应、急性排斥反应、慢性排斥反应。

（一）超急性排斥反应

超急性排斥反应（hyperacute rejection，HAR）在移植物开放血流再灌注后数分钟至数小时内发生，是典型的抗体介导的体液免疫排斥反应。机制为受体预先存在的抗体

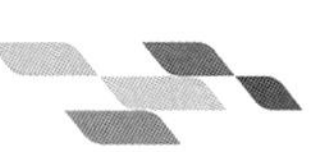

（ABO 血型抗体、HLA 致敏抗体）迅速与移植物内皮细胞结合，激活补体而直接破坏移植器官细胞，激活凝血反应导致移植物微血管系统的广泛微血栓形成。术中临床表现为移植器官肿胀、色泽变暗、血流量减少且变软、无弹性、移植器官无功能，如移植肾无泌尿表现、移植肝脏无胆汁分泌。病理表现特点为广泛的急性动脉炎伴血栓形成，可见器官实质明显水肿、出血和坏死，毛细血管与小血管内血栓，管壁有多形核粒细胞浸润和纤维素样坏死。

（二）急性排斥反应

急性排斥反应（acute rejection，AR）在临床上最常见，由供受体之间 HLA 差异引起。多由 T 细胞介导，也可以由预存或新生的 HLA 抗体介导，可见于移植后的任何时间段。急性排斥反应的典型临床表现为发热、移植部位胀痛和移植器官功能减退，如移植肾尿量急剧减少、血肌酐骤然大幅度升高或移植肝脏肝酶及胆红素指数急剧上升等。排斥反应程度轻微时无特征性临床表现，需要与免疫抑制剂毒副作用等相鉴别。目前尚无可靠的特异性早期诊断指标，多依据临床表现及检验、影像检查结果等作出临床经验性诊断。确诊需要移植器官穿刺病理学检查，其特征表现为大量的移植物组织炎性细胞浸润，包括淋巴细胞、单核细胞、浆细胞，有时可见中性粒细胞和嗜酸性粒细胞，有抗体介导的急性排斥反应还可检测到特异性补体成分组织沉积。

（三）慢性排斥反应

慢性排斥反应（chronic rejection，CR）发生于移植后数周、数月，甚至数年。目前其发生的免疫学机制尚不完全清楚，可能既有细胞免疫反应也有体液免疫反应，又有多种非免疫移植器官损伤因素同时参与。临床表现为移植器官功能缓慢减退，如移植肾尿量逐渐减少、血肌酐缓慢上升等。其病理特征表现主要是移植器官动脉血管内膜因反复的免疫损伤及修复增生而增厚，继而导致移植器官广泛缺血、纤维化直至功能丧失。

三、治疗

（1）超急性排斥反应由于是广泛的移植器官微血栓形成，因此治疗上无有效办法，一旦发生，抗排斥治疗往往难以逆转，只能切除移植器官。

（2）急性排斥反应治疗多用大剂量糖皮质激素甲基强的松龙冲击治疗，或应用抗淋巴细胞的免疫球蛋白制剂［如抗胸腺细胞免疫球蛋白（antilymphocyte globulin，ALG）］治疗，或调整强化口服免疫抑制方案，如加大抗增殖药物吗替麦考酚酯（mycophenolate acid MPA；药品：米芙或骁悉）剂量等，如治疗及时有效，急性排斥逆转后移植器官功能多能恢复。同时对于有抗体介导的体液免疫急性排斥，还需要进行血浆置换清除抗体、针对性阻断 B 细胞产生新生抗体治疗（如抗 CD20 单克隆抗体应用）、中和已存在抗体治疗（如大剂量静脉免疫球蛋白应用）等，多能取得较好疗效，挽救移植器官功能。

（3）慢性排斥反应对免疫抑制剂强化治疗不敏感，目前尚无特异性的治疗方法，通常采取包括调整免疫抑制剂方案、控制其他多方面原因导致的移植器官损伤因素等综合治疗，以减轻、减缓移植器官免疫损伤，争取更长时间的移植器官有功能存活。

四、预防

排斥反应主要预防措施包括移植前组织配型和抗体阳性受者预处理、移植前后免疫抑制剂应用和移植后免疫监测等。

（一）组织配型

1. ABO 血型检查

供受体 ABO 血型应相同或相容即符合输血原则。

2. HLA 分型

应尽量选择 HLA 分型中与移植相关位点（含 HLA-A、HLA-B、HLA-DR）相配的供体，因为 HLA 的差异性是排斥反应的根本原因。

3. 群体反应性抗体或 HAL 抗体检测

群体反应性抗体（panel reactive antibody，PRA）或 HAL 抗体检测用于检测受者体内预存的抗体，超过 10% 即为致敏。移植、妊娠、输血均可能使受体致敏。

4. 淋巴细胞毒交叉配型

采用供体活淋巴细胞作为抗原，加入移植受体血清，在补体作用下，发生抗原抗体反应，计数供体淋巴细胞存活情况。交叉配型试验阳性（ >10% ）是器官移植的禁忌证。

（二）受体的术前预处理

对于 ABO 血型不相容及 PRA 阳性、交叉配型试验阳性的受体，为逾越 ABO 血型屏障和 HLA 致敏屏障进行器官移植，需要对受体预处理，方法包括血浆置换去除受体血液内预存的特异性抗体，大剂量静脉注射免疫球蛋白（intravenous immunoglobulin，IVIG）中和抗体，利妥昔单抗（抗 CD20 单克隆抗体）清除 B 淋巴细胞以预防抗体介导的排斥反应，等等。

（三）免疫抑制剂的应用

由于供受体之间的 HLA 差异性，器官移植必须应用免疫抑制剂预防和治疗排斥反应的发生。治疗分为移植术期免疫诱导药物治疗和移植术后长期的免疫维持药物治疗。

需要强调的是，一般情况下，免疫抑制剂是需要终身服用的。而且由于个人代谢差异、原发病不同等，不同的移植受者需要遵循专业医生指导，规律检查及复诊，个体化地应用免疫抑制剂，避免自行调整药物而导致移植物损伤甚至失去功能的严重后果。

移植常用的围术期免疫诱导药物有糖皮质激素（甲基强的松龙），抗淋巴细胞免疫球蛋白制剂［如抗胸腺细胞球蛋白（antithymocyte globulin，ATG）］，以及抗白介素 -2 受体(IL-2R)的单克隆抗体［如巴利昔单抗（basiliximab）］。抗 CD20 单克隆抗体［如

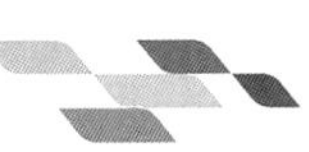

利妥昔单抗（rituximab）］与其他免疫抑制剂、血浆置换及静脉注射免疫球蛋白联合应用，可抑制B细胞和抗体介导的免疫应答，也可用于血型不相容的肾移植和HLA致敏的肾移植。

目前，移植常用的免疫维持药物有糖皮质激素（如强的松）；抗增殖类药物（如吗替麦考酚酯），上市药品有骁悉和米芙。钙调磷酸酶抑制剂也是免疫维持治疗的最基本药物之一，包括环孢素A（cyclosporin A，CsA）和他克莫司（tacrolimus，TAC）。哺乳动物的雷帕霉素靶蛋白抑制剂［如西罗莫司（sirolimus）和依维莫司（everolimus）］也可在临床中选择性使用。

免疫抑制剂使用的基本原则是联合用药，减少单一药物的剂量及毒副作用，以增加协同治疗作用。目前常用三联用药方案为采用一种钙调磷酸酶抑制剂、一种抗增殖类药物联合糖皮质激素，如骁悉加环孢素A加泼尼松，或米芙加他克莫司加强的松等三联方案。

（四）移植后的免疫监测

器官移植术后，规律、定期的随访检查是保持移植器官功能正常的重要手段，临床上常用的监测指标有环孢素A、他克莫司、雷帕霉素、吗替麦考酚酯等的血药浓度，血液淋巴细胞亚群计数、分类和功能，等等。移植物生理功能的变化也是判断排斥反应发生与否的指标。移植器官的病理学检查是判断移植器官功能变化原因的金标准。

第三节　器官移植

目前临床常见的器官移植（organ transplantation）有肾、肝、心、胰、肺、小肠及多器官联合移植如胰肾联合移植等。下面分别介绍肾脏移植、肝脏移植等常见器官移植的适应证及主要手术步骤，供大家了解。

一、肾移植

（一）肾移植的适应证

各种终末期肾病（尿毒症）是肾移植的适应证，其原发肾病种类包括慢性肾小球肾炎、慢性肾盂肾炎、多囊肾、糖尿病性肾病、高血压肾病、间质性肾炎及自身免疫性肾病等。在临床各类器官移植中，肾移植（renal transplantation）最为成熟、预后最好。目前尸体供肾人/肾的1年和5年生存率可分别达到95%/90%和90%/80%以上，存活者可恢复良好的工作、生活和精神状态。因此，在没有活动性感染性疾病、恶性肿瘤等禁忌证的前提下，尽早接受肾移植能带来更满意的长期存活质量。

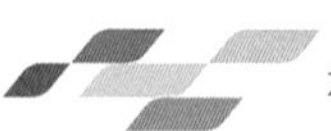

（二）肾移植术式

移植肾放在腹膜后的髂窝，肾动脉与髂内或髂外动脉吻合，肾静脉与髂外静脉吻合，输尿管与膀胱隧道式吻合以引流尿液，通常在输尿管膀胱吻合处放置双“J”管以防止输尿管并发症。（图 4－3－1）

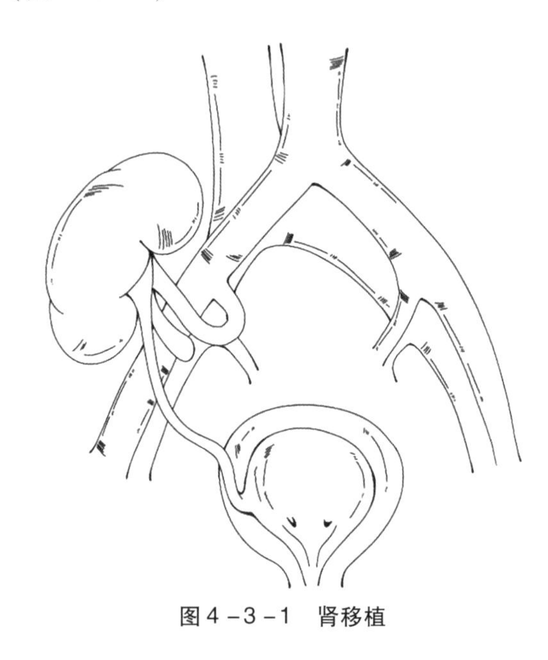

图 4－3－1　肾移植

活体供者肾脏移植是在严格评估供者双肾功能及全身健康状态情况下，通过手术获取供肾者一侧肾脏用于移植，在单肾功能正常情况下，供者存活状况与健康人群并无差异。

二、肝移植

（一）肝移植适应证

肝移植（liver transplantation ）适应证为进行性、不可逆性和致死性终末期肝病，且无其他有效治疗方法，患者预期生存期低于 1 年的肝脏良、恶性病变。良性病变包括病毒性或酒精性肝硬化失代偿期、暴发性肝功能衰竭、先天性胆道闭锁、肝豆状核变性等，恶性病变如原发性肝细胞肝癌等。国际上肝移植标准多采用米兰标准，即单个肿瘤直径不超过 5 cm，肿瘤数目少于 3 个且最大直径不超过 3 cm，无大血管侵犯、淋巴结或肝外转移。

（二）肝移植的经典术式

肝移植的经典术式主要是原位肝移植（orthotopic liver transplantation）。原位肝移植将受体下腔静脉连同病肝一并切除，并将供肝作原位吻合（图 4－3－2）。活体亲属供

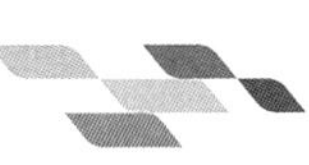

肝移植（living-related liver transplantation）则取亲属的部分肝（左外叶、左半肝或右半肝）移植给受体，前提是务必保证对供体安全，而受体又能获得与常规肝移植相似的效果。

1963 年，美国匹兹堡大学 Starzl 教授开展了第一例原位肝脏移植，经过半个多世纪的不断探索研究，对于良性终末期肝病及早期肝脏肿瘤而言，目前肝移植术后 1 年生存率接近 90%，3 年生存率接近 80%，术后最长存活时间已近 40 年。儿童活体亲属肝移植术后存活率更为理想。

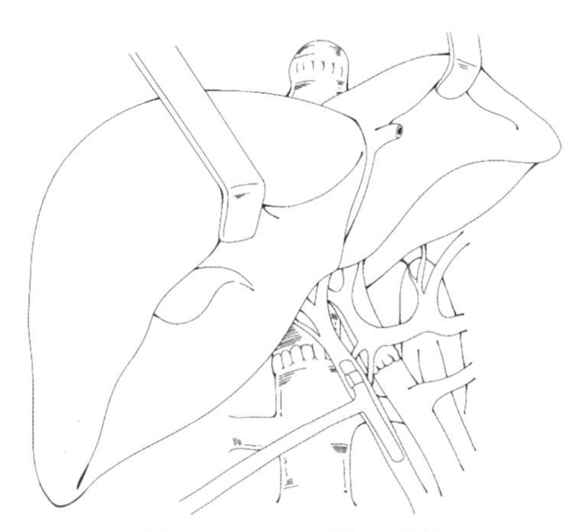

图 4－3－2　原位肝移植

三、肺移植

（一）肺移植适应证

各类无法继续内科治疗的终末期肺部疾病大多为肺移植（lung transplantation）适应证，其主要包括特发性肺纤维化（IPF）、慢性阻塞性肺疾病（COPD）、硅肺（又称为矽肺）、原发性肺动脉高压、肺囊性纤维化、支气管扩张、α1－抗胰蛋白酶缺乏症（α1-AT）、肺淋巴管平滑肌瘤病等。

（二）肺移植的主要术式

肺移植的主要术式包括单肺移植、序贯式双肺移植、肺叶移植、肺减容后移植和心肺联合移植等。根据切除病肺情况选择上述术式进行供肺动脉、静脉及气管与受体吻合。

四、心脏移植

（一）心脏移植适应证

心脏移植（cardiac transplantation）适应证为经内科治疗无效的广泛心肌不可逆性损

害，如心肌病、终末期冠心病和瓣膜病或先天性复杂性心脏畸形不适合外科手术矫正或矫正术无效者。此外，原发性肺动脉高压、艾森曼格综合征，以及严重的心肌病、缺血性心脏病、风湿性心脏病等伴有不可逆性的肺或肺血管病变者，可选择进行心肺联合移植。移植心脏因慢性排斥反应所致的冠状动脉硬化是影响术后长期存活的主要原因。

（二）心脏移植的主要术式

目前，原位心脏移植是国内外心脏移植的主流术式（图4-3-3）。术程循环转流，切除病心，供心血管分别与受者上腔静脉、下腔静脉、主动脉及肺动脉进行吻合，复跳后停止循环转流。

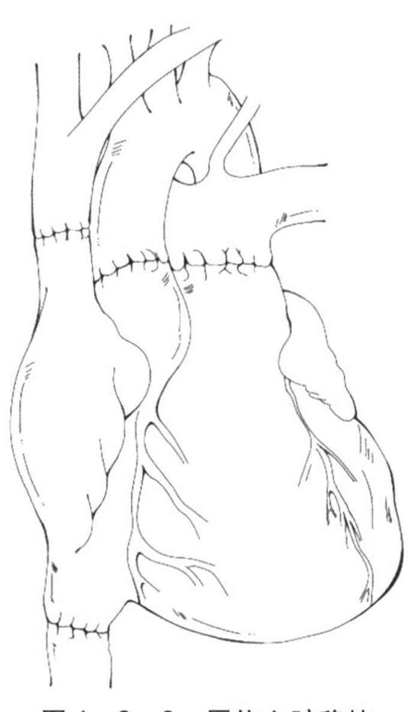

图4-3-3　原位心脏移植

五、胰腺移植

（一）胰腺移植适应证

胰腺移植（pancreas transplantation）不同于其他实体器官移植，这与其双重功能密切相关，胰腺功能包括两部分，胰岛细胞分泌胰岛素的内分泌功能和胰腺作为消化腺体分泌消化液的外分泌功能。由于胰岛素成功的替代治疗，单纯的胰腺移植治疗糖尿病较少开展，因此胰腺移植多采用器官联合移植方式，而其与肾脏的联合移植在临床中最为常见。

胰肾联合移植已成为公认的治疗合并有尿毒症的1型糖尿病和部分2型糖尿病患者的最有效方法。

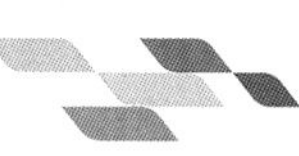

（二）胰腺移植术式

胰腺移植外科手术的要点是重建移植胰腺的外分泌和内分泌引流。目前多采用经肠道引流胰液，即将移植胰带节段十二指肠与受体空肠或十二指肠吻合，胰液经肠道引流符合生理要求，已成为标准术式。移植胰腺内分泌回流方式仍多采用体循环回流。

六、各类器官移植的免疫治疗及随访

任何类型器官移植都要自移植后开始终身免疫抑制治疗。免疫抑制治疗包括手术期的诱导治疗及术后的终身维持治疗。根据移植器官疾病及器官免疫学特点选择免疫抑制剂的治疗方案，同时针对伴随疾病（如高血压、糖尿病等）的治疗也相当重要，去除或减缓非免疫因素对移植器官的长期累积性损伤是移植器官长期保持正常功能状态的重要环节。同时，对移植后的患者必须长期规律地随访，进行移植器官功能检查、免疫功能检查，必要时做移植器官的病理检查以了解移植器官的组织学变化，由各专业器官移植医师适时调整个体化免疫抑制剂治疗方案，以取得移植受者的长期健康存活和移植器官长期良好的功能状态。

第四节　器官捐献获取

没有捐献就没有移植，世界各国都有专职于器官捐献获取的组织机构，中国国家卫生和计划生育委员会人体器官移植技术临床应用委员会于 2014 年 3 月成立中国医院协会器官获取组织联盟（Organ Procurement Organization，OPO），并规定从 2015 年 1 月 1 日起，公民逝世后自愿器官捐献是中国尸体供体器官移植获取器官的唯一合法渠道。

一、器官捐献的定义

器官捐献是当一个人不幸去世时，根据本人或其亲属的意愿，将其功能良好的器官以无偿的方式捐献给因器官功能衰竭而急需器官移植的患者，让他们能够延续生命，改善未来生活质量。器官捐献能使许多终末期脏器功能衰竭患者重获健康生活的希望，是利人利己的高尚行为。随着中国器官捐献事业不断公开化、透明化，已经有越来越多的公众加入器官捐献者这一传递大爱的行动中。

二、中国器官捐献分类

结合国际标准化器官捐献标准，目前中国公民逝世后器官捐献分为三类。

（一）中国一类

中国一类即国际标准化脑死亡器官捐献（donation after brain death，DBD）。目前中国民众对于脑死亡作为公民去世判断标准有待进一步认可，因此结合中国实际情况，比对国际器官捐献标准，又划分出中国二类和中国三类器官捐献。

（二）中国二类

中国二类即国际标准化心脏死亡器官捐献（donation after cardiac death，DCD），既往也称为无心跳捐献者（non-heart-beating donors），由于循环停止时间超过脑组织对缺氧的可逆性耐受界限而判定为心死亡。

（三）中国三类

中国三类是脑心双死亡标准捐献（donation after brain plus cardiac death，DBCD），即捐献者已经完全符合脑死亡标准，但由于法律或民众对脑死亡的接受存在缺位，而按心脏死亡标准程序实施捐献。

目前，中国在三类器官捐献中开展最多的是中国二类，随着民众理念的进步及法律的完善，脑死亡概念日渐为人接受，中国一类器官捐献即脑死亡去世患者的器官捐献日渐增多。在器官移植效果上，DBD 来源器官的效果也是最好的。

三、人体器官捐献流程

（一）志愿登记

人体器官捐献志愿登记是指在中华人民共和国境内，年满 18 周岁的具有完全民事行为能力的人，自愿表达其逝世后无偿捐献器官用于救治器官衰竭患者的意愿，并按照相关程序在捐献机构注册登记。

（二）捐献条件

捐献条件如下：①必须是在公民逝世后才可以进行人体器官捐献，即符合中国三种类型器官捐献标准中的一种才可以进入捐献流程；②经医学评估，捐献的器官可供移植使用；③器官捐献必须在 OPO 组织人体器官捐献协调员的见证下进行；④捐献过程完全符合中华人民共和国关于器官捐献的法律法规。

四、器官捐献的法律法规

（一）《人体器官移植条例》相关规定

《人体器官移植条例》规定，各级红十字会依法参与人体器官捐献的宣传工作，人

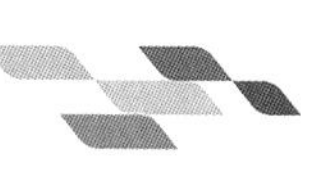

体器官捐献应当遵循自愿、无偿的原则，公民享有捐献或不捐献其人体器官的权利，任何组织或个人不得强迫、欺骗、利诱他人捐献人体器官；并且，公民生前表示不同意捐献其人体器官的，任何组织、个人不得捐献、获取该公民的人体器官。

（二）《中华人民共和国民法典》相关规定

《中华人民共和国民法典》规定，自然人生前未表示不同意捐献的，该自然人死亡后，其配偶、成年子女、父母可以共同决定是否捐献，若决定捐献应当采取书面形式。

（三）《中华人民共和国刑法》相关规定

《中华人民共和国刑法》规定，组织他人出卖人体器官的，处五年以下有期徒刑，并处罚金；情节严重的，处五年以上有期徒刑，并处罚金或者没收财产。未经本人同意摘取其器官，或摘取不满十八周岁公民的人体器官或强迫、欺骗他人捐献器官的，依法定罪处罚。违背本人生前意愿，摘取其尸体器官，或本人生前表示同意，但违反国家规定，违反其近亲亲属意愿摘取其尸体器官的，都将依据刑法规定定罪处罚。

五、器官捐献的意义

根据国家卫生健康委员会的统计数据，中国每年约有 30 万器官衰竭患者，而每年仅仅有不到 2 万名患者进行了器官移植，还有大量患者等待器官进行移植手术。开展器官捐献是挽救生命的崇高行为，是利国利民、功德无量的崇高事业。目前中国器官捐献已经步入规范化捐献阶段，是世界范围认可的模式。器官捐献是生命的接力，是大爱无疆的美德，已经得到越来越多民众的认可和参与，得到全社会的关注和支持，器官捐献已让成千上万的器官移植患者重获新生。

六、器官获取

（一）移植器官的评估

由于器官的短缺，对供体捐献界限逐渐放宽。年龄不是唯一标准，需要结合捐献者其他因素，如有无高血压、糖尿病等影响全身器官功能的基础疾病，评判各种器官是否可以捐献使用。对于肾脏、肝脏、心脏等器官功能评估均有专业标准可循。

下列情况目前可作为器官移植的供体禁忌标准：①已知有全身性感染，血微生物培养阳性或尚未彻底治愈，病原菌为耐药菌者；②恶性肿瘤；③人类免疫缺陷病毒（human immunodeficiency virus，HIV）感染。此外，对采用乙型、丙型肝炎病毒感染者，吸毒者，有相关脏器病史者的器官也应慎重。

（二）器官的切取与保存

获得器官的过程主要包括手术探查、器官灌洗保存液原位灌注（0～4 ℃）、切取器官、保存器官和运送。从同一个供体可获取心、肺、肾、肝、胰腺等器官，以及角膜、皮肤、骨骼等组织，能分别移植到多个受体。获取器官在低温器官保存液或机械持续器官保存灌洗液灌注下，可保存不同的适当时间直至进行移植。

参考文献

[1] 陈孝平，汪建平，赵继宗．外科学［M］．9版．北京：人民卫生出版社，2018.

[2] 霍枫．中国公民逝世后器官捐献流程和规范（2019版）［J］．器官移植，2019，10（2）：122－127.

[3] 刘永锋，郑树森．器官移植学［M］．北京：人民卫生出版社，2014.

[4] 石炳毅，李宁．肾移植排斥反应临床诊疗技术规范（2019版）［J］．器官移植，2019，10（5）：505－512.

[5] 田普训，敖建华，李宁，等．器官移植免疫抑制剂临床应用技术规范（2019版）［J］．器官移植，2019，10（3）：213－226.

[6] 项和立，薛武军．肾移植尸体供者的选择和评估操作规范（2019版）［J］．器官移植，2019，10（5）：478－482.

[7] 肖漓，郑瑾，肖露露．肾移植组织配型及免疫监测技术操作规范（2019版）［J］．器官移植，2019，10（5）：513－520.

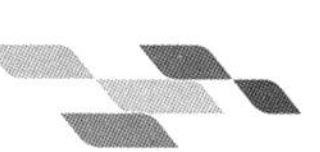

第五章　胸外科疾病

第一节　胸 部 外 伤

一、概述

胸部外伤在当今社会中并不少见，如高处坠落、交通意外等都可以造成不同程度的胸部损伤，轻者不需特殊处理，重者危及生命。胸部外伤包含的范围很广，包括胸壁软组织挫伤、单纯肋骨骨折等骨性结构破坏，以及胸腔内重要脏器、大血管的致死性损伤等。

约 25% 的创伤死因是胸部创伤。但是 85% 胸部创伤住院患者的处理几乎仅行闭式引流即可。应当强调的是，约 2/3 的创伤死亡是患者到达医院后继发胸部创伤而发生的，因而这种死亡是可以预防的。对于胸外科医师来讲，这是一个需要注意的问题。在检查胸部外伤患者时要保持高度警惕，以避免漏诊不常见的致命性损伤。单纯胸部损伤在实际中占少数，更多的是合并有其他系统的损伤，这提示医生在遇到可疑或者明确胸部损伤的伤员时要谨慎，以免因为操作不当而加重其他系统的损伤。

胸部损伤按胸膜腔是否与外界相通分为钝性损伤和穿透伤。钝性胸部损伤多由挤压、撞击或暴力所致，多合并有肋骨或胸骨骨折；器官组织损伤以钝挫伤与裂伤为多见，继发于心肺组织广泛钝挫伤的组织水肿常导致急性呼吸窘迫综合征、心力衰竭和心律失常；伤后早期容易误诊或漏诊，大多数钝性伤患者不需要开胸手术治疗。穿透性胸部损伤多由火器或锐器暴力致伤，损伤机制较清楚，损伤范围直接与伤道有关，早期诊断较容易；器官组织裂伤所致的进行性出血是伤情进展快、患者死亡的主要原因，相当部分穿透性胸部损伤的患者需要进行开胸手术治疗。依据危及生命的严重程度，胸部损伤可分为：快速致命性胸部损伤，包括心脏压塞、气道梗阻、进行性或大量血胸、张力性气胸、开放性气胸和连枷胸；潜在致命性胸部损伤，包括食管破裂、膈肌破裂、肺挫伤、心脏钝挫伤。对于快速致命性胸部损伤，应在院前急救和医院急诊时给予快速有效的处理，并警惕和搜寻是否存在潜在致命性胸部损伤的证据。

二、胸骨骨折

挤压伤，尤其是交通事故中的方向盘挤压，是造成胸骨骨折最常见的原因之一。胸骨骨折往往多数合并肋骨骨折，同时由于解剖关系的存在，严重的胸骨骨折要警惕胸骨后心脏及大血管的损伤，而往往心脏及大血管的损伤，才是胸骨骨折最致命的地方。

（一）临床表现

胸部疼痛是最常见的表现，若患者合并有其他系统损伤，则表现更复杂，疼痛为持续性，在咳嗽、深呼吸、活动时加重；部分患者局部皮肤见搓擦伤痕；查体时骨折断端处也是压痛最明显部位，部分患者可触及骨折断端骨擦音或骨擦感，因胸骨骨折而致胸壁畸形者少见。若患者出现休克、低氧血症、神志改变、生命体征不稳定，则应高度怀疑胸骨后心脏、大血管等损伤可能。

（二）辅助检查

侧位胸片可以明确诊断，但是对于多发伤，或者怀疑有内脏损伤时，胸部 CT 平扫是首选，如果条件允许，增加 CT 三维重建，可以更清晰地对胸骨骨折、胸部损伤进行判断。

（三）治疗

胸骨、肋骨在人体中主要承担稳定胸廓或保护胸腔内脏器的作用，对运动并无影响，且胸骨骨折很少为粉碎性骨折，所以胸骨骨折的治疗原则以恢复胸廓稳定性为首，允许畸形愈合。大部分胸骨骨折不需手术，以药物、康复治疗为主。止痛是治疗中的主要方案，尤其在早期疼痛剧烈时，规律的止痛治疗方案优于按症状给药。胸骨骨折合并心脏挫伤并不少见，心电图、心酶学检查提示异常，治疗原则按心脏挫伤实施。开放性胸骨骨折或合并有严重疼痛而不能缓解者，可以予以切开复位或内固定。因胸骨骨折而导致的心脏或大血管损伤，是急诊开胸手术的指征。

三、肋骨骨折

胸部钝性外伤中以肋骨骨折（rib fracture）最常见，多数由外力直接作用所致。因为第 4 至第 9 肋薄而行程长，位置固定，所以是最易发生骨折处。骨折处多在腋段肋骨（图 5－1－1）。第 1 至第 3 肋因为短、粗，前方有锁骨、后方有肩胛骨，所以不易发生骨折，当它们骨折时，往往说明作用力大，提示发生严重损伤且合并锁骨、肩胛骨、颈肩部大血管、神经等损伤的可能性大，要进行仔细评估。第 11 至第 12 肋为浮肋，活动度大，所以不易骨折，但如出现，要警惕腹腔脏器或膈肌损伤的可能。多根、多处肋骨骨折则会使胸壁稳定性遭到破坏。

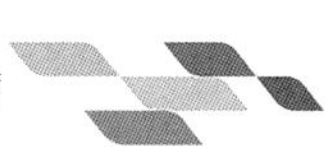

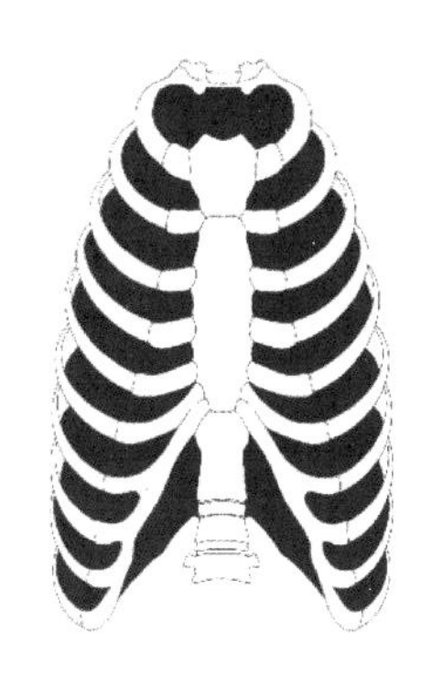

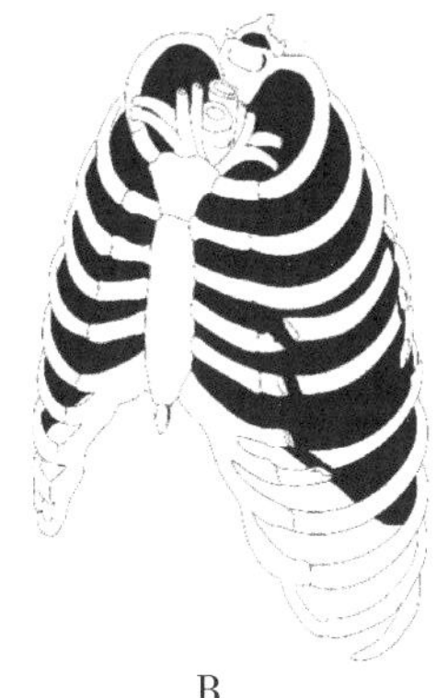

A　　B

A：正常肋骨；B：左侧多发性肋骨骨折。

图5-1-1　肋骨骨折

（一）临床表现

肋骨骨折主要症状为疼痛、咳嗽，并于活动或转动上半身时明显加剧，患者因此不敢咳嗽、长时间静卧，致使呼吸减弱、胸廓活动受限，由此导致肺不张、肺部感染。对于老年或肺功能不佳患者，这些并发症将会导致生命危险。多根、多处肋骨骨折会破坏局部胸壁骨性框架，使胸壁软化、塌陷、畸形，出现反常呼吸，即吸气时软化的胸壁内陷，呼气时胸壁凸起，称为连枷胸（图5-1-2）。疼痛最明显或明显皮肤搓擦伤痕处，多是骨折所在处，查体可见胸壁畸形、局部压痛、间接挤压痛、骨擦音骨擦感。若骨折处错位明显，断端刺破胸膜腔、肋间血管、肺组织等，可产生血胸、气胸、皮下气肿、腹腔脏器损伤。这种情况可发生在骨折未愈合时的任何时期。

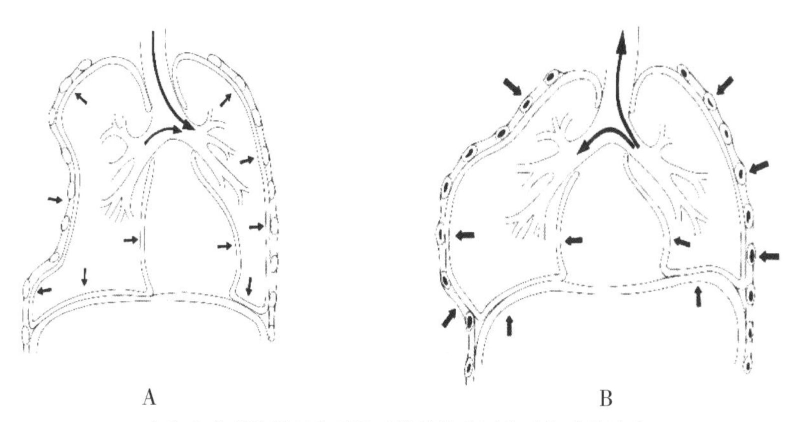

A　　B

A和B分别为吸气和呼气时胸壁软化区的反常呼吸运动。

图5-1-2　连枷胸

（二）辅助检查

因为多数骨折位于腋段肋骨，所以侧位胸片提供信息并不多。正位和斜位胸片可以显示侧方和后方的肋骨骨折情况。胸部CT肋骨三维重建可以提供更全面的骨折情况，并对手术治疗方案具有重要指导意义。

（三）治疗

对于各种类型的肋骨骨折，疼痛是肋骨骨折最重要的症状。尤其在伤后早期，疼痛明显、剧烈，有效控制疼痛可以使患者敢于咳嗽咳痰、配合肺功能康复锻炼，从而减少肺不张、肺部感染发生率，增加肺功能、改善患者氧合功能，这一点对于伤前就存在肺功能不佳的患者尤为重要。除口服止痛药物外，进行肋间神经阻滞、硬膜外止痛，效果更佳。

开放性肋骨骨折需要清创后予以肋骨内固定，可以采用开放或胸腔镜方式手术，术中采用克氏针、钢丝或内固定器等。闭合性肋骨骨折，对于单根、单处肋骨骨折，其胸壁稳定性存在，主要治疗方案为止痛、减少局部胸廓活动度，可以采用胸带外固定。对于多根、多处肋骨骨折，即连枷胸合并肺挫伤、疼痛及反常呼吸，有导致患者呼吸衰竭的可能。对于出现呼吸衰竭的患者，应当立即予以气管插管呼吸机辅助呼吸；没有出现呼吸衰竭的患者，要严密监测生命体征，予以气道湿化、积极清除呼吸道分泌物、纤支镜吸痰或物理治疗。对于经过治疗后病情仍加重或仍出现呼吸衰竭的患者，要予以呼吸机辅助呼吸。肋骨骨折病情不稳定、大片胸壁软化，则是内固定手术的适应证。

四、血胸

血胸（hemothorax）是指胸膜腔积血，出血多为胸膜、胸壁损伤，肺实质裂伤，肋间血管、心脏、大血管、膈肌等损伤所致，外伤是造成血胸的主要原因，而胸腔内手术、医源性损伤等也是造成血胸的常见原因。发生血胸后，患者会出现血容量丢失，而失血量多少和失血速度的快慢则决定了不同的临床表现。当出血量大时，胸腔内的积血会压迫肺、心脏、纵隔组织，导致呼吸、循环功能受影响。大量积血集聚在胸腔，其凝固后形成凝固性血胸，血胸清除不完全，又使发生脓胸的可能性增大。进行性血胸是指在血胸基础上持续大量的出血，是临床中需要及时发现与处理的情况。迟发性血胸是指延迟出现的胸腔内积血，多因肋骨骨折外伤所致，即骨折未愈合之前，断端刺破胸膜腔、肋间血管或已经停止出血的血管破裂处凝血块脱落而导致。

（一）临床表现与检查

血胸的临床表现与患者合并症、年龄、基础疾病、出血量及出血速度相关，轻者症状不明显，严重者有生命危险。对于成人，出血量不超过 0.5 L 为少量血胸，0.5～1.0 L 为中量血胸，1.0 L 以上为大量血胸。患者会出现不同程度的低血容量性休克的临床表现。医生查体时会发现胸腔积液的体征，如肋间隙饱满、气管向健侧移位、叩诊浊音、呼吸音减低等。胸部 X 射线和胸部 CT 检查可发现胸腔积液的影像学表现征象。为及时鉴别及明确血胸的存在，并做出进行性血胸的诊断，方便而快捷的诊断方法是床旁胸膜腔穿刺结合胸部影像学定位，经穿刺抽出血液即可明确血胸的诊断。诊断进行性血胸还需具备以下条件：①低血容量性休克表现如脉搏增快、血压降低，经抗休克

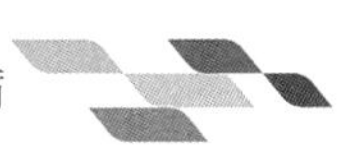

治疗后仍不稳定；②胸腔闭式引流每小时超过 200 mL，连续进行 3 小时；③红细胞计数，血红蛋白、血细胞比容进行性降低；④引流液呈鲜红色，血细胞与血红蛋白计数与外周血接近，且引流出的液体迅速凝固。

（二）治疗

血胸的治疗目的是排除胸腔内积血、促进肺复张、降低凝固性血胸及脓胸的发生率。非进行性血胸可根据引起血胸的原因、出血量而采用胸腔闭式引流术或胸腔穿刺抽液术，并使用抗感染治疗。进行性血胸是急诊开胸探查手术指征之一。关于凝固性血胸的处理，对于转运、麻醉或手术风险大的患者，手术获益被以上风险所抵消，那么延迟手术是合适的。对于可以进行手术的凝固性血胸患者，就应当尽早进行，如能在伤后 7 天内进行手术，血凝块就比较容易剥脱。随着时间往后推迟，血块逐渐机化，并与胸壁粘连，最终将形成纤维板，转变为纤维胸，使手术难度及创伤大大增加。随着近年来胸腔镜下手术日益成熟，将其用于进行性血胸、凝固性血胸的处理不失为一种较好的选择方式，因为其创伤小、疗效确切，更符合目前快速康复的理念。

五、气胸

胸膜腔内积气并引起肺萎陷称为气胸（pneumothorax）。胸膜腔内的气体有很多不同的来源，大部分来源于脏层胸膜破裂。壁层胸膜破裂且胸壁与外界相通也可导致气胸，此情况多见于胸部外伤。其他一些胸膜腔内的气体可来源于食管破裂、气管破裂等，极少数情况下，还可由胸膜腔内存在产气菌引起。游离于胸膜腔内的气体多聚集于各种体位时的胸腔顶部，当胸腔内有粘连时，气体位于粘连的局限性胸腔内。

根据气胸的发病原因，可分为自发性气胸、外伤性气胸和医源性气胸。其中，自发性气胸又分为原发性和继发性两种，原发性气胸是指患者没有肺部疾病，继发性气胸是指患者具有已知或经相关检查证实患有肺部疾病。根据胸膜腔与外界是否相通，气胸又分为闭合性气胸、开放性气胸和张力性气胸。其中，张力性气胸是在气胸存在的情况下，气体不断进入胸腔且不能排出，使胸膜腔内压力不断升高至高于大气压而形成的。

（一）闭合性气胸

闭合性气胸（closed pneumothorax）发生时，气体进入胸膜腔，迅速闭合的创口使胸腔不再与外界相通，直到气体不再增多。患者的临床表现取决于气胸含气量的多少、气胸发生的快慢及患者的基础肺功能状态。轻者可无明显症状，气体可逐渐吸收，不需特殊治疗，但仍应严密观察。有症状者，可出现胸闷、气促、呼吸困难、胸痛等症状，查体时可发现气管向健侧移位，患侧胸部叩诊呈鼓音，听诊呼吸音减弱或消失，胸部 X 射线检查可发现肺萎陷、胸腔积液或合并胸腔积液、纵隔偏向健侧。治疗需予以胸膜腔穿刺抽气或胸腔闭式引流术，缓解患侧肺组织和纵隔受的压迫，促进肺复张。

（二）开放性气胸

开放性气胸（open pneumothorax）使胸膜腔与外界相通，空气进入胸腔使伤侧胸腔负压消失，当胸腔内压力与外界大气压相等时，伤侧肺则完全萎陷、丧失呼吸功能，同时由于双侧胸膜腔压力不等，伤侧压力大于健侧，导致纵隔移向健侧，使健侧肺受压，进而影响健侧肺功能。吸气时健侧胸腔负压升高，两侧胸腔压力差增大，纵隔向健侧移位；呼气时健侧胸腔负压减少，两侧胸腔压力差减小，纵隔向伤侧移位。吸气、呼气时的两侧胸腔压力变化，使纵隔来回摆动，称为纵隔扑动。纵隔扑动会影响静脉血回流，导致体内循环动力学的不稳定。

患者会出现气促、呼吸困难、发绀，甚至出现休克的临床表现。胸壁可发现开放性伤口，听到空气进出胸膜腔发出的声音。查体可发现气管移向健侧，伤侧胸部叩诊呈鼓音，呼吸音消失。胸部 X 射线或胸部 CT 检查可发现肺萎陷、不张，纵隔向健侧移位。

治疗方法为：①将开放性气胸立即变为闭合性气胸，可用纱布、棉垫、凡士林纱块等闭合创口；如果在院外，可因地制宜，选择相对干净物品，如衣服等。②予以胸腔穿刺抽气或胸腔闭式引流术。③根据患者呼吸、循环功能受影响的程度，给予吸氧、补充血容量、抗感染治疗、伤口清创等；若合并胸腔内脏损伤、异物残留等，则须进行急诊剖胸探查。

（三）张力性气胸

肺裂伤、支气管、气管或胸壁穿透伤导致气体进入胸腔而不能排出，即形成张力性气胸（tension pneumothorax）。胸膜腔内压力不断升高，压缩伤侧肺至完全萎陷，并挤压纵隔向健侧移位，挤压健侧肺，通气/血流比值下降，形成功能性动 - 静脉短路。同时，因纵隔移位、胸腔内压力高，压迫心脏及大血管，使静脉回流血受阻，最终导致呼吸、循环功能紊乱。

张力性气胸的患者临床表现为严重的呼吸困难、烦躁不安、意识障碍、休克，缺氧严重者会出现发绀。查体可见伤侧胸廓饱满，多有皮下气肿，气管移向健侧，叩诊呈鼓音，听诊提示患侧呼吸音消失。胸部 X 射线或胸部 CT 检查可见患侧肺完全萎陷、胸腔大量积气、纵隔移位。

张力性气胸患者须立即急救处理，经锁骨中线第 2 肋间穿刺进入胸腔进行抽气减压，进一步予以胸腔闭式引流术，接水封瓶或负压引流装置，以加快气体排出，并予以抗生素预防感染。如存在持续漏气、肺膨胀不全时，可评估进行进一步手术探查。

六、创伤性窒息

创伤性窒息（tension pneumothorax）是指当爆震伤作用于胸部，导致胸腔内压力的急剧升高，尤其声门紧闭时，造成胸腔内静脉压力急剧升高，引起头、颈部的静脉回流停止、倒流甚至毛细血管过度充盈并破裂，从而出现皮肤、黏膜下出血的一组临床综合征。

（一）临床表现

头颈及上胸部水肿、青紫、淤血和结膜下出血、瘀斑，以球结膜下出血常见；唇、舌、咽黏膜下瘀斑、水肿；视网膜、玻璃体或视神经出血导致暂时性或永久性失明；外

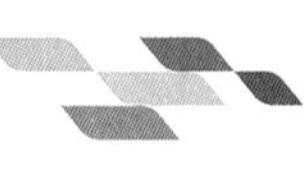

耳道、鼓膜出血及穿孔，甚至听力受损；颅内出血、脑水肿，可导致患者意识障碍、偏瘫等，严重者发生昏迷或死亡。

（二）治疗

创伤性窒息为较典型的临床表现，其诊断并不困难，但创伤性窒息多合并有其他外伤，故须注意合并伤的治疗。出血点及瘀斑多能自行恢复，不需要特殊处理，但对于脏器因出血而导致的严重病理改变及临床症状，需要予以相应的积极治疗。

七、肺损伤

肺损伤可表现为肺血肿、肺挫伤、肺裂伤、肺爆震伤。

肺血肿伤后早期可能在影像学上的表现并不明显，但随着血液的不断淤积，血肿会逐渐增大，肺内血肿对气体交换影响不大，但却是肺部感染和肺脓肿的危险因素。

肺挫伤是比较常见的肺损伤类型，大多为钝性暴力所致，肺挫伤导致血液、蛋白质在肺泡结构中浸润，释放的炎性介质等使损伤区域血管通透性增加、局部水肿，导致低氧血症。肺挫伤是造成呼吸窘迫综合征的危险因素，发生呼吸窘迫综合征时需要气管插管接呼吸机辅助呼吸。患者往往表现出呼吸困难、咯血、低氧血症等，查体可闻及肺部啰音，胸部 X 射线或 CT 检查的影像学表现在伤后初期可能并不突出，但是 24 ～ 48 小时后影像学表现将会明显。

肺裂伤会导致血气胸，其临床表现与处理如前所述。

肺爆震伤是指爆炸时产生高压波（气浪或水浪）冲击胸部所造成的肺部损伤。其常表现为外轻内重的特点，即患者症状很重，而胸部外表面却无明显损害。其主要症状为呼吸困难、咯血性泡沫痰，严重者出现呼吸衰竭。

肺损伤的治疗包括保持呼吸道通畅、吸氧、抗感染、加强呼吸功能锻炼，对于合并呼吸窘迫综合征的患者要予以呼吸机辅助呼吸，合并休克的应予以抗休克治疗，符合开胸指征的要予以手术治疗，术中对破裂的胸腔内脏、血管等予以修补。

第二节　支气管和肺部疾病

一、肺结核

（一）病因

结核病（tuberculosis）是由结核分枝杆菌侵入人体后引起的一种具有强烈传染性的慢性消耗性疾病，人体的多个系统及器官均可被累及，其中以肺结核最多见。肺结核（pulmonary tuberculosis）中有 90% 以上通过呼吸道传播。结核分枝杆菌侵入人体后是否发病，取决于细菌的量和人体的免疫力，更重要的是后者。在人体免疫力低下的时候，由于人体防御系统不能消灭入侵的结核分枝杆菌，结核分枝杆菌不断繁殖，引起结核病。

（二）临床表现

肺结核早期可以没有症状和体征，即使有也是一些轻微的表现，如咳嗽、乏力等。而到了疾病的中晚期会有明显症状，如乏力、疲倦、失眠、食欲减退、午后低热、盗汗、咳嗽、咳痰、咯血、胸痛等。其中，午后低热是结核病的显著特点，此时体温在37.5 ℃以上，一般从中午开始发热，次日早晨前退热。盗汗是结核病的中毒症状之一，常发生于体虚者，是自主神经系统功能紊乱所致，表现为入睡后出汗、醒后汗自止。咯血为肺结核最严重的症状，咯血量大时可引起失血性休克或窒息，甚至危及生命。

（三）诊断

诊断主要依据症状、体征、影像学检查及病原学检查。典型的症状为午后低热、盗汗、咳嗽、咳痰、咯血等。体征方面，若病变范围较大可出现患侧呼吸运动减弱、呼吸音减低。影像学诊断主要依靠 CT 检查：原发性肺结核主要表现为原发综合征（即肺部原发病灶、淋巴管炎和肺门淋巴结肿大），气管、支气管淋巴结结核；血行播散型肺结核主要表现为“三均匀”，即密度、大小、分布均匀；继发性肺结核影像学表现形式多样，可有结核球、慢性纤维空洞型肺结核、干酪性肺炎等表现。肺结核诊断的金标准是细菌学检验，而免疫学诊断、分子生物学诊断、病理学诊断是辅助诊断手段。

（四）治疗

治疗方式主要是内科药物抗结核治疗及外科手术。标准、足疗程的抗结核治疗方案很重要，可以很大程度上避免耐药和手术。外科手术指征主要有：①已局限、持久的空洞型肺结核；②已毁损的肺叶或一侧全肺；③支气管结核引起的气管狭窄；④介入等内科积极治疗无效的大咯血；⑤合并或不能除外恶性肿瘤。手术禁忌有：①结核活动期；②一般情况差，心、肺、肝、肾功能不全，不能耐受手术；③双肺弥漫性病变；④有严重的呼吸系统慢性疾病，如哮喘、肺气肿等；⑤未成年儿童的肺结核；⑥有明显出血倾向或凝血功能障碍者。手术方式包括肺楔形切除、肺叶切除、全肺切除、胸廓成形、支气管袖式切除等。手术的并发症及防治措施见表 5－2－1。

表 5－2－1　手术的并发症及防治措施

并发症	防治措施
胸腔内出血	术前注意凝血功能，若有凝血功能障碍需备足量血液；术中松解粘连尽量用电刀或超声刀并注意解剖层次；关胸前严密止血；术后加强止血药的应用
支气管残端瘘	术前规律、足疗程抗结核治疗；术中操作仔细，注意缝合并尽可能用肋间肌包埋残端；术后加强营养等对症支持治疗，积极纠正低蛋白血症，保证通畅引流；早期发现可考虑手术修补

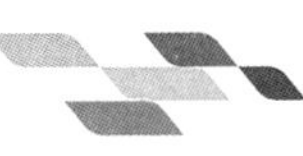

续表 5-2-1

并发症	防治措施
胸腔感染及脓胸	术前调整患者一般情况，加强营养等对症支持治疗；若发现感染应立即积极引流脓液，可考虑局部冲洗，若迁延不愈则行手术治疗
其他	全肺切除术后出现并发症的概率高，应尽量避免；呼吸、消化、心血管系统均可出现并发症，主要应加强管理，术前充分评估，术后严密观察，提前预防并及时处理

二、支气管扩张

支气管扩张（bronchiectasis）是指含有软骨的支气管分支结构的不可逆的永久性扩张，病变可以是局限或广泛的。

（一）病因

绝大部分支气管扩张为获得性感染性病变，而感染与支气管阻塞这两种因素互为因果，在支气管扩张的形成与发展中起到非常重要的作用。支气管壁及周围的肺组织反复感染导致支气管壁破坏、纤维化，进而出现支气管扩张；同时，炎症引起淋巴结肿大、分泌物多等造成支气管阻塞，这又会加重感染，进一步导致支气管扩张。少部分发病早的患者是因先天性因素或遗传缺陷导致的。

（二）临床表现

支气管扩张以男性多见，各年龄段均可发病；病程长，可迁延十年或数十年不愈；慢性咳嗽、咳痰、咯血，反复发作的呼吸道和肺部感染。其中常见症状为咳嗽、咳痰和咯血。咳痰典型者多为黄绿色脓样痰，存在厌氧菌感染时痰液会有臭味。集大量痰液于玻璃杯中数小时后可分为 3 层，上层为泡沫，中层为黏液，下层为脓块状物。咯血严重程度不一，可仅痰中带血，也可短时间内咯血数百毫升。24 小时内咯血超过 500 mL 或一次咯血 100 ～ 500 mL 为大咯血，其来势凶猛，且死亡率高。

（三）诊断

支气管扩张的诊断主要依据症状、体征及相关检查，包括反复肺部感染、迁延不愈；反复咯血；局限的肺湿啰音。高分辨 CT（HRCT）检查为诊断支气管扩张的金标准，诊断依据包括支气管的内径比相邻的动脉粗，支气管的走行没有逐渐变细，在肺外侧带靠近胸膜的 1 ～ 2 cm 内可见到支气管。其 CT 图像上可表现为“轨道征”“印戒征”。纤维支气管镜也是一项比较重要的检查，可进行吸痰操作并能获得更好的痰培养标本，有助于明确支气管阻塞的病因及了解支气管壁损伤的程度。

（四）治疗

支气管扩张治疗分为一般治疗、内科治疗和外科治疗。

1. 一般治疗

一般治疗包括戒烟、积极改善营养、适量运动、呼吸功能锻炼、改善环境等。

2. 内科治疗

内科治疗为大多数患者的首选治疗方式。总的目标是阻断感染－炎症反应的循环，阻止气道的损伤。清除气道分泌物是治疗的关键环节之一。应用支气管扩张剂及足量、足疗程的抗生素是主要治疗方案。

3. 外科治疗

外科治疗是治疗支气管扩张的主要手段，原则是切除病肺，消除肺部感染、出血病灶。手术适应证包括反复而局限的支气管扩张并呼吸道感染、持续脓痰排出、长期慢性咳嗽等，内科保守治疗对上述症状无效，故通过外科手术切除病灶。大咯血经内科药物及介入保守治疗无效时，在明确病变肺叶的前提下必须积极手术，以挽救生命。手术的禁忌证包括：一般情况差，心、肺、肝、肾功能不全不能耐受手术者；病变广泛、呈双肺弥漫性者；合并肺气肿、哮喘或肺源性心脏病者。由于支气管扩张往往合并有感染且为慢性病程，因此术前合理的准备尤为重要。主要措施有：①完善相关检查，含心、肺、肝、肾功能检查，肺功能检查，血气分析；对于痰多者行痰培养及药敏试验，通过CT检查确定病变范围及手术方式，通过纤维支气管镜检查明确病因、病变范围、支气管病变的程度。②进行康复训练及物理治疗，改善肺功能。③进行营养支持对症治疗，贫血严重者需输血。④充分的内科药物治疗，选用适当的抗生素控制感染，雾化促进痰液排出；配合进行体位排痰，尽量使痰量控制在每天50 mL以内。术前麻醉时应尽量采用双腔气管插管，并备两套吸引器，一套用于术中主刀医生吸引患者痰液，一套用于麻醉师随时吸净分泌物。手术方式包括肺叶切除、肺段切除、联合肺段切除、联合肺叶切除、全肺切除、肺移植等。

三、肺棘球蚴病

肺棘球蚴病（pulmonary echinococcosis）又称为肺包虫病，是中国牧区较常见的寄生虫病。多数患者患病因细粒棘球绦虫的蚴体侵入人体，在肺、肝脏中形成囊肿而成，此病能引发各种各样的并发症。

（一）病因和病理

1. 病因

绝大多数是由于细粒棘球绦虫（犬绦虫）的钩蚴体侵入人体。

2. 病理

肺棘球蚴病是一个不断扩张的占位性病变。从表面上看，细粒棘球绦虫的蚴体是一个充满清亮液体的白色半透明球体，它的壁由内囊和外囊组成。内囊有角质膜和生发膜，外

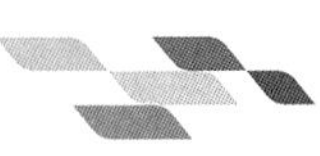

囊是一个包围着内囊的纤维组织增生囊壳，由宿主的组织反应和压缩的肺组织构成。

（二）临床表现

肺棘球蚴病的临床表现与囊肿的数目、部位及是否产生并发症相关。在未产生并发症之前约 1/5 患者无症状。部分病例可有胸痛、咳嗽、气急、咯血等症状。有并发症者则临床表现多样：①囊肿破入支气管引起剧烈咳嗽，咳出“清水”“苹果浆色”黏性痰液，有时痰中可找到头节。②大量囊皮堵塞气管或喉部可引起窒息猝死。③破入胸腔则形成液气胸，合并感染则出现脓胸。④病程长者，有些则出现过敏反应或休克等。

（三）诊断

（1）是否来自流行区或有无与狗密切接触史。

（2）影像学检查提示有密度均匀、边界清楚的椭圆形或圆形阴影。应特别强调的是，在 X 射线胸部透视下，囊肿可随呼吸运动而变动，此为包虫呼吸征象。若出现并发症会有相应的影像学特征。

（3）超声检查提示肺表面的包虫呈现液性暗区或无回声液平。

（4）实验室检查结果。棘球蚴皮内试验（Casomi 试验）简单、有价值，阳性率高达 86%～96%。血常规检查提示嗜酸性粒细胞增高可达 25%～30%。

（四）治疗

对于肺棘球蚴病的治疗，尚无特殊药物，外科手术是唯一可靠的方法。原则上应尽早手术，其目的是彻底切除全部内囊并尽可能多地保留肺组织。

（五）预防

预防方法：①流行区内加大卫生宣传教育力度，实行犬粪管理；②加强对屠宰场的管理，感染动物的内脏应火烧或埋藏；③开展流行病学调查，定期对牧犬投喂驱虫药，消灭感染源。

四、肺癌

（一）定义

肺癌（lung cancer）是指起源于支气管黏膜上皮或肺泡上皮的恶性肿瘤，又称为原发性支气管肺癌。肺癌发病以男性居多，但女性发病率逐年增加，尤其是不吸烟的年轻女性，其肺腺癌发病率增加明显。

（二）诊断

肺癌的早期诊断具有重要的意义，只有早诊断、早治疗才能获得好的治疗效果。对于成年人，应每年进行低剂量螺旋 CT 筛查，而胸片体检对于肺癌的筛查没有太大意义。

对于早期肺癌，CT是最主要的筛查方法。肺癌常见的影像学特征有分叶、毛刺、空泡、胸膜凹陷等，早期可表现为磨玻璃样病灶。其他的检查如PET/CT、超声、磁共振等也常用于肿瘤的评价和术前的分期。肺癌诊断的金标准仍为病理学检查。

（三）治疗

肺癌的治疗是以手术为主的综合治疗。根据不同的病理类型、分期及基因突变位点等选择不同的治疗方案，包括手术、放疗、化疗、靶向治疗、免疫治疗、中医中药治疗等。肺癌的主要手术方式仍为解剖性肺叶切除加系统性淋巴结清扫，具体的手术方式包括肺楔形切除、肺段切除、联合肺叶切除、全肺切除、支气管袖式切除等。

第三节　食管疾病

一、食管癌

（一）流行病学及病因

中国是食管癌（carcinoma of esophagus）的高发区，以太行山南端的河南、河北、山西三省交界地区的发病率最高。其中，河南林县有将近1/4的男性和1/6的女性发生或死于食管癌。食管癌病因方面较复杂，因人、因地而不同，遗传因素可能占据主要位置；另外，不良的饮食习惯如摄入吃过热、过硬的食物也是重要因素；一些维生素的缺乏也是其发病因素之一。

（二）食管的分段

食管的分段见表5－3－1。

表5－3－1　食管的分段

食管分段	解剖位置	内镜检查距门齿距离/cm
颈段食管	上接下咽，下至胸骨切迹平面的胸廓入口	15～20
胸上段食管	上自胸廓入口，下至奇静脉弓下缘水平	20～25
胸中段食管	上自奇静脉弓下缘，下至下肺静脉水平	25～30
胸下段食管	上自下肺静脉水平，终于胃	30～40

（三）临床表现

进行性吞咽困难为其典型的临床表现，早期可有不同程度的吞咽时胸骨后烧灼感或针刺样胸骨后疼痛。当肿瘤进一步进展时可出现压迫症状，侵犯周围组织可出现相应的

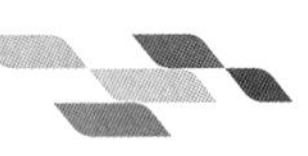

表现。例如，侵犯喉返神经可出现声音嘶哑；侵犯后纵隔可出现持续性胸痛；侵犯气管可出现咳嗽，若发生食管气管瘘可并发肺脓肿。肿瘤出现转移则可引起相应的症状。

（四）诊断和病理

食管癌诊断主要依靠胃镜检查，检查时可同时取组织标本进行病理诊断。X 射线钡餐造影、CT、超声胃镜、PET/CT 等检查也有其相应的作用。食管癌多见于胸中段，高发区以鳞癌为主，非高发区以腺癌为主。食管癌按病理形态分为髓质型、蕈伞型、溃疡型、缩窄型、腔内型。

（五）治疗

对于食管癌，治疗上强调以手术为主的综合治疗。根据肿瘤的部位及不同的临床分期采用不同的治疗方案，主要方法包括手术、放疗、化疗、免疫治疗、中医中药治疗。目前术前的新辅助化疗及放疗越来越被广大的胸外科医生所推荐。

（六）预防

预防方法：对高发区人群进行食管癌普查，这对于发现早期食管癌，提高其治愈率特别重要；改变不良的饮食习惯；食物中添加微量元素等。

二、食管良性肿瘤

（一）概述

食管良性肿瘤（bronchiectasis）比较罕见，大部分好发于食管中下段，而颈段食管以纤维血管瘤最常见。以其食管超声检查层次及所起源的食管壁层次作为分类标准。常见食管良性肿瘤类型及对应层次见表 5－3－2。

表 5－3－2　常见食管良性肿瘤类型及对应层次

所起源的食管壁层次	食管超声检查层次	食管良性肿瘤类型
黏膜层	第一层、第二层	粒细胞瘤 纤维血管瘤 鳞状细胞乳头状瘤 潴留性囊肿
黏膜下层	第三层	脂肪瘤 血管瘤 纤维瘤 神经纤维瘤
固有肌层	第四层	平滑肌瘤 囊肿
食管旁组织	第五层	囊肿

（二）临床表现

由于良性肿瘤生长缓慢，因此，大部分患者没有临床症状。随着病程的延长，瘤体逐渐长大，堵塞管腔或压迫周围组织后可出现相应的症状，其中以吞咽梗阻较为常见。

（三）诊断

食管良性肿瘤的诊断主要依靠一线辅助检查，不同检查具有其各自的优缺点。其中，食管吞钡 X 射线透视检查较简单易行，也较直观。CT 检查有助于鉴别肿瘤的来源。胃镜检查主要用于取浅表的肿瘤活检，以鉴别其良恶性。超声内镜检查的诊断价值很大，其对于治疗方案的选择也能提供很重要的参考。

（四）治疗

大部分食管良性肿瘤无临床症状，因此一般不需要治疗，定期随访观察即可；如果在随访过程中发现肿瘤增大明显或出现症状，可考虑内镜下切除或外科手术切除。但食管纤维血管瘤除外，由于其可能因出血引起突发梗阻或窒息，因此一经发现均建议切除。

三、腐蚀性食管灼伤

（一）病因

腐蚀性食管灼伤（erosive burn of esophagus）一般是指误吞强酸或强碱等化学腐蚀剂引起的食管化学性损伤。其中，强酸导致蛋白质凝固性坏死，强碱导致严重的溶解性坏死。

（二）临床表现

吞服后立即出现口腔、胸骨后、上腹部等部位剧烈疼痛，随即出现呕吐，呕吐物常带有血性。若出现灼伤还会伤及呼吸道出现呼吸困难。严重者可出现发热、虚脱、昏迷等中毒症状。瘢痕形成后可出现食管狭窄或完全梗阻从而导致营养不良。

（三）诊断

有相应的病史及临床表现即可诊断。

（四）治疗

治疗上应尽早吞服植物油。无治疗条件时，生理盐水或清水也有一定作用。迅速判断患者情况，特别是呼吸、循环系统，积极予以相应处理。积极处理喉头水肿、休克、穿孔等并发症。后期出现狭窄可考虑扩张或手术治疗。

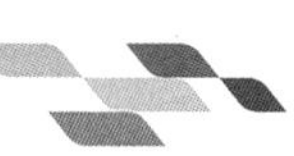

四、贲门失弛症

（一）病因

贲门失弛症，又称为贲门痉挛，是最常见的食管运动功能紊乱，其特点是食管体部缺乏蠕动，食管下括约肌不随吞咽相应松弛，造成吞咽困难、食物停滞和近端食管扩张。

其病因可能与以下因素相关：①神经源性学说，即胆碱能神经支配缺陷；②神经介质作用；③免疫因素；④炎症。

（二）临床表现

吞咽困难是贲门失弛症（achalasia of cardia）最为常见和突出的初发临床表现。主要症状为下咽不畅、胸骨后沉重感或阻塞感。其多数病程长，症状轻重与精神、情绪相关。热食或较冷食物易于通过食管，较硬的食物较易吞咽。严重者夜间可出现误吸，导致肺炎。长期吞咽困难患者可出现营养不良的表现。

（三）诊断

食管吞钡造影可出现蠕动波消失、食管下端逐渐变细呈鸟嘴样改变。胃镜检查可排除恶性肿瘤。

（四）治疗

1. 非手术治疗

非手术治疗包括改变饮食习惯，如细嚼慢咽、避免吃刺激性食物等；贲门失弛症早期口服解痉和镇静药物。

2. 手术治疗

目前较为成功的是改良 Heller 手术，即食管下端贲门肌层切开术。Heller 手术采用腹腔镜即可，该手术效果好、创伤小、安全性高。

五、食管憩室

（一）临床表现

食管憩室（diverticulum of the esophagus）早期无症状，当憩室增大后可出现吞咽困难和反流，并在吞咽时闻及“咕噜声”。当出现巨大憩室时可有相应的压迫症状，如压迫喉返神经可出现声音嘶哑等。食管中食物滞留较多时反流物会有腐败气味。

（二）诊断

食管憩室的诊断主要依靠 X 射线钡餐检查。胃镜检查可观察病变是否并发炎症或恶变。胸部 CT 检查可显示病变部位、大小及与周围组织的关系。

（三）治疗

无症状者一般无须治疗，有症状或并发症者可手术切除。

参考文献

[1] 陈孝平，汪建平，赵继宗. 外科学［M］. 9 版. 北京：人民卫生出版社，2018.
[2] 林强. 临床胸部外科学［M］. 北京：人民卫生出版社，2013.
[3] 吴孟超，吴在德. 黄家驷外科学［M］. 7 版. 北京：人民卫生出版社，2008.
[4] PEARSON F G，Hiebert C A，Deslauriers J，等. 普通胸部外科学［M］. 赵凤瑞，译. 沈阳：辽宁教育出版社，1999.

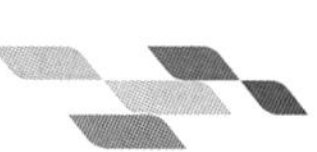

第六章　心脏大血管外科疾病

第一节　概　　论

一、体外循环

体外循环（cardiopulmonary bypass，CPB）是一种在手术过程中机器暂时接管心肺功能，维持患者人体血液循环和体内氧含量的技术（图 6－1－1）。在此期间，心脏停止跳动，利于进行手术。体外循环机通常被称为“人工心肺机”，由专门的灌注医生操作。经 20 多年的努力，宾州杰弗逊医学院的医师 John Heysham Gibbon（1903—1973）于 1953 年对一位 18 岁的患者实施了第一例成功的体外心肺循环手术。但当时低温法更受关注，而且接下来的三次体外心肺循环手术都失败，该技术的应用陷入低潮。1954—1955 年，明尼苏达大学的外科医生 C. Walton Lillehei（1919—1999）利用患者的父母当作“体外心肺机”，完成了 45 例手术，其中近 50% 获得成功。在吉本完成第一例体外心肺循环手术 5 年后，明尼苏达州梅约诊所的医师 John Webster Kirklin（1917—2004）使用“长臂猿式”充氧泵完成了一系列成功的手术，这让世界各地的医师也很快地跟进使用。后来，该技术也结合了低温法，通过局部降温来减少心肌耗氧。

人工心肺机主要包括血泵、氧合器、变温器、滤器及附属装置。例如，各种管路、监测设备等。外科医生在右心房、腔静脉或股静脉中放置管路，通过管路从体内引出的静脉血液经过滤器过滤、变温器冷却或加热、氧合器充分氧合后，再通过管路返回人体；通常将用于返回含氧血液的套管插入升主动脉中，但也可以将其插入股动脉或者腋动脉中。体外循环时需要给患者应用肝素以防止血液凝集，在体外循环结束时应用硫酸鱼精蛋白可以拮抗肝素的作用。在手术过程中，要维持较低的体温，通常保持在 28 ～32 ℃。体外循环期间，血液经过降温并返回人体，冷却的血液使人体的基础代谢速率降低，从而减少人体对氧气的需求。

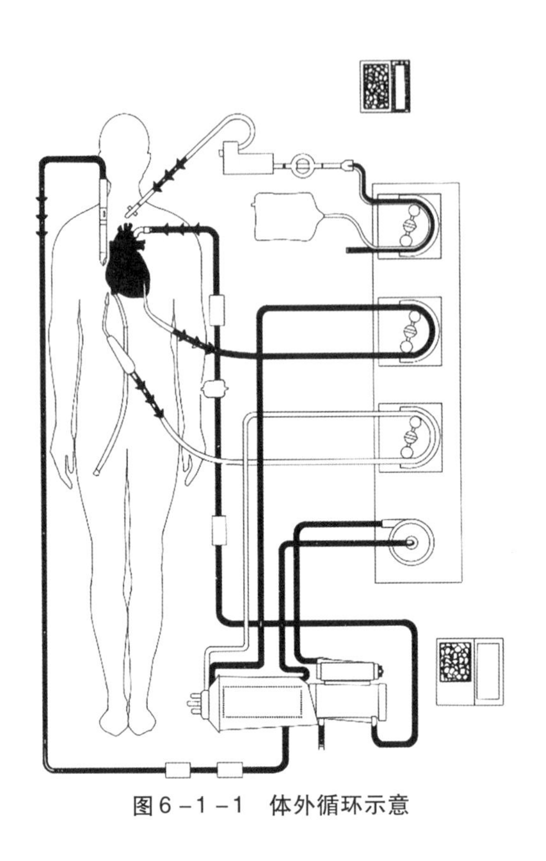

图6-1-1　体外循环示意

二、心肌保护

在进行心内直视手术时为了保证安全操作及充分暴露术野，心脏需要停跳。由于单纯钳夹升主动脉会使冠状动脉缺血，势必会造成心肌缺血及再灌注损伤，所以必须采用心肌保护技术（myocardial protection）。心肌保护包括灌注心脏停搏液、降低心肌温度、良好的手术操作和灌注技术。手术前改善心功能，增加心肌的能量储备；手术后保证冠状动脉的血液供应，合理控制心脏前、后负荷，促进心脏顺应性的恢复也是重要的心肌保护工作。

第二节　先天性心脏病的外科治疗

先天性心脏病（congenital heart defect，CHD）是指在婴儿出生时就已有的心脏疾病。其症状和体征随心脏疾病的种类而不同，症状可能很轻微，也可能危及生命。症状包括呼吸急促、发绀、生长发育迟缓、体重增加缓慢、容易疲倦等，一般不会有胸痛的症状。心脏缺陷可能会造成其他并发症的发生，包括心力衰竭。

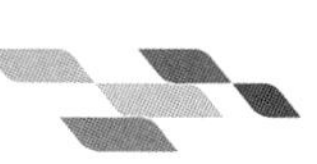

先天性心脏病的病因大多仍是未知的。部分病例归因于在怀胎时期受到感染（如风疹病毒）、使用特定药物或有毒物质（如烟酒）。而父母亲的身体状况也和此疾病有关联，如母亲营养不良或肥胖。父母其中一方有先天性心脏病也是危险因素。某些基因层面的异常也与先天性心脏疾病发生有关，如唐氏综合征、特纳综合征和马方综合征。先天性心脏病分为发绀型心脏病和非发绀型心脏病，依据是儿童是否会发绀。先天性心脏病的发病部位有心脏内壁、心脏瓣膜、流入心脏或流出心脏的大血管。

先天性心脏病可以通过接种风疹疫苗、摄入含有碘的食用盐及添加叶酸的某些食物制品等来达到部分预防功效，但无最有效的预防措施，一般要做到早诊断、早发现、早治疗。可以通过心导管手术或心脏外科手术完成有效的治疗。一些特殊情况则需要心脏移植。对于先天性心脏病，只要能进行适当的治疗，即便病情再复杂，治疗效果也通常良好。

一、动脉导管未闭合

（一）疾病概要

动脉导管是胎儿血液循环重要的通路，通常在出生后不久就会自动关闭，如果出生后 2 个月仍未闭合，就称为动脉导管未闭（patent ductus arteriosus，PDA）（图 6－2－1）。

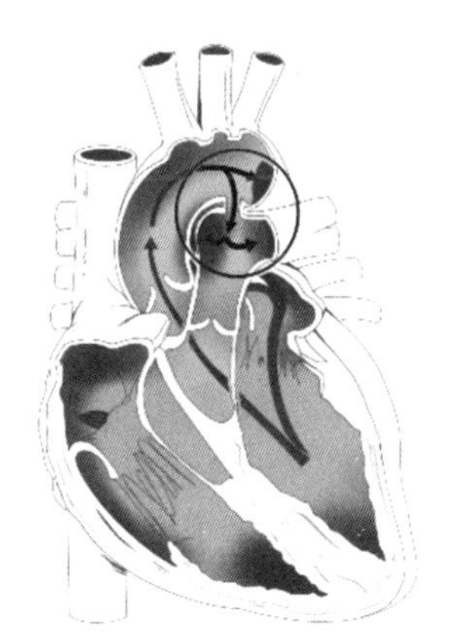

图 6－2－1　动脉导管未闭示意

（二）病因

已知的危险因素包括早产、先天性风疹综合征、染色体异常（如唐氏综合征）、遗传病（如 Loeys-Dietz 综合征，也可能与其他心脏缺陷同时出现）、Wiedemann-Steiner 综合征及 CHARGE 综合征。

（三）临床表现

无法关闭的动脉导管使一部分来自左心的含氧血液通过压力较高的主动脉回流到压力较低的肺动脉。在出生时和出生后不久未见明显临床症状，通常表现为呼吸和心律正常。如果 PDA 管径较大，常常会出现呼吸急促、喂养困难、发育迟缓、体重增长缓慢等情况。随着时间的流逝，未经校正的 PDA 通常会导致肺动脉高压，进而导致右侧心力衰竭。若出现脉搏压力增高和周围脉搏搏动受限，则反映出左心室搏动量增加和血液舒张流向（最初阻力较低的）肺血管床。左心室搏动量增加可继发明显的颈动脉搏动。

（四）治疗

近年来，对早产儿因动脉导管未闭引起呼吸窘迫综合征者，可先采用促导管闭合药物治疗，如效果不佳，可主张手术治疗。

动脉导管未闭诊断确立后，如无禁忌证（如合并复杂畸形、严重的肺动脉高压等）应择机施行手术以中断导管处血流。动脉导管闭合手术一般在学龄前施行为宜，若分流量较大、症状较严重者，则应尽早治疗。目前，大多数动脉导管未闭的患者可用经心导管介入方法得到根治。对于过于粗大或早产儿的动脉导管未闭，可考虑使用开胸缝扎的方法。年龄过大、发生肺动脉高压后，手术危险性增大，且疗效差。患细菌性动脉内膜炎时应暂缓手术；但若药物控制感染不力，仍应争取手术，术后继续使用抗感染药物治疗，感染常很快得到控制。

二、先天性房间隔缺损

（一）疾病概要

房间隔缺损（atrial septal defect，ASD），也称为心房中隔缺损、心房间隔缺损，是心脏的心房间隔先天性发育异常所致的右心房和左心房间的异常连通（图 6－2－2）。

由于心房中隔缺损，右心房与左心房合并为一个心房。左右心房之间的房间隔缺损可分为原发孔型房间隔缺损和继发孔型房间隔缺损两类，以后者居多。左心房与右心房的血液经过缺损孔时发生“分流”（shunt），从左心房到右心房的分流叫作“左向右分流”，从右心房到左心房的分流叫作“右向左分流”。

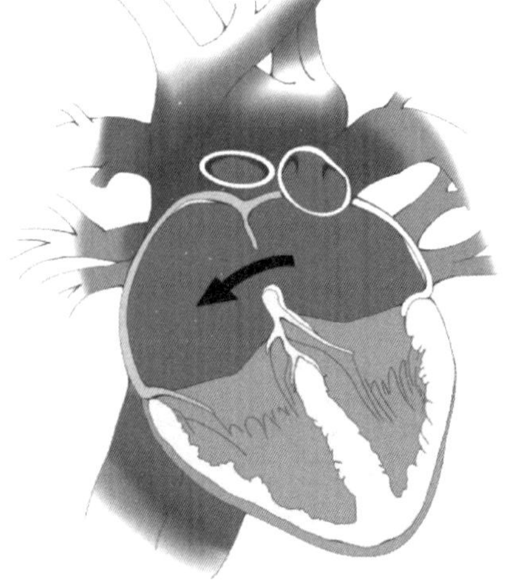

图 6－2－2　房间隔缺损

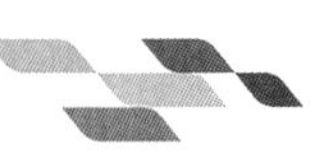

（二）临床表现

继发孔型房间隔缺损其缺损小者，在儿童期可无症状出现，如果分流量大则可能出现疲劳、反复呼吸道感染、发育迟缓、体重增长缓慢等。胸骨左缘第 2 至第 3 肋间可以听见收缩期杂音、肺动脉瓣第二心音亢进伴固定分裂，疾病晚期可出现心房颤动、腹水、下肢水肿等。

（三）治疗

小的室间隔缺损在 1 岁以内有自然闭合的可能，大于 1 岁的缺损罕有闭合。宜在学龄前进行治疗。

手术方法主要是通过胸骨正中切口或右缘第 4 肋间外侧切口进入胸部，应用体外循环技术，直接切开右心房缝合，或使用涤纶编织片、自体心包或生物心包补片修补缺损（图 6－2－3）。

微创经导管介入封堵和经胸封堵房间隔缺损技术适用范围：该技术无须体外循环、创伤小，可适用于继发孔型房间隔缺损大小及位置合适的患者。如果患者为卵圆孔未闭，且合并不明原因的脑卒中，也适合该治疗技术（图 6－2－4）。

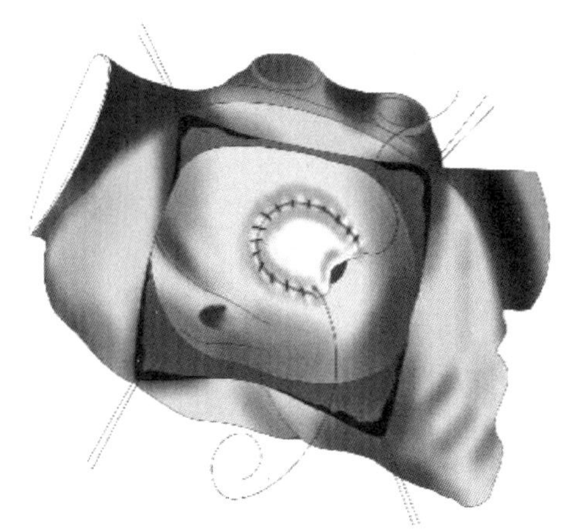

图 6－2－3　开胸缝合

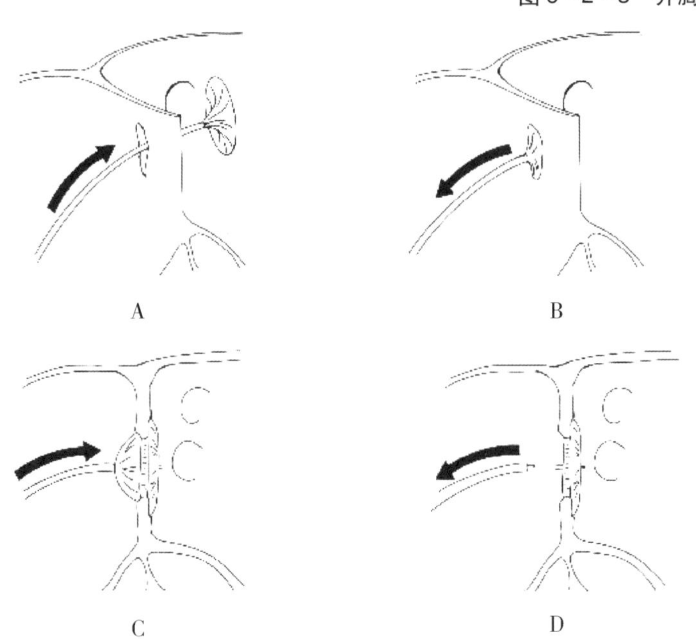

A：经房间隔缺损送入封堵装置；B：回撤封堵装置，封堵缺损左房面；
C：用封堵器材堵缺损右房面；D：释放封堵伞，撤除输送鞘。图中箭头均为鞘管运动方向。

图 6－2－4　封堵治疗

三、室间隔缺损

（一）疾病概要

室间隔缺损（ventricular septal defect，VSD）是最常见的先天性心脏病，约占先心病的20%，由胚胎发育时期室间隔发育不全所致（图6－2－5）。室间隔缺损可单独存在，也可与其他畸形并存。室间隔缺损可大可小，肌部缺损较小，位于膜部者则较大，大的缺损甚至可导致单心室的出现。因室间隔有缺损，在心室水平产生左向右分流，长期的分流会造成右心室容量负荷增加，进而会造成右心室肺动脉扩张，最终导致梗阻性肺动脉高压。当右心室循环压力比左心室高的时候，就会出现相反的右向左分流，引起发绀，发生艾森曼格综合征（Eisenmenger syndrome）。

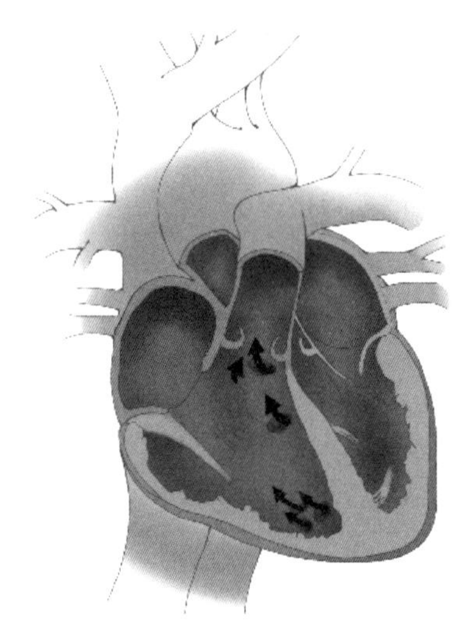

图6－2－5　室间隔缺损

（二）临床表现

室间隔缺损通常在出生时无症状，于出生后几周被发现。小的室间隔缺损可能无症状，缺损大的婴儿则出现喂养困难、无法正常成长，并且有多汗和呼吸急促的症状，易发生呼吸道感染。胸骨左下缘听诊可闻及收缩期杂音（取决于缺损的大小）并可触及颤动。较大的缺损可能会导致胸骨旁隆起，而随着心脏的扩大，心尖搏动可出现移位。

（三）治疗

较小的先天性室间隔缺损仍有自行关闭的可能，但概率极低。对于外科手术，一般建议学龄前行手术治疗，如果缺损大或合并肺动脉狭窄、主动脉疾病或肺动脉高压，应尽早手术治疗。需要在体外循环下进行正中胸骨切开修补手术。经胸小切口、经皮血管内的室间隔缺损封堵术侵入性较小，可以在跳动的心脏上进行，但仅适用于某些患者。

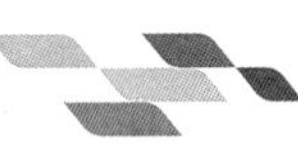

大多数室间隔缺损的修复手术因心脏传导系统位于附近而变得复杂。

四、肺动脉瓣狭窄

（一）疾病概要

肺动脉瓣狭窄（pulmonary stenosis，PS）也称为肺动脉狭窄，是指肺动脉瓣（右心室和肺动脉之间的瓣膜）过小、狭窄或硬化（图6－2－6）。

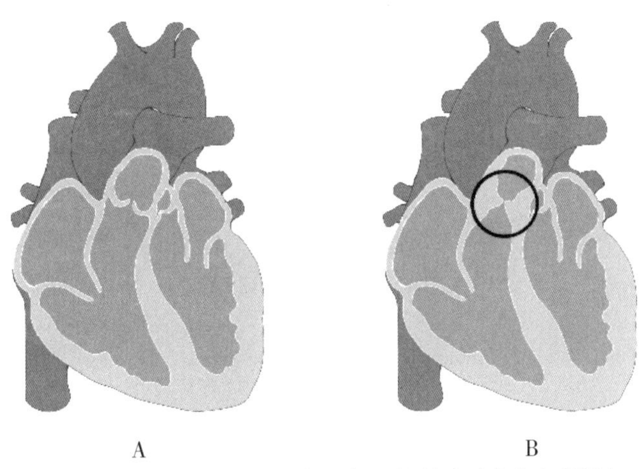

A：肺动脉瓣正常；B：肺动脉瓣狭窄，圆圈内为狭窄的肺动脉瓣。

图6－2－6 肺动脉瓣狭窄

（二）病因

当婴儿的心脏在胚胎时期未发育到应有的状态时，就会发生肺动脉狭窄。患有这种疾病的婴儿也可能患有其他先天性心脏病。目前对导致瓣膜异常发育的原因尚无定论。

（三）临床表现

轻度肺动脉狭窄的患者可无症状或仅有轻微的症状，通常并未感到不适，肺动脉瓣区可听到收缩期喷射性心脏杂音。严重的肺动脉狭窄的新生儿血液中的氧气不足可导致皮肤发蓝，称为发绀（又称紫绀），出现体重增长缓慢、气促、心悸（心跳很快或者心律不齐）、胸痛、腹胀，甚至晕厥，严重者可致猝死。

（四）治疗

轻度的肺动脉狭窄不需要治疗，药物有时可以起到缓解症状的作用。肺动脉狭窄严重需要行手术治疗时，医生根据瓣膜狭窄的位置和大小、患者的年龄，是否有心脏手术史，是否有其他疾病，心脏中其他瓣膜功能是否正常等情况来制订手术方案。手术方法包括开胸肺动脉瓣切开术、肺动脉瓣置换术；若无法承受开胸手术，可应用微创肺动脉瓣球囊扩张术，通过这种方法，医生将未打开的球囊穿过肺动脉瓣，然后对其充气以扩张瓣膜。

五、法洛四联症

（一）疾病概要

法洛四联症（tetralogy of fallot，TOF）是出生时存在的一种合并四种畸形的心脏疾病，包括室间隔缺损、主动脉骑跨、肺动脉（右室流出道）狭窄、右心室肥厚（图6-2-7）。

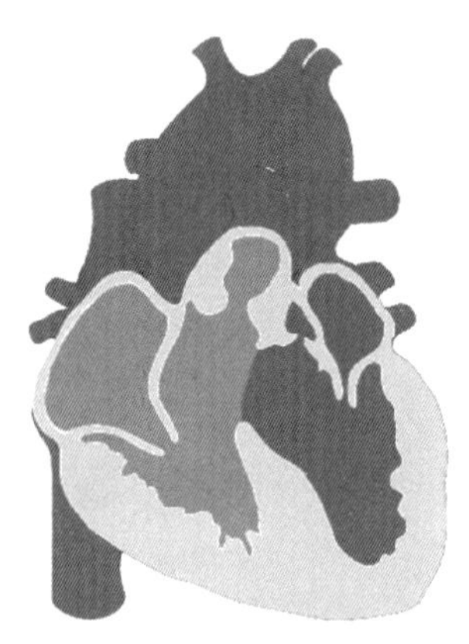

图6-2-7　法洛四联症

（二）病因

该病病因通常不明。其风险因素包括母亲饮酒、患有糖尿病、年龄超过40岁或怀孕期间患风疹等。该病可能与唐氏综合征也有关。

（三）临床表现

法洛四联症导致血液中的氧含量低，这是由于左心室中存在经由室间隔缺损混合的氧含量低的静脉血液。患有TOF的婴儿其血氧饱和度明显降低，具体取决于解剖学缺陷的严重程度，典型的TOF患者动脉血氧范围为60%～90%。通常会出现发绀。根据疾病的严重程度，发绀症状从无紫或轻度紫到出生时的严重青紫。其他症状包括心脏杂音从几乎无法察觉到非常响亮，喂养进食困难，生长和身体发育迟缓，劳累时呼吸困难，手指和脚趾呈杵状指，以及红细胞增多症。当患儿哭闹或排便时常常缺氧发作，皮肤变得更蓝、更紫，呼吸困难，严重者可出现意识丧失、晕厥等。

（四）治疗

临床上TOF的手术治疗有以下两种方法。

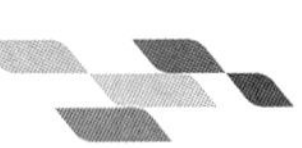

1. 姑息手术

肺血管发育很差、左心室发育小及婴儿冠状动脉畸形影响应用右心室流出道补片者，均应先行姑息性手术，以后再行二期纠治手术。可选择的姑息手术：①对年龄大的儿童多采用锁骨下动脉－肺动脉吻合术（图6－2－8）。②双向格林手术，即腔静脉－肺动脉分流手术（图6－2－9）。

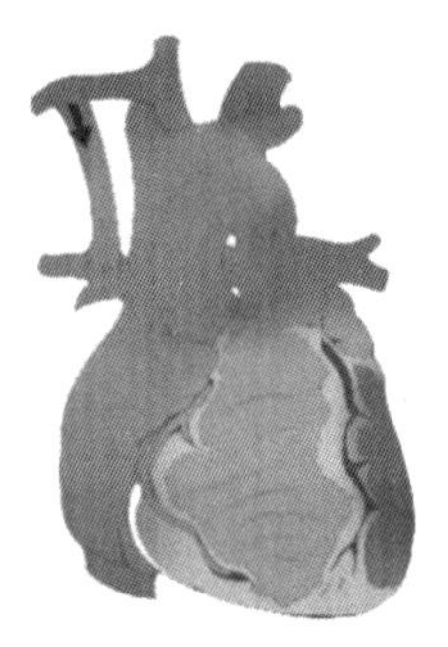

图6－2－8　锁骨下动脉－肺动脉吻合术

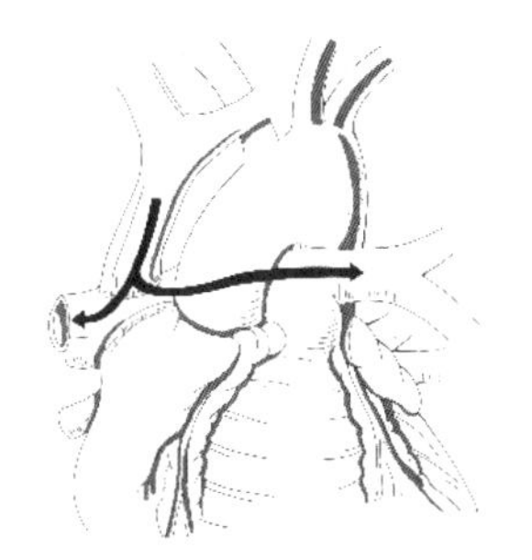

图6－2－9　双向格林手术

2. 根治手术

根治手术为胸部正中切口体外循环下心内矫正手术，包括修补室间隔缺损、妥善解除右室流出道梗阻，右心室流出道疏通、补片加宽术（图6－2－10）。

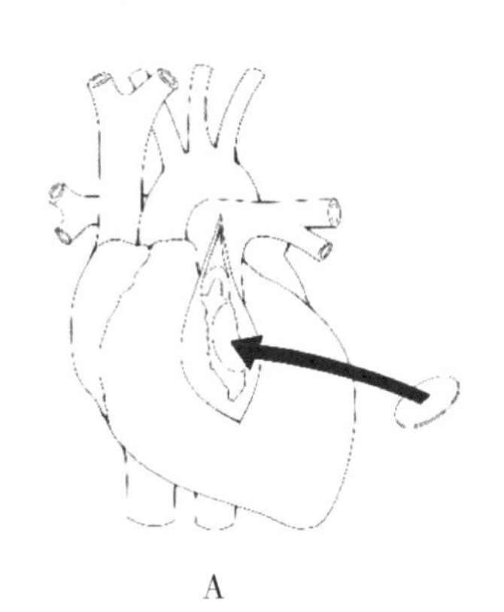

A

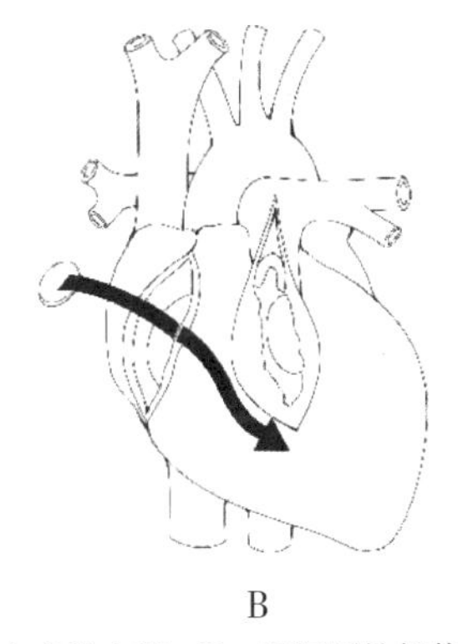

B

A：右心室流出道疏通，补片加宽，箭头为补片修补右心室流出道；B：室间隔缺损修补，图中箭头为经右心房切开修补室间隔缺损。

图6－2－10　根治手术

第三节　后天性心脏病的外科治疗

一、冠状动脉粥样硬化性心脏病

（一）疾病概要

冠状动脉粥状硬化心脏病（coronary atherosclerotic heart disease，CAHD）简称冠心病，是一种包含稳定型心绞痛、非稳定型心绞痛、心肌梗死和猝死的疾病（图6－3－1）。冠状动脉疾病是最常见的心脏血管疾病。冠状动脉疾病在2002年是全球第一大死因，也是人们住院的主要原因之一；在2013年也是全球死因首位，死亡人数由1990年的574万人（12%）攀升至2013年的814万人（16.8%）。而随着诊断及治疗技术进步，经年龄校正后的冠状动脉疾病死亡率在1980—2010年则呈现下降趋势，尤其在发达国家更为显著。同时经年龄校正后的冠状动脉疾病病例数在1990—2010年亦呈现下降趋势。根据美国2010年的统计，其本土冠状动脉疾病患病率在大于65岁的人群中为20%、45～64岁人群中为7%、18～45岁人群中为1.3%；同一年龄层相比，男性患者的患病率较女性的高。

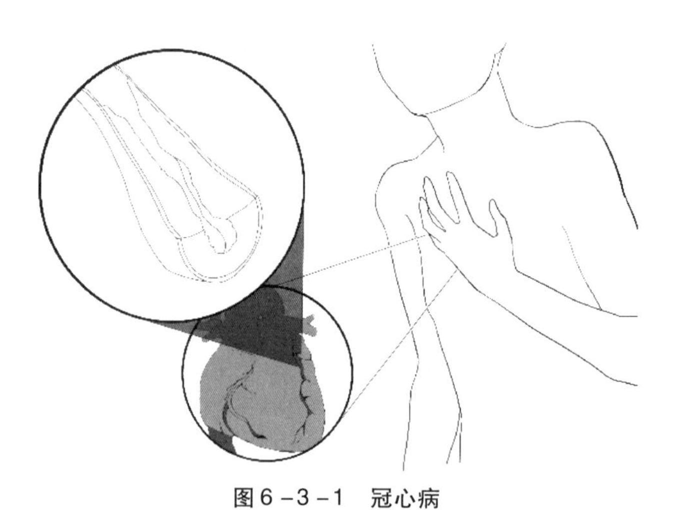

图6－3－1　冠心病

（二）病因

CAHD的危险因素包括高血压、抽烟、糖尿病、抑郁症、缺乏运动、肥胖、血液中胆固醇含量过高、营养不良、酗酒等。潜在的病理机制与冠状动脉血管的粥样硬化相关。冠状动脉是主动脉的分支，负责给心肌供应足够的氧和营养素。冠状动脉被胆固醇

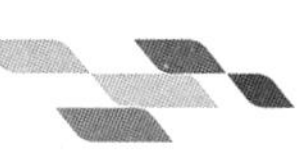

或血凝块阻塞时，会形成斑块而引发心脏供血不足。

（三）临床表现

常见的症状包括胸痛或不适，有时疼痛和不适感会放射到肩膀、手臂、背部、颈部或下颚。有些患者可能会有胸口灼热的感觉，通常症状在运动或情绪压力下出现，持续时间不超过数分钟且休息后会缓解。有时患者会伴有呼吸困难，有时则毫无症状。少数患者以心肌梗死为最初的表现，其他可能的并发症有心力衰竭或心律不齐。心电图、心脏彩超检查与冠状动脉血管造影是常用的诊断手段。

（四）治疗

患者需要接受血管扩张或支架手术以畅通血管。若冠状动脉被严重阻塞，可导致很严重的后果。血液不能供应到心脏会导致剧烈的心绞痛，而后造成心力衰竭，最严重的可导致心脏骤停。当冠心病发作时，须含服医生处方开具的硝酸甘油片，可扩张血管，以增加冠状动脉血流量。冠心病发作可导致严重后果，应立即呼叫救护车求助。若出现多支病变，血管支架技术无法解决，则需要行冠状动脉旁路移植（coronary artery bypass graft，CABG）或心脏绕道手术，俗称冠脉搭桥或搭桥手术，这是一项缓解心绞痛和减少冠心病死亡风险的手术。搭桥所用的动脉或静脉均来自患者自身（包括乳内动脉、桡动脉、胃网膜右动脉、大隐静脉）。将血管桥接于冠状动脉，以绕过冠状动脉粥样硬化狭窄部，从而提高冠脉灌注，增加心肌氧供。这项手术通常在心脏停搏下进行，需使用体外循环支持；也可在跳动的心脏上进行，即所谓的“非体外循环（off-pump）”下的搭桥手术（图 6－3－2）。

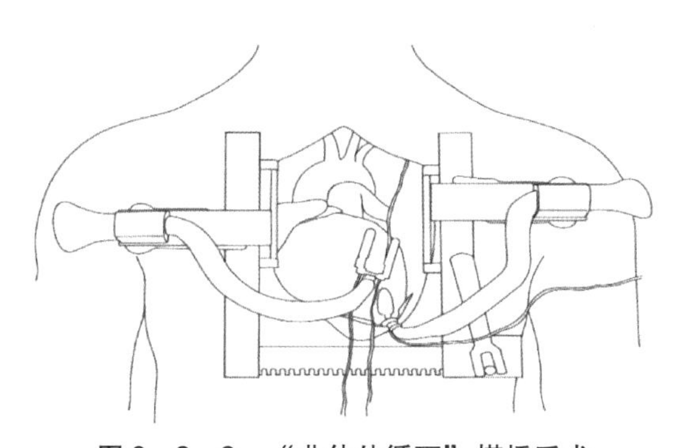

图 6－3－2　“非体外循环”搭桥手术

（五）预防与保健

预防方式包括健康饮食、规律运动、控制体重及戒烟，并视情况合并使用药物控制高血糖、高胆固醇或高血压。只有很有限的证据支持对低风险且无症状的民众实施筛检。最初的治疗和预防措施一样，包括对生活方式的调整及对“三高”（高血糖、高胆固醇或高血压）的控制。进一步的药物治疗包括合理使用阿司匹林、β 受体阻断剂或硝酸甘油。在病情较严重时，应考虑进行经皮冠状动脉介入治疗或是冠状动脉搭桥手术。

对于稳定型心绞痛，经皮冠状动脉介入治疗或冠状动脉搭桥手术对提升存活年限或降低未来心脏病发作的效果仍不明确。

二、二尖瓣疾病

（一）疾病概要

二尖瓣（bicuspid valve）又称为“僧帽”瓣（mitral valve）或左房室瓣（left atrioventricular valve），是一对位于左心房和左心室之间、可上下拍动的心瓣。二尖瓣和三尖瓣统称为房室瓣，是一个“单向阀门”。在心脏舒张期，正常工作的二尖瓣因左心房充血加压而打开。左心房压高于左心室压时二尖瓣开启，使血液被动流入左心室。舒张期结束于心房收缩，最终从心房泵出20%的血液到心室，同时二尖瓣关闭以防止心房收缩后血液回流。常见的二尖瓣疾病有风湿性心脏瓣膜病、退行性瓣膜病及感染性心内膜炎导致的二尖瓣狭窄（图6－3－3）或关闭不全（图6－3－4）。

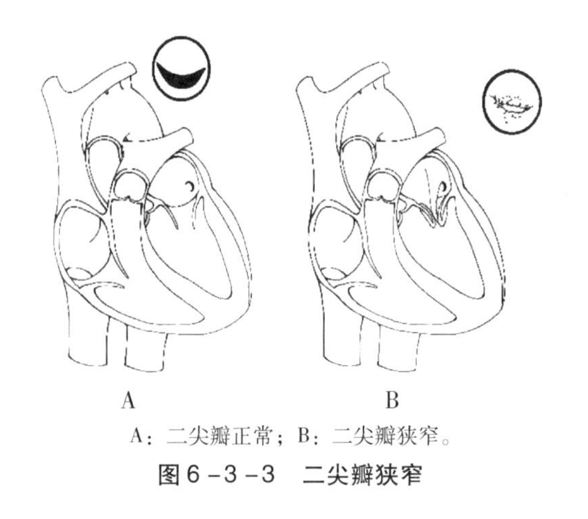

A：二尖瓣正常；B：二尖瓣狭窄。

图6－3－3　二尖瓣狭窄

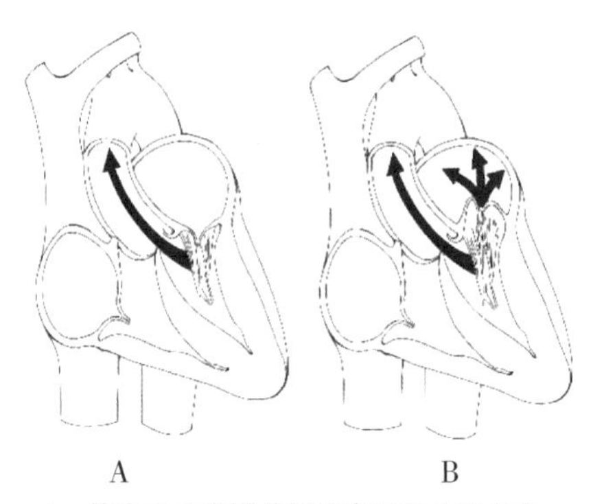

A：箭头为二尖瓣关闭正常时的血流方向；

B：箭头为二尖瓣关闭不全时的血流方向。

图6－3－4　二尖瓣关闭不全

（二）病因

绝大多数二尖瓣狭窄是风湿热所引发的后遗症。二尖瓣狭窄是一种较为常见的心瓣膜病。在正常情况下，二尖瓣在左心室舒张时打开，使血液从左心房流入左心室。患二尖瓣狭窄的患者，其二尖瓣在左心室舒张时不能完全开放，使左心房的血液不能顺利流入左心室，逐渐发展成左心房增大、肺部淤血和右心室肥大。

二尖瓣关闭不全是描述心脏二尖瓣在心室收缩期间无法完全闭合的现象。此疾病会导致左心室的血液经二尖瓣逆流至左心房内，是十分常见的一种心脏瓣膜病。瓣叶、瓣环、腱索和乳头肌中的任何一个部位发生结构异常或功能失调，均可导致二尖瓣关闭不全。该病常由瓣膜退行性病变导致，冠心病、先天性瓣膜发育异常也是致病因素。此外，暴力钝性击打也可导致瓣膜腱索断裂而出现二尖瓣关闭不全。

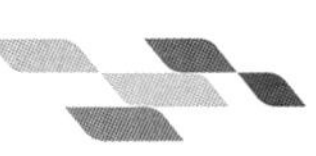

（三）临床表现

二尖瓣狭窄一般会引起心悸、气喘、咳嗽、咯血等症状，严重者可引发心力衰竭。急性二尖瓣关闭不全会产生较严重的症状，包括呼吸困难、肺水肿、端坐呼吸，以及阵发性夜间呼吸困难等。另外，由于循环血容量骤降，会产生心因性休克的症状，如休息时呼吸困难。其中，因乳头肌或腱索受损，以及感染性心内膜炎所导致的急性二尖瓣关闭不全，可以出现心血管衰竭合并休克的现象。慢性二尖瓣关闭不全则可能因代偿作用，短期内不会出现症状，但一旦心脏容积负荷超出代偿范围，就会演变成心力衰竭。此时的症状包含乏力、疲倦、运动时呼吸急促，以及双下肢水肿等，同时也可能因心房颤动产生心律不齐的现象。

（四）治疗

心外科手术治疗二尖瓣狭窄的方式主要有二尖瓣闭式扩张术（现已极少应用）和人工瓣膜置换术（图6－3－5），一部分患者可行二尖瓣瓣膜成形术。二尖瓣关闭不全的手术方式主要是瓣膜置换术或瓣膜成形术，随着科学技术的发展，微创经导管二尖瓣置换术也已经应用于临床（图6－3－6）。

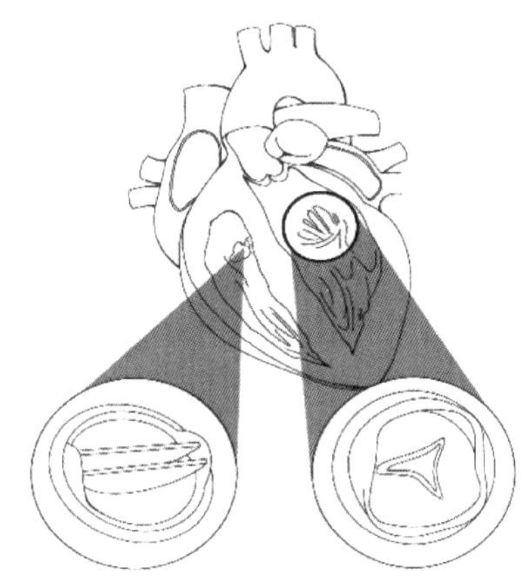

图6－3－5　人工瓣膜置换术

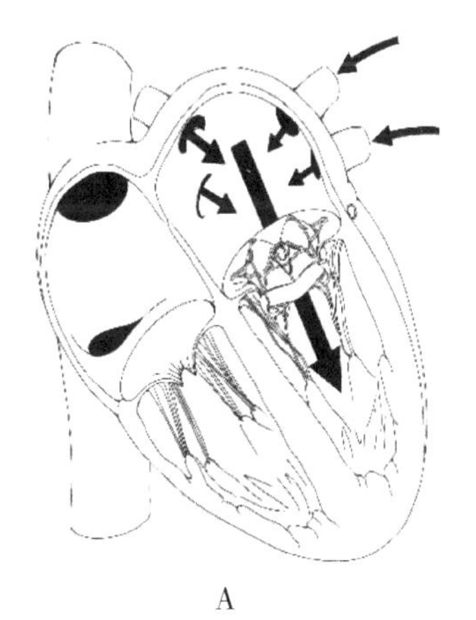

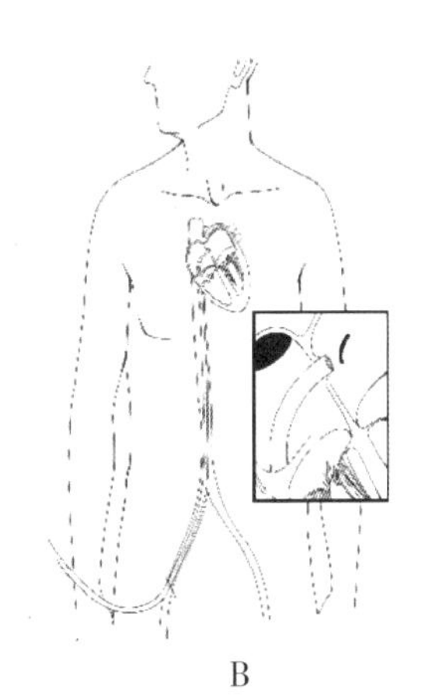

A　　　　B

A：二尖瓣置换术后状态，箭头为血流方向；B：经导管二尖瓣置换入路（微创）。

图6－3－6　经导管二尖瓣置换术（微创）

（五）预防与保健

积极治疗风湿热，不抽烟，不喝酒，养成良好生活习惯，减少冠心病易患因素；一且出现上述临床症状，应尽早去有资质的医院行相关检查，做到早发现、早治疗。

三、主动脉瓣疾病

主动脉瓣（aortic valve）是半月瓣，位于左心室和主动脉之间，其功能为抑制射入主动脉的血流回流入左心室，形态学上类似于肺动脉瓣。由于处于中心位置，主动脉瓣与各个心腔和瓣膜都关系密切。

（一）病因

先天性双叶性动脉瓣（图6－3－7）、风湿热、感染性心内膜炎，均可导致主动脉瓣关闭不全或主动脉瓣狭窄。另外，马方综合征、主动脉夹层、胸部外伤等大血管疾病也可导致主动脉瓣关闭不全（图6－3－8）。双叶性动脉瓣的发病率为1%～2%，而风湿热则大多影响发展中国家。先天正常的瓣膜也可能因后天性因素而发生硬化。主动脉瓣疾病风险因子与冠状动脉疾病类似，包含吸烟、高血压、胆固醇过高及糖尿病等。此外，男性罹患此疾病的风险较女性高。

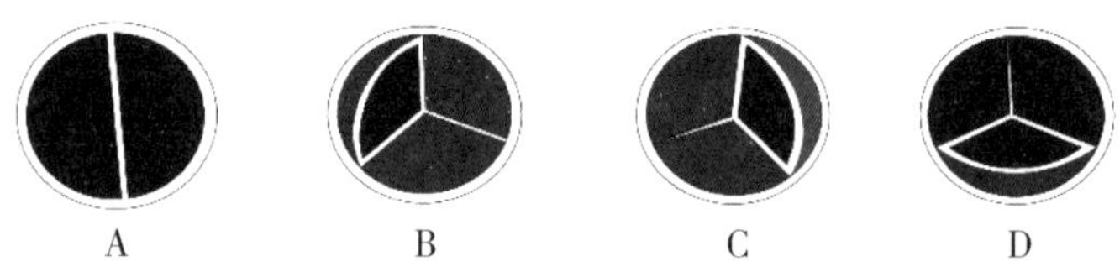

A：只有两个瓣膜的主动脉瓣；B、C、D：两个瓣膜融合在一起的主动脉瓣。

图6－3－7　先天性双叶性动脉瓣

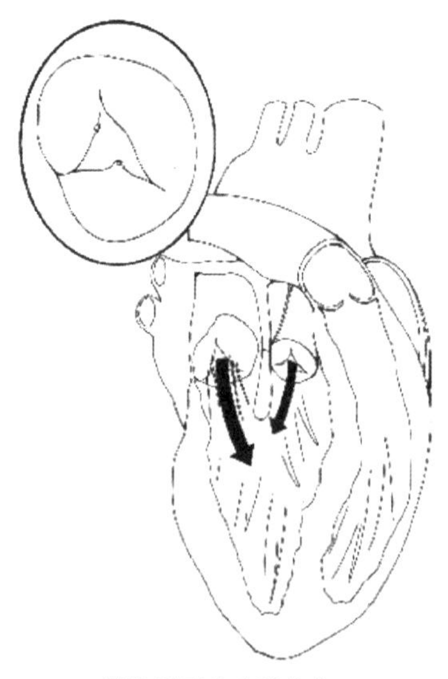

箭头所示为血流方向。

图6－3－8　主动脉瓣关闭不全

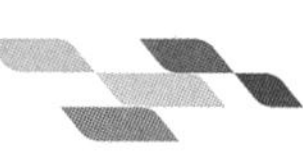

（二）临床表现

主动脉瓣狭窄（aortic stenosis，AS）是指左心室通向主动脉的瓣膜口狭窄的现象（图6－3－9）。可能是由主动脉瓣的结构异常，或主动脉瓣的上游或下游解剖结构的异常造成。一般来说，其病情会随时间愈发加重。一开始，患者可能会发现其运动能力减退。随着病情进一步发展，可能出现心力衰竭、昏厥、心绞痛等临床症状与体征。昏厥常发生于患者站立或运动时，严重者可出现猝死。心力衰竭的临床体征包括呼吸困难（特别是在平卧、夜晚或运动时），以及外周性水肿。

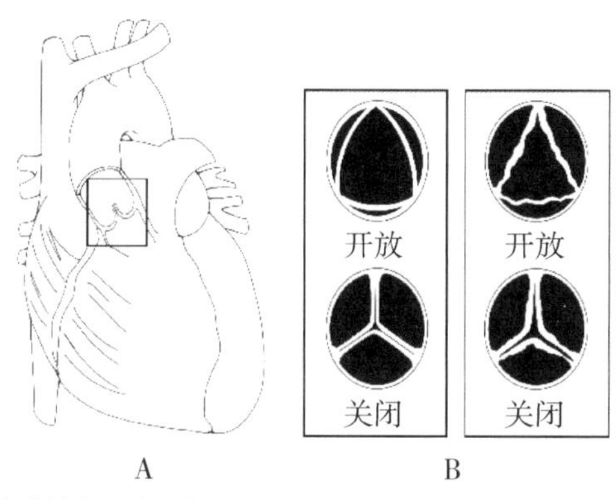

A：主动脉瓣在心脏的位置；B：主动脉瓣正常；C：主动脉瓣狭窄。

图6－3－9　主动瓣膜

（三）治疗

当病情严重时，其治疗主要采用瓣膜置换术，若患者难以承受开放手术风险，则一般采用经导管主动脉瓣置换术（transcatheter aortic valve replacement，TAVR，图6－3－10）。目前，市面上的人工瓣膜有机械式瓣膜与生物瓣膜两种，各有其优缺点。机械瓣膜使用时间长，但需要终身口服抗凝药物，可能出现抗凝不当引起的出血或血栓相关风险，且抗凝药物有一定的胎儿致畸率；生物瓣膜血流动力学更接近于正常人体瓣膜，无须终身抗凝，但有一定的毁损率，将来需要再次手术置换，或应用TAVR技术行“瓣中瓣”治疗。

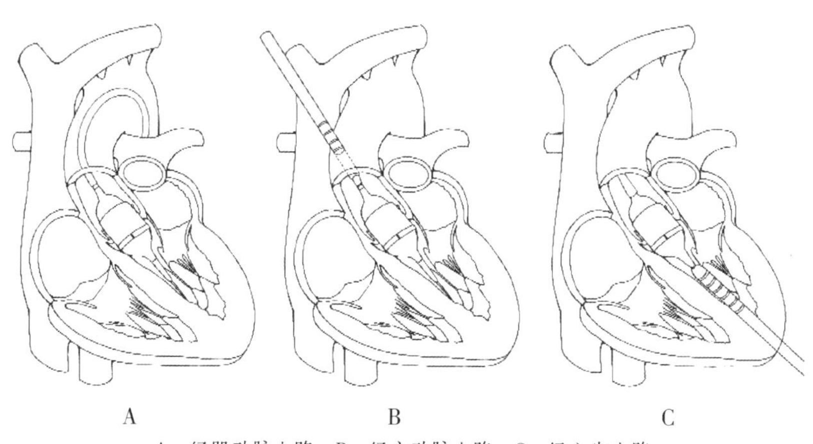

A：经股动脉入路；B：经主动脉入路；C：经心尖入路。

图6－3－10　经导管主动脉瓣置换术

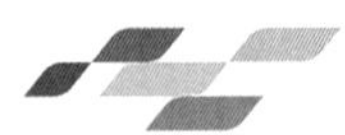

(四) 预防与保健

预防感染性心内膜炎，积极治疗风湿热，出现上述症状应积极诊治；确诊主动脉瓣疾病者需要密切观察，因该病猝死率高、药物无法根治，有手术指征者需要积极手术治疗。

四、心脏黏液瘤

(一) 疾病概要

肿瘤是任何类型的异常生长，无论是癌性的（恶性的）或非癌性的（良性的）。心脏肿瘤可为原发性（良性或恶性）与继发性（恶性）。继发性心脏肿瘤是在另一个器官中出现癌性病变然后播散到心脏的肿瘤。大多数心脏肿瘤是转移癌，其中大部分转移癌原发于肺脏。原发性心脏肿瘤是起源于心脏的肿瘤。相比之下比较罕见，在人群中的发生率小于 1/2 000。大多数原发性心脏肿瘤是良性肿瘤，成年人中，约 50% 的良性心脏肿瘤是黏液瘤。约 75% 的黏液瘤生长在左心房，此心腔接受来自肺部的富氧血。黏液瘤通常多发生在女性，尤其是 40～60 岁的人群。有些少见类型的黏液瘤有家族倾向，这些遗传性黏液瘤（Carney 综合征的一部分，该病为多种非癌性肿瘤的综合征）常见于 20 多岁的年轻男性，可出现于一个或多个心脏腔室。

(二) 病因

黏液瘤可能来源于心脏壁的内层胚胎细胞。左房中的黏液瘤通常有蒂，并像绳球似的随血流自由漂动。当它们漂动时，可以进出附近的二尖瓣（从左房开放到左室）口。这种漂浮运动造成黏液瘤反复插入和拔出瓣膜，以致血流间断的停顿和流动（图 6－3－11）。

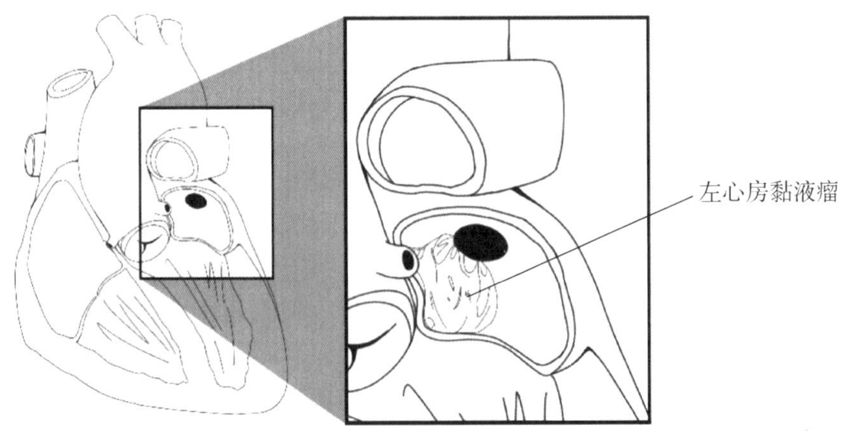

图 6－3－11　左心房黏液瘤

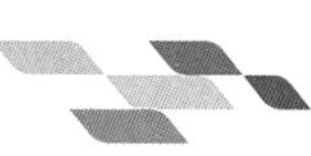

（三）临床表现

站立位时，在重力作用下，黏液瘤被推入开放的二尖瓣口，阻塞血流通过心脏。这种阻塞使心脏能够泵出的血液减少，导致血压短时下降，此时患者会感到气短或头晕。患者躺下时通常会使黏液瘤离开瓣膜而使症状缓解。

黏液瘤的其他症状包括发烧、体重减轻、关节疼痛及雷诺综合征（在寒冷环境中，手指和脚趾发冷、疼痛）。黏液瘤的并发症包括：①栓塞。黏液瘤或在黏液瘤表面的血凝块的碎片可脱落形成栓子，其随血流进入其他器官，并阻塞此处的动脉。出现的症状取决于栓塞的血管部位。例如，脑内动脉栓塞可能引起脑卒中；肺内动脉栓塞可能引起疼痛和咳血。严重的可出现黏液瘤嵌顿二尖瓣导致猝死。②其他并发症，可由某些血液成分异常引起。例如，红细胞计数低（贫血）可导致疲劳、虚弱和苍白；血小板计数低会引起凝血问题，皮肤上可能有红斑或瘀斑（俗称淤青）。

（四）治疗

手术是目前治疗黏液瘤的唯一方法，外科切除术通常可以治愈黏液瘤患者。术后须以超声心动图检查定期随访约 5 年，以确认黏液瘤没有复发。

（五）预防与保健

该病无预防方法，一旦确诊，应立即手术治疗。

五、缩窄性心包炎

缩窄性心包炎（constrictive pericarditis，CP）是一种以纤维化的心包增厚为特征的疾病，心包出现粘连甚至钙化，使心脏舒张、收缩受限，限制了心脏的正常功能，而引起全身血液循环障碍的疾病（图 6－3－12）。

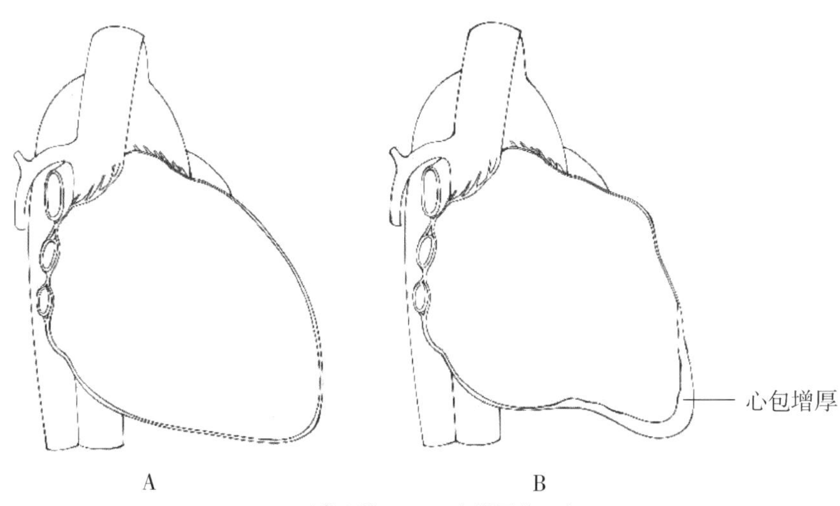

A：正常心脏；B：心包增厚的心脏。

图 6－3－12　缩窄性心包炎

（一）病因

中国缩窄性心包炎仍以结核性较为常见，也可见于慢性心包炎、病毒后心包炎、化脓性心包炎引流不全、真菌和寄生虫的感染、心血管外科术后及心肌梗死后。有许多缩窄性心包炎患者虽经心包病理组织检查也不能确定其病因。心包肿瘤和放射治疗也可引起本病偶发。

（二）临床表现

缩窄性心包炎多于急性心包炎发生后1年内形成，少数可长达数年。症状主要有呼吸困难、易疲劳、全身无力、腹胀、腹痛、腹水、下肢浮肿。缩窄性心包炎常见症状为呼吸困难、疲乏、食欲不振、上腹胀或疼痛；体征有颈静脉怒张、肝大、腹水、下肢浮肿、心率增快。患者腹水常较皮下水肿出现得早且症状明显得多；可见库斯莫尔（Kussmaul）征，即吸气时周围静脉回流增多而已缩窄的心包使心室失去适应性扩张的能力，致静脉压增高，吸气时颈静脉明显扩张。Kussmaul 征是由心包缩窄引起的心室舒张期扩张受阻，心室舒张期充盈减少，心搏量下降。

（三）治疗

心包剥脱术是目前明确的治疗缩窄性心包炎的方法，这是一种将整个心包从心脏上剥下来的手术方法，手术风险高，应在急性炎症期后再行手术。手术前应卧床休息，低盐饮食，酌情给予利尿剂；有贫血及血清蛋白降低者，应给予支持疗法改善一般状况；有活动性结核病者，在手术前后均应积极进行抗结核治疗。一些患者可能在术后出现心力衰竭，故术后应给予利尿剂、强心剂、小剂量西地兰或地高辛，以防萎缩的心肌在增加负担后发生心力衰竭。

（四）预防与保健

本病主要是针对病因进行预防，要积极治疗原发性疾病。对于确诊结核性感染或怀疑结核性感染而引起本病的患者，出院后应继续抗结核治疗，告知患者切勿随意停药，须按医嘱足量、足疗程服药。此外，医生还要指导患者合理膳食、加强营养支持，以提高身体的抵抗力。

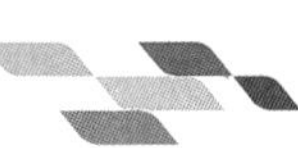

第四节　胸主动脉疾病

一、胸主动脉瘤

动脉瘤是各种原因造成的主动脉壁结构破坏，在血流的冲击下主动脉一处或多处向外膨出，出现像“瘤子一样”的改变。胸主动脉瘤（thoracic aortic aneurysm，TAA）指的是发生在主动脉窦、升主动脉、主动脉弓或降主动脉的动脉瘤（图6－4－1）。

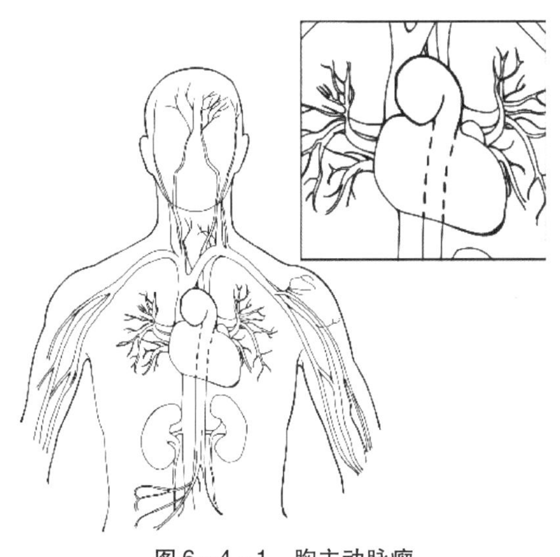

图6－4－1　胸主动脉瘤

（一）病因

大部分胸主动脉瘤继发于高血压病、动脉粥样硬化及胸部损伤；一部分是由病原微生物感染引起，如细菌、真菌、梅毒等；其他的原因包括遗传性疾病如马方综合征、埃勒斯－当洛斯（Ehlers-Danlos，简称埃－当）综合征、家族性动脉瘤，以及自身免疫疾病如白塞病等。

（二）临床表现

大多数胸主动脉瘤患者可无明显症状。引发症状的动脉瘤通常较大，并且破裂的风险明显增加，死亡率也较高。当出现症状时，患者可发生胸部或上背部疼痛，或出现因周围结构受压导致神经功能障碍的相关症状，如压迫气管和支气管时引起咳嗽和气急。压迫食管可出现吞咽困难，压迫喉返神经可出现声音嘶哑或主动脉受压而引起缺血或血栓栓塞。

（三）治疗

虽然大多数胸主动脉瘤的患者无症状，但出现症状或存在动脉瘤相关并发症（如急性主动脉瓣关闭不全、主动脉夹层、主动脉破裂）的患者应接受修复手术。对无症状TAA的保守治疗旨在减轻对主动脉的压力并限制主动脉的进一步扩张。无症状的TAA患者若不满足择期TAA修复术（开放性或腔内修复术）的直径标准，则应该接受评估有无已知与胸主动脉瘤和夹层（thoracic aortic aneurysm and dissection，TAAD）相关的遗传疾病，患者还需要持续监测动脉瘤。不具备治疗胸主动脉疾病专业技术的医疗机构，应将患者转送至专门的心血管医疗中心，以获得可能的最佳结局。美国心脏病学会、美国心脏协会和血管外科学会的指南推荐，对所有有症状TAA（破裂、并发主动脉夹层、导致疼痛）进行修复。一般而言，在破裂或其他并发症的风险未超过修复相关风险时，不推荐对无症状TAA进行修复。是否对无症状TAA进行修复取决于其直径、位置和扩张速度，并且根据是否存在基础疾病如马方综合征、二叶式主动脉瓣畸形（bicuspid aortic valve，BAV）等进行考虑。虽然胸主动脉择期修复术的并发症发病率和死亡率仍然很高，但对于满足修复标准的患者，与内科治疗相比，开放手术的生存率更好，并且鉴于腔内修复术比开放手术有优势，故腔内修复术的生存率也应比内科治疗更好。不满足修复标准的无症状TAA患者应接受内科治疗。此外还可以应用复合手术（hybrid operation）治疗，复合手术也称作“杂交手术”，是将外科手术技术与血管腔内修复术相结合，使用人工血管和带膜支架共同矫治胸主动脉瘤病变的技术。

（四）预防与保健

主要是预防危险因素，包括控制高血压、降血脂、戒烟戒酒。一旦确诊，排除手术禁忌后行手术治疗。

二、主动脉夹层

主动脉夹层（aortic dissection，AD）又称为主动脉剥离或心血管动脉撕裂，是因为主动脉血管内膜受伤，使血液可以流入主动脉壁各层之间，使血管层出现夹层的症状。大部分的情形下，出现主动脉夹层时会有严重、撕裂状的胸痛或背痛，同时会有呕吐、冒汗、头重脚轻等症状。因为无法为其他器官提供足够血液，也会出现类中风或肠系膜缺血等症状。出现主动脉夹层后，因为无法向心脏提供足够的血液或发生主动脉破裂，可能会很快致死。

（一）病因

主动脉夹层和高血压及许多结缔组织疾病密切相关，而动脉炎则很少引起主动脉夹层。主动脉夹层也可能由胸部创伤导致。绝大部分主动脉夹层患者有高血压史。主动脉夹层在50～70岁的人群中发病率最高。男性的发病率是女性的2倍。小于40岁的女性

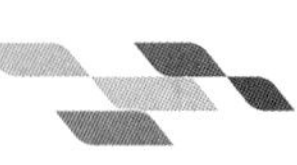

主动脉夹层患者中有50%发病于怀孕期间（通常是在第三孕期或产后早期）。一部分主动脉夹层患者可发现存在先天性主动脉瓣二叶畸形，夹层主要发生于升主动脉段。先天性主动脉瓣二叶畸形的人发生主动脉夹层的危险和动脉瓣的狭窄程度不相关。还有一部分主动脉夹层患者是马方综合征患者，这些人更容易在年轻时发病。马方综合征的患者更容易出现主动脉瘤（图6－4－2）和主动脉近端夹层（图6－4－3）。特纳综合征可以导致主动脉根部扩张，从而增加发生主动脉夹层的风险。

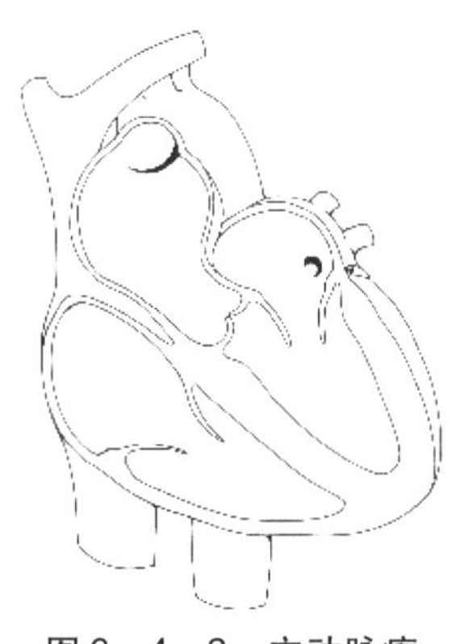

图6－4－2　主动脉瘤

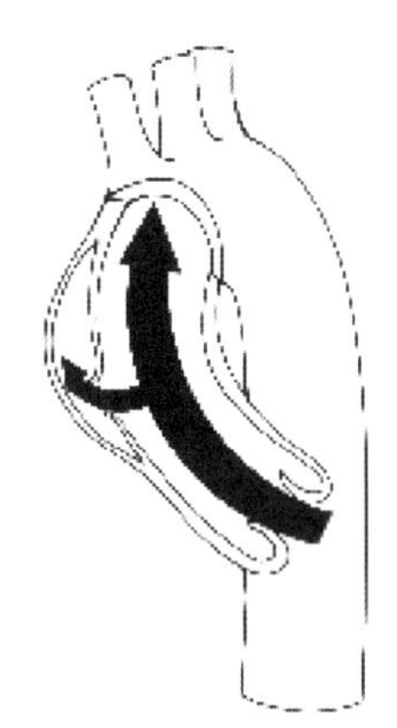

图6－4－3　主动脉近端夹层

胸部外伤导致主动脉夹层的发生根据病因可分为两类：一是钝性胸部创伤（常见于车祸）；另一种是医源性创伤。医源性原因包括心脏导管插入术或主动脉内球囊反搏泵引起的创伤。

主动脉夹层也可能是心脏手术的晚期后遗症。一部分急性主动脉夹层患者有开放性心脏手术史。主动脉瓣置换术治疗主动脉瓣关闭不全的个体发生主动脉夹层的风险非常高，由于其主动脉瓣关闭不全导致升主动脉血流增加，从而导致升主动脉壁的扩张和脆弱。另外，第三期梅毒患者也可能出现主动脉夹层。

（二）临床表现

绝大部分主动脉夹层患者有突然发作的剧烈撕裂性疼痛，这是本病最突出且最有特征性的症状。由于主动脉壁撕裂沿着血管壁延伸，一部分的患者会感觉到迁移性疼痛。疼痛的位置和撕裂的位置密切相关。例如，前胸痛提示撕裂处可能在升主动脉，而后背痛和降主动脉夹层密切相关。如果出现类似胸膜炎的疼痛，提示升主动脉夹层可能出现外破口，血液进入心包腔而引起急性心包炎。这是一种极其凶险的情况，表明可能发生急性心包填塞。主动脉夹层的疼痛症状可能会和心肌梗死的疼痛相混淆，但主动脉夹层通常并不伴有心力衰竭的其他体征和心电图变化。此外，慢性主动脉夹层患者可能不会出现疼痛。主动脉夹层体征包括充血性心力衰竭、晕厥、脑血管意外、缺血性周围神经病变、瘫痪、心脏骤停、猝死等。如果患者有晕厥发作，有一半可能是因为主动脉夹层出现外破口血液进入心包引起心包填塞。主动脉夹层的神经系统并发症（即脑血管意外及瘫痪）为供应中枢神经系统的一个或多个动脉被主动脉夹层累及所致。如果主动脉夹层累及腹主动脉，扩展到肠系膜动脉可致肠坏死急腹症，扩展到肾动脉可引起急性腰痛、血尿、急性肾衰竭或肾性高血压。

（三）治疗

主动脉夹层可根据是否影响升主动脉而分为 Stanford A 型（影响升主动脉）及 Stanford B 型（远端主动脉，腹主动脉夹层撕裂）（图 6－4－4）。如果不进行治疗，约 50% 的 Stanford A 型患者会在 3 天内死亡，约 10% 的 Stanford B 型患者会在 1 个月内死亡。Stanford A 型主动脉夹层手术治疗要优于药物治疗。而对于没有并发症的 Stanford B 型主动脉夹层，药物治疗要先于手术治疗。

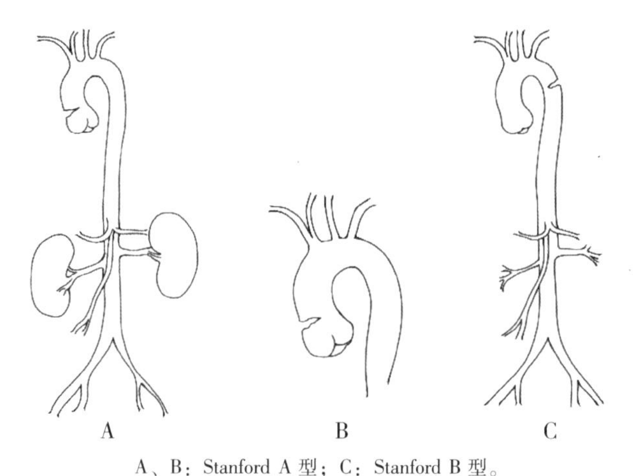

A、B：Stanford A 型；C：Stanford B 型。

图 6－4－4　主动脉夹层分类

主动脉夹层在发生后的最初几个小时死亡率最高，然后开始下降。因此，急性主动脉夹层和慢性夹层的治疗策略不同。急性主动脉夹层的发病时间在 2 周内，如果患者能成功度过这个时期，他们的预后将比较好。约有 66% 的主动脉夹层出现急性期。发病时间超过 2 周的称为慢性主动脉夹层。这些患者是急性主动脉夹层发作的存活者，病情比较稳定，可以进行长期的药物治疗。

主动脉夹层手术可以行胸腔手术进行治疗，也可以经血管进行血管腔内主动脉瘤修复来治疗。适应证为急性近端主动脉夹层、急性远端主动脉夹层合并一个或多个并发症。其并发症包括累及重要器官、主动脉破裂或即将破裂、夹层逆行剥离至升主动脉，且有马方综合征或埃－当综合征的病史等。

主动脉夹层手术治疗的目的是切除破坏最严重的主动脉段，阻止血液进入假腔（包括主动脉的原始撕裂口及后续的撕裂段）。虽然也可以进行撕裂内膜的切除术，但这并不会显著改变死亡率。

（四）预防与保健

主动脉夹层的预防方式包括控制血压及戒烟。在未控制的高血压主动脉夹层患者中，后期出现主动脉瘤破裂的相对危险是收缩压低于 130 mmHg 的患者的 10 倍。主动

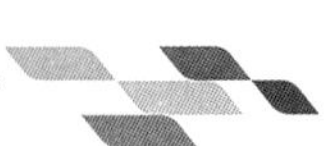

脉夹层急性期过后最初 2 年，死亡的风险是最大的，这时需要对患者进行密切的随访。29% 的手术后患者因夹层动脉瘤或其他动脉瘤破裂而死亡。此外，还有 17% ~ 25% 的患者由于新的动脉瘤形成而发病，这通常是由手术残留的假腔扩张引起的。由于这些新形成的动脉瘤位于血管壁薄弱的地方，因此更容易出现破裂。

参考文献

[1] 陈孝平，汪建平，赵继宗. 外科学［M］.9 版. 北京：人民卫生出版社，2018.

[2] 孙立忠. 主动脉外科学［M］. 北京：人民卫生出版社，2012.

[3] 朱晓东，张宝仁. 心脏外科学［M］. 北京：人民卫生出版社，2007.

[4] KOUCHOUKOS N T，BLACKSTONE E H，HANLEY F L，et al. Cardiac Surgery［M］. 4th ed. Amsterdam：Elsevier Saunders，2012.

第七章　烧伤整形外科疾病

第一节　烧　　伤

烧伤（burns），指接触火焰、热液、高温气体、激光、炽热金属液体或固体等所引起的组织损害。在生活工作中，烧烫伤主要是因热水、热油、热汤、热粥、炉火、电熨斗、蒸汽、爆竹、强酸、强碱等造成的。而工作中电流、化学物品导致的皮肤损伤与烧伤表现类似，也归属烧伤范畴，但这些损伤常合并全身脏器损害。大面积烧伤患者常合并吸入性损伤，尤其是发生于火灾时，可出现呼吸困难或吸入性窒息、全身中毒症状，若没有及时接受复苏治疗，会出现休克甚至死亡。

一、烧伤面积计算

烧伤面积的估算是指皮肤烧伤区域占全身体表面积的百分数。

（一）中国新九分法

中国新九分法是将体表面积划分为 11 个 9% 的等份，另加 1%，构成 100% 的总体表面积，具体如下：

头面颈部 9%：发部 3% + 面部 3% + 颈部 3%。

双上肢 9% ×2：双手 5% + 双前臂 6% + 双上臂 7%。

躯干部 9% ×3：躯干前 13% + 躯干后 13% + 会阴 1%。

双下肢 9% ×5 + 双下肢 1%：双足 7% + 双小腿 13% + 双大腿 21% + 双臀部 5%。

（二）手掌法

无论性别、年龄，患者并指的手掌面积约占患者体表面积的 1%，多用于小面积烧伤的测算。

二、烧伤深度分度

烧伤深度分度如下（图 7 –1 –1）。

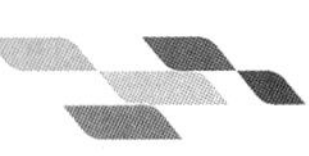

Ⅰ°烧伤：只伤及表皮浅层，生发层健在。皮肤红斑、红肿，无水泡，无渗出，有烧灼感，剧痛。

浅Ⅱ°烧伤：伤及表皮生发层和真皮浅层。局部红肿，大小不等水疱，内含清亮液体，水疱皮如剥脱，创面红润、潮湿，疼痛明显。

深Ⅱ°烧伤：伤及真皮乳头层以下，但残留部分网状层。可有小水疱，去除疱皮后，创面微湿，红白相间，痛觉迟钝。

Ⅲ°烧伤：伤及皮肤全层，甚至达到皮下、肌肉、骨骼，表现为皮肤焦黄、炭化、干燥，硬如皮革，浅表静脉闭塞，痛觉消失，有麻木感。

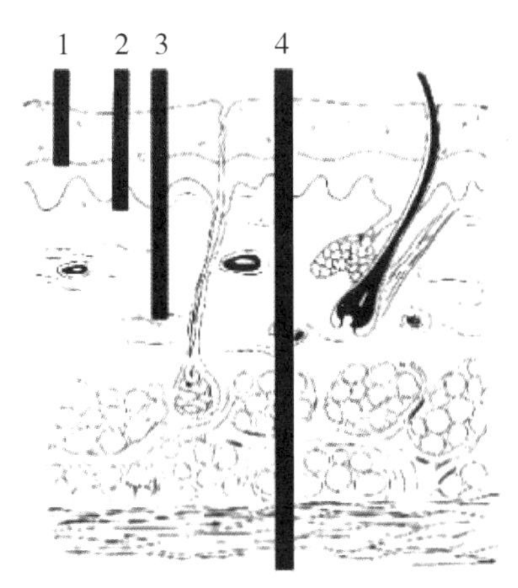

1：Ⅰ°烧伤；2：浅Ⅱ°烧伤；3：深Ⅱ°烧伤；4：Ⅲ°烧伤。

图7－1－1 烧伤深度分度

三、烧伤严重程度分度

（一）轻度烧伤

轻度烧伤：Ⅱ°烧伤面积10%以下。

（二）中度烧伤

中度烧伤：Ⅱ°烧伤面积11%～30%或Ⅲ°烧伤面积不足10%。

（三）重度烧伤

重度烧伤：烧伤总面积31%～50%；或Ⅲ°烧伤面积11%～20%；或Ⅱ°、Ⅲ°烧伤面积虽达不到上述百分比，但患者已发生休克等并发症，或存在较重的吸入性损伤、复合伤。

（四）特重烧伤

特重烧伤：烧伤面积50%以上或Ⅲ°烧伤面积20%以上。

烧伤严重程度分度见表7-1-1。

表7-1-1　烧伤严重程度分度

严重程度	轻度烧伤	中度烧伤	重度烧伤	特重烧伤
Ⅱ°烧伤面积	<10%	11%～30%	31%～50%	>50%
Ⅲ°烧伤面积	—	<10%	11%～20%	>20%
总烧伤面积	—	—	31%～50%	>50%

四、浅度烧伤（Ⅰ°和浅Ⅱ°烧伤）的处理原则

迅速去除致伤原因，脱离现场，妥善保护创面，防止感染，维持呼吸道通畅，及时送医！

浅度烧伤的处理流程为“冲→脱→泡→盖→送”。其具体操作如下。

冲：立刻使用冷水冲洗受伤部位或浸于水中，10～15分钟。

脱：除去烧伤处的衣物或首饰，切不可硬脱。

泡：将伤处放入冷水中浸泡，如出现颤抖现象，立刻停止浸泡。

盖：用无菌纱布或干净棉质的布覆盖伤口，保护皮肤水泡，不可弄破水泡。

送：及时送医院救治。

五、深度烧伤（深Ⅱ°和Ⅲ°烧伤）的处理流程

（1）迅速熄灭火焰，脱离火场。

（2）拨打急救电话。

（3）冷水冲淋被覆的衣物，并剪开脱下。

（4）用浸湿的无菌纱布或湿毛巾覆盖创面。

（5）观察有无呼吸困难、意识改变等休克症状。

（6）前往医院救治。

六、治疗

（一）轻度烧伤

轻度烧伤主要是创面处理：①创面可用1∶1000苯扎溴铵或1∶2000氯己定清洗、移除异物；②浅Ⅱ°烧伤水疱皮予以保留，水疱大者，可予抽去疱液，深度烧伤皮肤的水疱壁应予以去除；③如用包扎疗法，内层用油质纱布，外层用吸水敷料均匀包扎，包扎范围超过创周5 cm；④面、颈、会阴部烧伤不适合包扎，应予暴露；⑤疼痛明显者，可予止痛处理；⑥使用抗生素和破伤风预防感染。

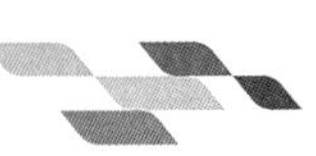

（二）中重度烧伤

中重度烧伤的处理：①了解病史，观察生命体征，必要时及早行气管切开；②补液；③留置尿管；④制订第一个 24 小时输液计划；⑤大面积烧伤一般采取暴露疗法。

第二节　瘢　　痕

瘢痕（scar）是创伤愈合过程中必然和必须的产物，是人体自卫体系的一种重要组成部分。适当的瘢痕形成具有积极作用，可愈合创面，称为生理性瘢痕；反之，则统称为病理性瘢痕，主要包括增生性瘢痕、萎缩性瘢痕、瘢痕疙瘩及瘢痕癌。病理性瘢痕的主要危害有：①外观影响。局部组织增生、肥厚、不平整、色素异常等。②自觉症状产生。如瘙痒、疼痛，从而影响日常生活。③功能影响。如关节部位瘢痕可影响肢体活动，大面积瘢痕影响皮肤排汗功能。④继发改变。继发溃疡、癌变等。⑤心理影响。

一、影响瘢痕形成的因素

（一）内在因素

年龄、体质、个人代谢状态、种族、遗传等。

（二）外在因素

组织损伤的程度、伤口的特性、外界刺激、创面愈合的方法等。

二、瘢痕的分类及临床表现

（一）表浅性瘢痕

表浅性瘢痕（superficial scar）表现为表面粗糙，有时有色素改变，局部平坦、柔软，有时与周边正常皮肤界限不清，一般无功能障碍。

（二）增生性瘢痕

增生性瘢痕（hypertrophic scar）明显高于周围正常皮肤，局部增厚、变硬。早期可有毛细血管扩张、充血，瘢痕表面呈红色或紫红，可有瘙痒或刺痛感，搔抓后可出现破溃。后期充血逐渐减轻，颜色变淡，瘢痕变软、平坦，痒痛感逐渐减轻并消失。发生于关节部位的大片增生性瘢痕可致关节活动障碍、畸形。

（三）萎缩性瘢痕

萎缩性瘢痕（atrophic scar）坚硬、平坦或略高于皮肤表面，与深部组织如肌肉、肌腱、神经等密切粘连。瘢痕局部血液循环极差，呈淡红色或白色，表皮极薄，不能耐受外界摩擦及负重，易发生破溃形成经久不愈的慢性溃疡，甚至发生恶变，多为鳞状上皮癌。萎缩性瘢痕具有较大的收缩性，可牵拉临近组织、器官，造成严重的功能障碍。

（四）瘢痕疙瘩

瘢痕疙瘩（keloid）具有明显的个体差异，常发生于局部损伤1年内，一般表现为高于周围正常皮肤的、超出原损伤部位的连续性生长的肿块，较硬，弹性差，局部痒或痛，早期呈粉红色或紫红色，晚期呈苍白色，与周围正常皮肤有明显界限，形态多样。

三、瘢痕的治疗

（一）手术治疗

手术治疗主要用于成熟瘢痕和瘢痕疙瘩。手术方案的选择需结合瘢痕的特点、部位而选择不同的方法。手术前可先给予适当的非手术治疗方案，如理疗，可以使瘢痕软化，缩小瘢痕切除范围。

（二）非手术治疗

对于瘢痕疙瘩和大面积非功能部位的增生性瘢痕不宜手术切除者，可考虑非手术治疗，包括激光治疗、药物注射治疗、放射治疗等。

四、瘢痕的预防

（一）采取合适的促进伤口愈合方式

对创面进行及时、正确的处理。例如，彻底清创，尽可能早地闭合创口，合理的切口设计，精细、无菌的手术操作等。

（二）压迫疗法

使用弹力绷带加压、弹力衣（套）压迫等方法，要注意“一早、二紧、三持久”：尽早开始压迫治疗；在不影响肢体血运及患者能够耐受的情况下，越紧越好；持续性、长期压迫，每天18～24小时，压迫6个月以上。压迫疗法既是瘢痕预防的重要方法，也是瘢痕非手术治疗的有效手段之一。

（三）外用药物

使用含硅酮成分凝胶等外用药物。

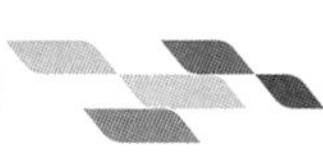

目前瘢痕的治疗主要是采用综合疗法，联合手术治疗与非手术治疗，同时更侧重瘢痕的防治结合的动态疗法，即在瘢痕形成过程中，将预防措施寓于治疗当中，达到有效防治瘢痕的目的。

第三节 单睑与重睑

单睑（foldless eyelid），俗称单眼皮，指在睁眼时，双侧上眼睑无褶皱形成。重睑（double eyelid），指上睑皮肤在睑缘上方有一条褶皱，当睁眼时，此褶皱以下皮肤上移，褶皱以上皮肤则松弛在褶皱处悬垂向下折叠成一横行皮肤皱襞，形成重睑，俗称双眼皮。

单睑和重睑是两种不同的眼睑形态，与遗传有关，一般终身不变，但也有少数人年龄增长到成年时，单睑逐渐变成重睑，有的步入老龄后，眼睑皮肤松弛，遮盖原来的重睑皱襞，给人以单睑的外观印象。人类的双上睑形态一般是对称的，但有少部分人双上睑形态不一致，表现为一侧单睑，一侧双睑。从生理角度，两者均属正常。但从形态角度，单睑除在上睑无横行皱襞之外，上睑皮肤较厚，遮盖睑缘，平视时睫毛的根部不可见，且多数合并内眦赘皮，眼距较宽；从美学角度，单睑往往给人以眼睛较小，不够明亮的感觉。部分人还呈现出一种疲倦、双眼无神的精神状态。

一、重睑形成机制

重睑的形成与上睑提肌的附着有密切关系。上睑提肌司提上睑作用，受动眼神经支配。上睑提肌腱膜纤维穿过眼轮匝肌附着于睑板前方皮肤中，当肌肉收缩时睑板前方皮肤随之上提，形成重睑皱襞，即形成重睑。

二、重睑成形术

重睑成形术，即双眼皮手术，是依据美学原理通过手术方法将单睑的解剖结构进行修改、重组，形成重睑的外观形态，达到双眼清秀、明亮，睫毛上翘、眉目传神的效果。

目前重睑成形术的手术方法有数十种，但归纳起来，主要有以下几类方法。

（一）切开睑板固定法

此法可解决多种眼睑问题，如上睑皮肤松弛、睫毛内翻、上睑臃肿、眶隔松弛、泪腺脱垂等，重睑形成后稳固而持久，富有立体感，但手术相对复杂，恢复时间相对较长。

（二）缝线法

缝线法即贯穿缝扎法。此法适用于睑裂大、眼睑薄、无臃肿、上睑皮肤无松弛且无内眦赘皮者。因其不做切口，术后无明显瘢痕，术后短期内肿胀明显，拆线后肿胀消退较快。

（三）埋线法

此法适用于睑裂大、眼睑薄、无臃肿、上睑皮肤无松弛且肌力正常、无内眦赘皮者。其操作简单，创伤小，无切口，术后组织反应小，一旦手术失败，可用切开法弥补修整，不留后遗症。

三、重睑术后护理

目前重睑术多在局部麻醉下完成，术中可有轻微疼痛感。切开重睑术后第1天开始肿胀，第2天达到高峰，第3天开始消肿，根据个人体质不同，局部血运建立和淋巴回流恢复时间有所差异，一般5天拆线后有轻度肿胀，1个月就比较自然，1～3个月肿胀大多完全消退，治疗后半年到1年左右瘢痕开始软化并逐渐退去，最后形成自然而好看的双眼皮。而埋线重睑术恢复时间更短，不用拆线，术后3天可以大部分消肿，1周左右就可以化妆。

术后护理注意事项：①切口涂少量眼膏，覆盖敷料，加压24小时；②手术当天冷敷，2天后可采取热敷，加快消肿；③伤口定期清理、换药，5～6天拆线，拆线要仔细，避免线头残留；④偶见球结膜充血，可予观察，或予可的松和消炎眼药水交替滴眼，约10天消退。

第四节　眼　　袋

眼袋（eye bags），系眶内脂肪堆积过多或下睑支持结构变薄弱时，眶内脂肪突出于眶外形成眼袋。眼袋主要见于中老年人，表现为下睑皮肤松弛、堆积，眶内脂肪脱出垂挂呈袋状，下眼睑外侧位置下移，下睑缘与眼球贴合不紧密，下睑缘弧度增加，形成下泪点外移溢泪，严重者出现下睑外翻、睑球分离、倒睫等。少数青少年由于遗传或者长期作息不良、睡眠缺乏、使用化妆品不当等因素，也可导致眼袋发生。

一、病因

眶内脂肪容量与下睑支持结构在正常情况下维持平衡状态，当这种平衡由于眶内脂肪堆积过多或下睑支持结构变薄弱而发生改变时，眶内脂肪突破下睑限制突出于眶外，

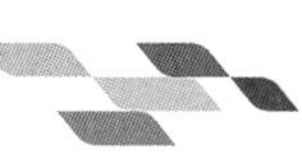

即形成下睑袋装畸形，按形成原因不同，分为以下几种：

（一）眼肌型眼袋（眼轮匝肌肥厚）

眼肌型眼袋（俗称“卧蚕”）多由遗传因素所致，常见于20～32岁年轻人，可增加眼部立体感，一般不需要治疗。

（二）脂肪过多型眼袋

脂肪过多型眼袋多由眶内脂肪先天过度发育所致，多见于23～36岁中年人。

（三）皮肤松弛型眼袋

皮肤松弛型眼袋多由下睑及外眼角皮肤松弛所致，可见眼周出现皱纹，多见于33～45岁中年人。

（四）混合型眼袋

混合型眼袋指同时合并以上多种原因所致的眼袋。

二、临床表现

眼袋通常不会导致机体产生明显症状，仅影响眼部外观。其表现为下眼睑部位皮肤松弛、臃肿，呈袋状突出、下垂，严重者可出现下眼睑外侧位置下移，下睑缘弧度增加，与眼球贴合松弛，形成泪小点外移溢泪、下睑外翻、睑球分离等表现，容易发生结膜炎、有异物感。部分患者可同时合并黑眼圈、倒睫等症状。

三、诊断与鉴别诊断

一般根据病史、结合临床表现进行分析，即可诊断。但其须与眼睑水肿进行鉴别。眼睑水肿是在毛细血管损伤的基础上发生的，临床上眼睑水肿可分为生理性和病理性两种。生理性眼睑水肿可与睡眠时间过少或过多、睡前大量饮水及睡眠枕头过低等有关，多为暂时性，经调整后可消退；病理性眼睑水肿常合并心脏病、肾病、鼻窦炎、眼睑感染等原发病病史。

四、治疗与预防

一旦自觉下睑外翻、流泪、眼部发炎，有异物感或因下睑组织肥厚突出、下睑皮肤松弛、影响美观时均可进行治疗。目前，眼袋主要的治疗手段为手术治疗。不同类型眼袋采用不同的手术方式：①脂肪过多型眼袋，可通过内切口（结膜入路）进行眼袋脂肪切除术，此手术方式无皮肤切口，术后无瘢痕，且不易发生下睑外翻和下睑退缩。②皮肤松弛型及混合型眼袋，多采用外切口，去除多余的皮肤及脂肪，或重置脂肪/填充泪沟等手术方法矫正眼袋，此法可显著改善外观。③其他治疗方法，如激光祛眼袋，主要利用光效应和热效应来收缩真皮组织，达到提拉、收紧、眼周年轻化的效果；超声祛眼袋，利用超声波的原理溶解脂肪，缩小眼袋，主要适用于脂肪型眼袋。还有吸脂祛眼袋、中医治疗眼袋等。

良好的生活习惯可减少眼袋的发生：①规律生活，保证充足的睡眠，提高睡眠质量，睡前少喝水；②多摄入富含维生素 A 和维生素 B 的食物，如胡萝卜、马铃薯、豆制品、动物肝脏等；③适宜的眼部保养，但注意避免乱用化妆品。

第五节　上睑下垂

正常人双眼平视时，上睑缘覆盖上方角膜缘 1.5～2.0 mm。上睑下垂（ptosis），指先天发育异常或后天疾病累及上睑提肌及其支配神经，导致一侧或双侧上眼睑低垂、明显低于正常位置。上睑下垂是常见病、多发病，临床上以先天性上睑下垂最常见，国内文献报道其发病率为 0.56%。

一、病因

形成上睑下垂的原因很多，先天性发育异常、眼部外伤、眼部手术、神经系统病变、肌肉系统病变、随年龄增长眼部组织退行性变化、肿物压迫均可引起。

（一）先天性发育异常

先天性发育异常常与遗传有关，多为上睑提肌发育异常，或为支配它的神经发育不良。

（二）眼部外伤、手术

外伤、手术损伤上睑提肌、上睑板肌［苗勒（Müller）肌］或动眼神经可引起继发性上睑下垂，一般发生于外伤、手术的同侧。

（三）神经系统病变

大脑外伤、大脑肿瘤、多发性硬化等引起支配眼部肌肉的神经发生病变，从而引起上睑下垂。

（四）肌肉系统病变

重症肌无力、眼外肌麻痹、肌肉强直等病变，累及上睑提肌，表现为上睑下垂。

（五）年龄增长

随年龄增长眼部组织发生退行性变化，上睑提肌腱膜变得薄弱、上睑提肌断裂，造

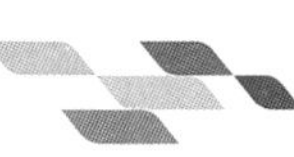

成上睑下垂。

二、临床表现

上睑下垂患者表现为单侧或双侧上睑位置下移、低垂，自然睁眼平视时，上睑缘覆盖角膜缘超过1/5（或大于2 mm），患侧眉毛较健侧抬高、额纹加深、仰头视物，重度上睑下垂患者，常伴弱视。部分患者双侧症状严重程度不对等。后天性上睑下垂患者多合并原发疾病的症状。

三、诊断与分度

（一）上睑提肌功能测试

主要采取指压眉弓测试上睑提肌功能。检查者用拇指于眶上压住眉毛，以摒除额肌参与提上睑的作用，先让患者往下看，再让患者往上看，此时上睑移动的距离为提上睑肌肌力。通常睑缘活动度0～3 mm为弱，4～7 mm为中等，8～9 mm为良好，10 mm及以上为正常。

（二）测量原位时睑裂高度及眼睑下垂量

单侧上睑下垂者可与正常侧进行对比，两眼原位平视前方时，眼裂高度之差，即为下垂量。如为双侧上睑下垂，上睑缘正好位于瞳孔上缘与角膜上缘之间的水平线，即覆盖角膜1.5～2.0 mm。如上睑缘位于瞳孔上缘，其下垂量为1～2 mm，为轻度下垂；上睑缘遮盖瞳孔上1/3，下垂量为3～4 mm，为中度下垂；如上睑缘下落到瞳孔中央水平线，其下垂量为4 mm或4 mm以上者，为重度下垂。

（三）新斯的明或依酚氯铵试验

新斯的明药物皮下或肌内注射，一段时间后观察上睑下垂有无减轻，若明显减轻，则上睑下垂很可能为重症肌无力所致。该检查主要用于排除重症肌无力。

（四）其他

视力及验光检查，判断上睑下垂对视功能有无影响；额肌肌力测定，可为确定手术方案提供一些参考值；眼球运动检查，患者配合医生的映光方向，向不同方向注视，医生根据眼球转动的情况判断眼外肌的功能。

四、治疗

上睑下垂会影响视力和外观，尤其在儿童期，会影响视力系统发育，造成弱视，且长期仰头视物，可致脊柱畸形，特别是重度上睑下垂，上睑缘遮盖瞳孔，应尽早手术治疗。

轻度上睑下垂，可考虑在患儿入学前进行手术治疗，避免因外观影响患儿心理发育。因此，一旦发现有上睑下垂，尽早就医。治疗的目的主要是防止视力减退、改善外观。

先天性上睑下垂以手术治疗为主，后天性上睑下垂应积极寻找病因，并针对原发病进行治疗，药物治疗无效时可考虑手术治疗。根据严重程度选择不同的手术方式：提上睑肌缩短术、额肌瓣悬吊术。

术后短时间内可能出现眼睑闭合不全，应遵医嘱，按时用药，保持眼睛湿润，睡觉时用足量眼膏封住眼睛，避免发生暴露性角膜炎。

第六节　组织移植

一、概述

组织移植（tissue transplantation），即将个体的某一部分组织用手术或者其他途径移植到其自体体内或另一个体某一部位的治疗手段，主要用于修复各种缺损。必须指出的是，移植术不包括人工合成（如高分子材料）或金属等材料的体内应用，如使用人工皮肤、人工心脏瓣膜、镶牙、塑料或金属人工关节、义肢等，这是因为这些人工制品不可能转化为生物体内的细胞或者组织。人工制品虽能取代一定功能，但在体内始终是一个没有活力的异物，属于生物医学工程的范畴。

二、组织移植的分类

根据组织的结构、部位、来源等方面，可将组织移植分为多种类型。

（一）根据移植组织来源分类

1. 自体组织移植

供移植的组织来源于受者自身。自体组织相容性好，无抗原性，切取方便，存活可靠，修复效果肯定，是目前修复重建外科手术治疗的主要模式之一，但自体移植存在供量有限，创伤较大，且可产生新的缺损和畸形，仍不是最理想的方法。

2. 异体组织移植

移植物来源于不同于受体的另一个体。按遗传学特性，又分为同种异体组织移植和异种移植：①同种异体组织移植，供者和受者虽非同一个体，但属于同一种族，包括具有完全相同的组织配型的同系移植，如同卵双生子之间的移植，以及没有相同的主要组织相容性复合体（major histocompatibility complex，MHC）遗传类型、组织配型存在差异的同种移植。②异种移植，即不同种族的动物或动物与人之间的移植。

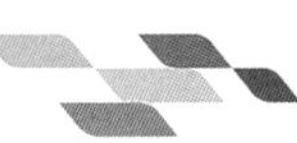

（二）根据移植的方法分类

1. 游离移植

游离移植（free transplantation）指被移植的组织完全与供区断开，到受区建立新的营养血供而存活的移植方式，包括：①贴合移植，如游离皮片移植；②包埋移植，如脂肪移植；③血管吻合移植，如游离皮瓣移植。

2. 带蒂移植

带蒂移植（pedicled transplantation）是指被移植组织在转移后有一部分与原供区保持联系，移植初期通过这些软组织及其包含的血管蒂的血供提供营养而存活，蒂部可长期保留或在新的血供建立后切断。由于有原供区的血供维持，因此移植物的存活情况好于游离移植。手术安全有效，尤其是进行较厚的组织瓣移植时。但带蒂组织移植的转移范围会受到蒂部长短的限制。

（1）带软组织蒂移植。与移植组织相连的蒂部只有皮下软组织，知名大血管未包含在组织蒂中，如各种随意皮瓣。

（2）带血管蒂移植。软组织蒂中含较大的血管，移植物的血供主要通过这些知名的大血管维持，如各种带蒂皮瓣。

3. 输注移植

输注移植（infused transplantation）主要是细胞移植，将有活力的细胞悬液，输入受体的血液、体腔、组织或脏器内，如输血细胞、游离脂肪细胞的移植。

（三）根据移植部位分类

移植时，将移植物移植到受者该器官原来的解剖位置，叫作原位移植；将其移植到另一位置，叫作异位移植。

三、游离移植

（一）游离皮肤移植

皮肤位于人体表层，包裹全身，是人体最大的器官，具有多种重要的生物学功能。完整的皮肤对维持机体的生理功能具有重要意义，各种创面均对机体产生多种影响，因此皮肤缺损必须及时修复。皮肤移植是整形外科常用手段，主要是将正常皮肤组织移植覆盖于体表创面以修复缺损。

游离皮片移植的分类如下。

1. 按移植皮肤形状分类

（1）点状植皮。将皮片剪成 0.3 ～ 0.5 cm^2 大小的方形小片，移植于受区创面上，皮片间距不宜超过 1 cm，皮片排列要均匀散布，避免排列成直行，以免日后挛缩明显；皮片越小，排列越密集，创面愈合越快，利用率越高，节省皮源。该植皮方法操作简单、易行，适用于体表皮源不够的大面积烧伤或撕脱伤的肉芽创面，但愈合后留下鳞片状的瘢痕挛缩较明显。

（2）邮票状植皮。邮票状植皮与点状植皮相似，是指将刃厚皮片或薄中厚皮片剪成邮票大小，然后进行移植，适用于患者皮源较不充裕的肉芽创面。

（3）筛状植皮。在大张中厚皮片上用尖刀多处戳孔，大小为0.5～1.0 cm，疏密按需而定。该植皮方式的主要目的是利于局部引流，防止大张皮片皮下积血、积液，提高皮片存活率，适用于局部肉芽创面及新鲜创面，远期瘢痕挛缩较少。

（4）网状植皮。将大张中厚皮片通过网状制皮机切割成网状，可使原皮片扩张3～11倍之多，国内生产的网状制皮机多可使原皮片扩张3倍。该植皮方式省皮、省时，适用于肉芽创面及新鲜创面。愈合后可见网状瘢痕，但由于瘢痕被网状皮片分割成许多小菱形状，因此减轻了创面瘢痕挛缩，耐磨性亦较好，多半用于早期烧伤的创面覆盖。本植皮方式不适用于暴露部位。

（5）整张植皮。按受区大小切取中厚以上皮片，整张移植于创面上。该植皮方式愈合后局部光滑、挛缩性小，为整形外科修复体表缺损最常采用的方法。

2. 按移植皮片的厚度分类

移植皮片的厚度分类见表7－6－1。

表7－6－1　移植皮片的厚度分类

<table>
<tr><th>种类</th><th>切取层次</th><th>皮片厚度/mm</th><th>存活难易</th><th>收缩性</th><th>耐磨性</th><th>色泽改变</th><th>质地改变</th><th>皮肤来源</th></tr>
<tr><td>刃厚皮片移植</td><td>表皮＋真皮乳头层</td><td>0.20～0.25</td><td>容易</td><td>40%</td><td>差</td><td>明显</td><td>较硬</td><td>丰富</td></tr>
<tr><td rowspan="3">中厚皮片移植</td><td rowspan="3">表皮＋部分真皮</td><td>0.30～0.40（薄）</td><td>容易</td><td rowspan="3">10%～20%</td><td>较差</td><td>明显</td><td>较软</td><td>丰富</td></tr>
<tr><td>0.50～0.60（中）</td><td>较易</td><td>较差</td><td>较明显</td><td>较软</td><td>丰富</td></tr>
<tr><td>0.70～0.78（厚）</td><td>尚易</td><td>好</td><td>不明显</td><td>软</td><td>丰富</td></tr>
<tr><td>全厚皮片移植</td><td>表皮＋真皮全层</td><td>不同部位厚度不一</td><td>尚易</td><td>几无</td><td>好</td><td>不明显</td><td>软</td><td>受限</td></tr>
<tr><td>带真皮下血管网的皮片移植</td><td>表皮＋真皮全层＋真皮下血管网</td><td>不同部位厚度不一</td><td>不易</td><td>无</td><td>好</td><td>不明显</td><td>软</td><td>受限</td></tr>
</table>

不同厚度皮片的存活过程类似，均需经历两个阶段，即血浆营养阶段和血管再生与血循环建立阶段。皮片移植后存活的关键时期是移植后24～48小时，在此期间，皮片如能顺利向血管化过度即可存活；若影响皮片血管化的各种原因使这一过程受阻，

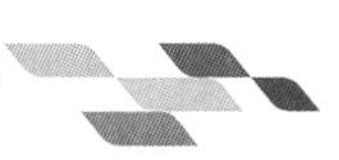

48 小时后，在正常体温下大多数皮片细胞开始自溶，皮片移植归于失败。

同种异体皮片移植后，短期内（约 2 周）即发生极为强烈、典型的急性排斥反应，非目前通用的免疫抑制措施可以控制。皮片最后坏死脱落。迄今未见同种异体皮片移植后的永久存活病例。临床上，同种异体皮肤移植仅于缺乏自体皮源的大面积烧伤时使用，其对早日消灭创面、防止感染和败血症有一定作用。

皮片移植的并发症与防治措施：临床上，皮片移植失败最常见的原因是血肿，主要由术中创面止血不彻底及包扎固定不妥，加压不够良好引起；患者凝血功能异常也易形成皮下血肿。血凝块阻止了皮片与受体创面血管芽的直接接触，致使皮片的血管化不能进行，因此术中应充分止血，术后加压包扎、妥善固定，一旦发现有血凝块，及时清除。皮片移植失败的另一个原因是感染，术前充分细致的受区准备及术中严格的无菌操作能避免这一干扰因素。最后，皮片下积液、局部的剪切力也是皮片移植是否成功的重要影响因素。

（二）脂肪移植

脂肪组织（adipose tissue）主要由大量群集的脂肪细胞构成，其中疏松结缔组织将其分隔成小叶。根据脂肪细胞结构、功能和分布不同，脂肪组织分为黄色脂肪组织和棕色脂肪组织，而用于移植的脂肪组织系黄色脂肪组织。

近年来，自体脂肪移植较多应用于各种原因导致的面部皮下脂肪及软组织缺失，如轻中度半面萎缩症、衰老性局部凹陷及矫正鼻唇沟过深、眉间皱纹、鱼尾纹等；应用于小乳症的治疗效果也不错，但常需做 2 ～ 3 次脂肪移植才能达到满意效果。重睑术及眼袋切除术后造成的眶隔脂肪切除过多，也可以采用脂肪移植进行修复。

从脂肪移植后的存活机制来看，感染创面严禁做自体脂肪移植。移植物受区血供不丰富的部位也不适合做自体脂肪移植。

（三）黏膜移植

黏膜（mucosa）由上皮和真皮组织组成，含有丰富的血管网。自体黏膜组织移植的适应证主要有唇红缺损、睑球粘连分离后缺损创面的修复、尿道下裂整复中的尿道重建、泪囊再造、结膜囊重建等。由于黏膜移植供区面积受限，一般来说，能用皮片取代的尽量不用黏膜移植。

（四）软骨移植

软骨与骨是构成身体支架的组织。软骨是一种具有一定弹性的坚韧组织，由软骨组织及周围的软骨膜构成，软骨内没有血管和淋巴管，其营养通过血浆扩散获得。

软骨是具有一定形状的硬组织，在整形外科主要被用作填充和支持材料，作为体表器官支架或硬组织凹陷的填充等。例如，修复颅面部的骨性凹陷性畸形或缺损、下颌骨髁状突截除后形成的腔穴形缺损、眼球摘除后眶内填充、耳鼻再造的支持体及鼻翼陷落的矫正等。软骨也常与其连接的皮肤或黏膜一起形成复合组织进行移植，如耳郭和鼻中隔复合组织移植等。

（五）骨移植

骨组织（osseous tissue）是坚硬而有一定韧性的结缔组织，骨移植临床上应用于整形外科、骨科、口腔颌面外科等，用于修复全身各个部位的骨缺损或形成支架进行器官再造。例如，填充体表凹陷、修复骨的缺损和畸形、手指再造和肢体延长术等。下颌骨缺损是行骨移植术的主要指征，以恢复咀嚼、语言等功能。颧骨、鼻骨、额骨甚至颅骨缺损时，也可借助骨移植术以恢复外形。上颌骨缺损一般不用骨移植术，而主要用人工修复体填充缺损以恢复牙列及咬合功能。但近年应用骨移植修复上颌骨缺损也逐步受到重视。

（六）筋膜移植

筋膜（fascia）是一种致密结缔组织，主要由成纤维细胞、胶原纤维、弹性纤维和基质组成。筋膜系统包括浅筋膜、深筋膜和浆膜下筋膜。临床上只有深筋膜用于移植，一般采用大腿外侧阔筋膜。常见适应证有：①上睑下垂修复、睑外翻悬吊；②面瘫矫正，用筋膜条悬吊下垂的鼻唇区肌肉；③肛门括约肌功能丧失的恢复和手部肌腱损伤的修复；④面部软组织凹陷畸形缺损（尤其是软组织被粘连到骨面引起的凹陷）的填充；⑤防止颞下颌关节强直粘连的隔断组织；⑥对疝、胸壁和腹壁缺损的修补，起加强作用。

（七）肌腱移植

肌腱（muscle tendon）是来自中胚层的白色、有光泽的致密结缔组织，其光滑，有较大的强度和相对缺乏的伸展性。肌腱移植主要用于：①肌腱外伤性缺损；②肌腱断裂后早期未做修复，因收缩及弹力减退断端不能直接拉拢缝合者；③肌腱严重损伤，广泛粘连，无法做肌腱松解者。

（八）肌肉移植

肌肉（muscle）的基本结构单位是肌细胞，又称为肌纤维（muscle fiber）。肌纤维是骨骼肌的基本功能单位。游离肌肉移植的适应证：①肛门手术及外伤性便失禁；②脑脊膜膨出或修补术后肛门括约肌的重建；③面瘫矫治；④腭咽闭合不全。由于游离肌肉存活情况不佳，缺乏必要的神经血管支持，移植后的功能不是十分理想，因此现在一般采用带蒂肌瓣移植。

（九）神经移植

神经组织构成神经系统。神经系统分中枢神经系统（脑与脊髓）和周围神经系统（神经和神经节）两大部分，两者是相互联系的整体。神经组织由神经细胞和神经胶质细胞组成。神经移植的适应证：①周围神经缺损长度超过 2 ～3 cm（手指神经缺损长度超过 0.5 cm）的断端；②经过各种使两断端接近的措施（如游离神经、神经移位和调整肢体位置等）后仍不能在无张力下直接缝合的远、近断端者。

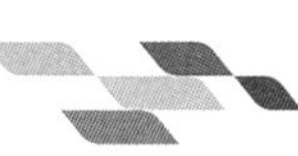

（十）血管移植

血管移植是显微外科常用的治疗手段，血管移植主要用于：①重要部位及必须功能的血管损伤或缺损的修复；②显微外科手术中血管蒂短，缝合有张力，或移植后血管栓塞需再次手术者；③对肢体缺血性病变及淋巴管阻塞的治疗。

（十一）大网膜移植

大网膜（greater omentum）由自胃大弯双层垂下至盆腔上口高度再向后上反折至横结肠的四层腹膜构成。成体大网膜的四层腹膜互相愈合，呈门帘状遮于腹腔下部器官的前方。大网膜疏薄，含有多少不等的脂肪，常呈筛网状。在大网膜上具有丰富的血管网，用大网膜携带肌肉、皮瓣或骨组织，均能使之再血管化。用大网膜包绕骨块还可以促进新骨的形成和改建。大网膜移植常见于：①体表各部位较大面积缺损或深部组织外露，无法用一般的皮瓣修复，或因损伤部位血供过度贫乏，无法提供皮瓣移植的血管床；②作为填充材料修复萎缩性凹陷或腔穴；③改善肢体血供、静脉或淋巴回流；④严重手外伤，肌腱、骨骼等外露，没有良好的软组织皮瓣覆盖时；⑤预制大网膜轴型皮瓣、骨皮瓣，修复远距离软组织和骨的缺损。

进行大网膜移植需做剖腹术，对患者损伤较大，应严格掌握适应证，并征得患者同意。

（十二）毛发移植

毛发移植是将毛发从个体的某一部位通过手术的途径移植到自体的另一部位的方法，属游离移植的范畴。主要运用于各种原因所致的脱发，如男性雄激素性脱发、瘢痕性秃发、眉毛稀疏等，在蒙古族妇女中，还用于阴毛稀少。少数男性采用毛发移植来改善胡须稀少的问题。

四、组织瓣移植

组织瓣是指带有蒂部保持血供的一种或多种组织，这种组织在移植时通过其原有的血管蒂或软组织蒂保持血液循环而存活。组织瓣移植（tissue flaps transplantation）是整形外科常用的方法，其组织移植后的存活率更高，移植更加安全可靠。

（一）皮瓣移植

皮瓣（skin flap）是指自身带有血供，包括皮肤与皮下组织或更深层次组织在内的复合组织块。将这样的组织块由身体的一处转移至另一处的过程称为皮瓣移植。形成皮瓣的部位称为供区，接受皮瓣的部位称为受区。

1．皮瓣的分类

皮瓣的分类方法和名称众多且有重叠，常用的皮瓣分类方法有以下几种：

（1）按供、受区的远近与转移方式分为局部皮瓣和远位皮瓣。

（2）按血供类型分为随意皮瓣（由肌皮动脉穿支供血）和轴型皮瓣（由直接皮动脉、肌间隙肌间隔动脉供血）。

（3）按皮瓣形状分为扁平皮瓣、管形皮瓣、菱形皮瓣、三角形皮瓣、舌形皮瓣、双叶皮瓣等。

（4）按蒂部情况分为单蒂皮瓣、双蒂皮瓣、皮下蒂皮瓣、肌肉蒂皮瓣、血管蒂皮瓣、血管神经蒂皮瓣等。

（5）按创面形状和（或）皮瓣转移修复后的切口形状分为“H”形皮瓣、V-Y皮瓣、风筝皮瓣、A-T或O-T皮瓣、O-Z皮瓣等。

2. 皮瓣移植的适应证

皮瓣包含皮下脂肪，有一定厚度和组织量，且带有自身血液供应，可用于修复凹陷性缺损、覆盖保护裸露的深部重要组织，如肌腱、血管、神经、骨面、关节或贴近骨面的不稳定瘢痕、溃疡，或为下一步肌腱、血管、神经、骨关节修复准备软组织条件。可用于覆盖创面、改善局部血运及营养状态。血运贫瘠的部位，如放射性溃疡、压疮及神经血管因素导致的溃疡等，需要使用皮瓣进行修复。皮瓣能耐受一定的压力，常用于修复足底或指端。皮瓣有一定的组织量，可包含骨、软骨等其他组织，是器官再造的基础材料。皮瓣还常作为覆盖组织修复洞穿性缺损，有时还用来制作衬里组织。

皮瓣具有厚度大，血运好，抗感染力强及色泽、质地、弹性变化小等诸多优点，但往往皮瓣移植手术次数多、时间长、技术操作复杂，发生并发症的机会亦多，应综合供受区条件、患者年龄等多方面因素加以考虑。

3. 供皮瓣区与皮瓣类型的选择

供皮瓣区与皮瓣类型的选择需遵循以下原则：

（1）选择皮肤质地、颜色近似的部位为供皮瓣区。

（2）以局部、邻近皮瓣就近取材并简便安全的方案为首选。局部皮瓣的面积大小如不敷应用，可采用皮肤软组织扩张的方法来解决。

（3）应尽可能避免不必要的延迟及间接转移。

（4）皮瓣的大小，在设计时宜比创面大20%左右，在构成上应是受区缺什么补什么，争取一次性修复。

（5）应尽量选用血供丰富的轴型皮瓣或岛状皮瓣移植，并尽可能与血供方向一致。

（6）应尽量选用躯干部较隐蔽的供区，尽量减少供皮瓣区的畸形与功能障碍。

4. 皮瓣移植的常见并发症及防治

（1）皮瓣血循环障碍。皮瓣出现血循环障碍是导致皮瓣部分或全部坏死的常见而严重的并发症。其内在原因包括：①皮瓣供区选择不当；②超出轴型皮瓣知名血管范围而又未行延迟术；③慢性创面血供差；④患者全身血管、淋巴条件差，如动脉斑块形成、动脉易持续痉挛、静脉淋巴回流不畅等。其外在原因包括：①手术操作不当，如剥离层次不一，损伤血管；②皮瓣设计、形成不合适，如长宽比过大，缝合后长度过大，皮瓣旋转后蒂部受压、扭转；③术中止血不彻底，形成血肿；④术后处理不当，如体位不当、固定不良。

为减少皮瓣血循环障碍的发生，术前须充分评估患者全身情况，及时调整血糖等全

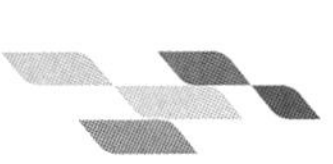

身影响因素；术中精细设计皮瓣，仔细操作，彻底止血；术后常规放置橡皮引流条或引流管，并保持引流管通畅，保证皮瓣远端稍高于蒂部，以利于静脉回流。一旦发生血循环障碍，需仔细分析原因并解决，动脉痉挛可予镇静、止痛、保温、补充血容量、扩容抗凝等措施改善血循环，有条件可予全身或局部高压氧治疗。对静脉回流不畅者，可适当加压包扎、抬高肢体、按摩、降温、拆除皮瓣边缘部分缝线，或用肝素、利多卡因生理盐水外敷等。但对于内源性原因引起的静脉回流障碍，目前尚缺乏非常有效的措施。

(2) 皮瓣下血肿。血肿形成，一是与患者凝血功能异常有关，术前须充分评估患者有无出血倾向；二是术中止血不彻底所致，术中须彻底、仔细止血，并放置引流条。一旦发现皮瓣下血肿形成时，宜立即拆除缝线，清除血肿，必要时须再次手术探查。

(3) 皮瓣感染。皮瓣感染多因创面感染严重、术中清创不彻底引起。要预防感染，除增强患者全身抵抗力、合理使用抗生素外，还要注意防止厌氧菌感染；术中局部清创应认真、彻底，放置引流条亦有一定预防感染的作用；术后仔细观察，一旦发生感染，及时拆除缝线，敞开创面，充分引流，局部换药并根据药敏系统应用抗生素等处理。

(4) 皮瓣撕脱。术后皮瓣宜妥善固定，适当制动，以预防皮瓣撕脱。发生皮瓣撕脱时，一般须清创，然后再次缝合固定。

（二）肌皮瓣移植

肌皮瓣（muscular cutaneous flap）是一种复合组织瓣，包含皮肤、皮下组织、深筋膜和肌肉组织，以供应肌肉的优势动静脉血管为蒂，利用肌肉为载体，携带表面的皮肤组织，转移修复缺损。肌皮瓣是临床上经常使用的一种皮瓣，具有血供丰富、携带组织量大的特点，常用于较大创面缺损的修复及肌肉功能的重建。常用的肌皮瓣有胸大肌肌皮瓣、背阔肌肌皮瓣、腹直肌肌皮瓣、斜方肌肌皮瓣、阔筋膜张肌肌皮瓣等。

肌肉的血供模式可分为五型（图 7－6－1）：单血管蒂型（Ⅰ型）、优势血管蒂型和次要血管蒂型（Ⅱ型）、双优势血管蒂型（Ⅲ型）、节段性血管蒂型（Ⅳ型）、优势血管蒂加次级节段性血管蒂型（Ⅴ型）。根据不同的血供模式可以设计不同的肌瓣类型。

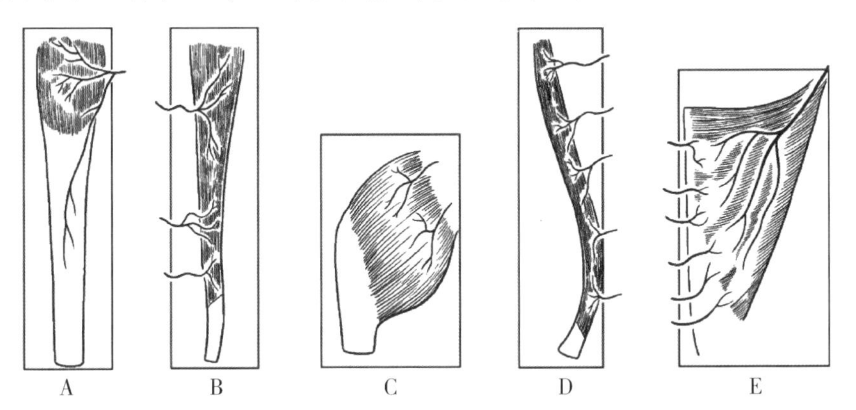

A：阔筋膜张肌，血供模式为Ⅰ型；B：股薄肌，血供模式为Ⅱ型；C：臀大肌，血供模式为Ⅲ型；
D：缝匠肌，血供模式为Ⅳ型；E：背阔肌，血供模式为Ⅴ型。

图 7－6－1　肌肉的血供模式

肌皮瓣血供丰富，血管分布恒定，术后皮瓣成活率高，手术常可一次完成。同时抗感染能力强，又可改善受区局部的血液循环，生物学的清除作用较单纯皮瓣高。肌皮瓣面积大、体积厚，组织量丰富，其用于覆盖大面积创面、填充缺陷的作用明显。应用显微外科技术，带血管神经移植，可进行远位转移。肌皮瓣移植还可用于肌肉功能的重建。

（三）筋膜瓣移植

筋膜瓣（fascial flap）是含有浅筋膜和深筋膜的一种组织瓣。筋膜是位于皮肤与肌肉之间或肌肉与肌肉之间的结缔组织，其质地柔软，富含弹性和延伸性，血运丰富，抗感染能力强，容易适应新环境。筋膜瓣最大的优点是切取后供区保留皮肤，无须皮片覆盖供区，不会造成新的缺损畸形。

筋膜瓣血液循环良好、血供丰富、容易存活，适用于覆盖难以愈合的创面或瘢痕溃疡，以及对血管、神经、肌腱、骨、关节等深部结构裸露的组织缺损的修复；抗感染能力强，可用于感染创面。筋膜的长宽比例可达 3∶1至 4∶1，供区面积大。即使供区表面有瘢痕存在，其下方的筋膜仍可形成筋膜瓣进行移植。瓣薄而柔软，弹性好，且有一定的韧性，能耐受一定的摩擦与压力，外形不臃肿，两面均可覆盖创面，还可作为窄腔及凹陷部位的填充物。筋膜瓣的移植方式灵活，可行顺行、逆行、交叉、翻转和旋转等方式移植，可作带蒂移植和游离移植。

（四）肌瓣移植

肌瓣（muscular flap）是带组织蒂的肌肉组织，在整形外科主要用于填充软组织凹陷畸形或替代失用性肌肉的功能。肌瓣的移植特点类似肌皮瓣移植，所不同的是，肌瓣移植术没用表面的皮肤结构，供区可无皮肤缺损。

（五）骨瓣移植

骨瓣（osseous flap）是带有血管蒂的骨组织，包括骨膜瓣、骨膜骨瓣、骨瓣。骨瓣移植主要是为机体骨骼支架的修复重建而进行的移植。与游离骨组织移植相比，骨瓣移植是一种“活骨移植”，能够保持移植骨的血运，缩短愈合时间，安全性和存活情况更佳，临床上具有很大的应用价值。骨瓣移植的关键是移植体与受体之间血液循环重建的问题。

组织移植是创面修复的主要方法。在创面缺损闭合的时候，要遵守从简单到复杂的基本原则，即重建阶梯：伤口二期缝合→直接缝合→植皮→局部组织移植→远位组织移植→游离组织移植。

随着医学的发展，在创面修复的方法上，出现了诸如干细胞移植、富血小板血浆移植、组织工程皮肤覆盖等辅助新技术，可以单独或结合皮瓣皮片移植等方法使用。这些新技术虽然还面临着种种问题，但是肯定会有更大的突破出现，给整形重建外科带来巨大的变化。

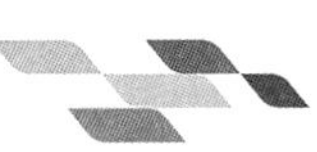

参考文献

[1] 陈孝平，汪建平，赵继宗. 外科学 [M]. 9 版. 北京：人民卫生出版社，2018.

[2] 李世荣. 现代美容整形外科学 [M]. 北京：人民军医出版社，2006.

[3] 王炜. 整形外科学 [M]. 杭州：浙江科学技术出版社，1999.

[4] 赵启明，方方. 皮肤外科学 [M]. 杭州：浙江科学技术出版社，2012.

第八章　肝胆胰外科疾病

第一节　胆 道 疾 病

一、胆囊结石

胆囊位于肝脏面胆囊窝内，呈梨形，长为 5 ～ 8 cm，宽为 3 ～ 5 cm，容积为 40 ～60 mL。本节叙述的胆囊结石（cholecystolithiasis）主要是指胆固醇结石、胆色素结石或混合性结石。

胆道分为肝内胆道和肝外胆道。肝内胆道起自毛细胆管，汇集成小叶间胆管、肝段胆管、肝叶胆管及肝内部分的左肝管和右肝管。肝外胆道由左肝管和右肝管、肝总管、胆囊、胆囊管及胆总管组成。（图 8 –1 –1）

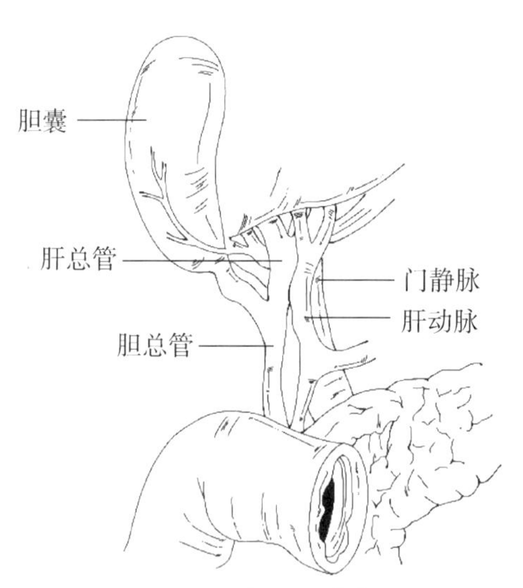

图 8 –1 –1　肝十二指肠韧带内的重要结构

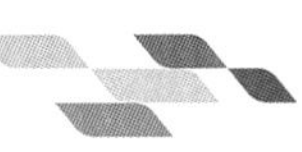

（一）病因

胆囊结石成因有多种因素。任何影响胆固醇与胆汁酸和磷脂浓度比例、造成胆汁淤积的因素均可导致结石形成。常见因素包括性激素、肥胖、妊娠、高脂饮食、高脂血症、糖尿病、长时间肠外营养、胃肠吻合术后、回肠切除术、肝硬化、溶血性贫血等。

（二）临床表现

大多数患者无任何症状，少数患者出现典型症状，如胆绞痛，其他常见表现为急性或慢性胆囊炎，主要包括以下几种。

1. 胆绞痛

胆绞痛常见诱因为饱食、进食油腻食物后或睡眠中体位改变，导致胆囊收缩、结石移位及迷走神经兴奋，结石嵌顿使胆囊排空受阻，压力升高，胆囊强力收缩而发生绞痛。腹痛部位常见于上腹或右上腹，呈阵发性，间歇性加剧，可向右肩胛部和背部放射，可伴恶心、呕吐。多数患者会反复发作。

2. 上腹隐痛

多数患者只感到上腹或右上腹隐痛，或有饱胀、嗳气、呃逆等不适，易被误诊为胃病。

3. 胆囊积液

胆囊结石长期嵌顿阻塞胆囊管致胆汁排空受阻时，胆囊黏膜会吸收胆汁中的胆色素，并分泌黏液，导致胆囊积液，其呈白色透明状，称为白胆汁。

4. Mirizzi 综合征

Mirizzi 综合征是指当胆囊管与肝总管并行过长或胆囊管汇入肝总管位置过低时，嵌顿于胆囊管的结石压迫肝总管，导致肝总管狭窄而引起的一系列症候群体，是特殊类型的胆囊结石。其特点是反复发作的胆囊炎和胆管炎，以及明显的梗阻性黄疸。

5. 其他

极少引发黄疸；小结石可进入胆总管形成胆总管结石；进入胆总管的结石可导致胆源性胰腺炎；结石压迫引起胆囊炎症并引起慢性穿孔，可造成胆囊十二指肠瘘或胆囊结肠瘘，偶尔引起胆石性肠梗阻；结石及炎症的长期刺激可诱发胆囊癌。

（三）治疗

对于有症状和/或并发症的胆囊结石的治疗，首选腹腔镜胆囊切除术。无症状的胆囊结石一般不需要预防性手术治疗，可观察和随诊。但据长期随访，30% 以上患者将来会因出现症状及合并症而需要手术。

二、胆囊息肉

胆囊息肉（cholecystic polypus）是指向胆囊腔内突出或隆起的病变，可以呈球形或半球形，有蒂或无蒂，多为良性。

（一）病因

胆囊息肉可分为肿瘤性息肉，包括腺瘤和腺癌；非肿瘤性息肉，包括胆固醇性息肉、炎性息肉和腺肌增生等。

（二）临床表现

大多数患者无任何症状，是体检时由超声检查发现。少数患者出现右上腹痛，恶心呕吐，食欲减退。极少数病例可引起梗阻性黄疸、胆囊炎、胆道出血、胰腺炎等。

（三）治疗

无症状的胆囊息肉一般不需预防性手术治疗，可观察和随诊，应每6个月行肝胆彩超复查1次。

有以下情况宜行手术治疗：①有明显症状的患者；②有胆囊息肉恶变的危险因素：直径大于1 cm；单发病变且基底宽大；息肉逐渐增大；合并胆囊结石和胆囊壁增厚，且患者年龄超过50岁。

第二节　肝脏与门静脉系统疾病

一、概述

肝是人体内最大的实质性脏器，其大部分结构隐匿于右侧膈下和季肋深面，肝脏左侧小部分横跨过腹中线至左上腹。因此，肝的右下缘齐右肋缘，而左下缘可在剑突下扪及。

在肝脏周围，分别有左、右三角韧带，冠状韧带，镰状韧带和肝圆韧带等，将肝脏固定于膈肌及前腹壁。肝脏脏面有几个重要解剖结构，分别为肝蒂、第一肝门、第二肝门及第三肝门。肝蒂是肝十二指肠韧带包绕的进出肝门的重要脉管系统、淋巴结及神经等结构。在门静脉、肝动脉和肝总管在肝脏面的横沟处各自分出左、右干进入肝实质内，此为第一肝门。在肝实质内，门静脉、肝动脉和肝内胆管的走向和分布大体上相一致，共同被包裹在格利森（Glisson）鞘内。肝静脉是肝血液的流出管道，三条主要的肝静脉在肝后上方的静脉窝进入下腔静脉，此为第二肝门。此外，还有小部分肝血液经数支肝短静脉汇入肝后方的下腔静脉，被称为第三肝门。根据肝内血管、胆管的分布规律，肝被分为左半肝、右半肝。临床上，奎诺（Couinaud）分段法较为常用，以肝静脉及门静脉在肝内分布为基础的，将肝分为八段。

肝的基本结构和功能单位为肝小叶。显微镜下，肝小叶中央是中央静脉，围绕该静脉为放射状排列的单层肝细胞索，肝细胞索之间为肝窦，其壁上附有肝巨噬细胞（又称

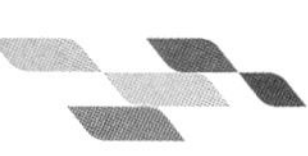

库普弗细胞，Kupffer cell），是组成人体单核－吞噬细胞系统等重要成分之一。

肝脏血液供应的25%～30%来自肝动脉，而70%～75%来自门静脉系统。因为肝动脉压力大、血流含氧量高，所以供给肝所需氧量的40%～60%。而门静脉汇集来自肠道的血液，是肝脏的重要营养供给来源。肝的总血流量约占心排血量的1/4，因此也担负着重要而复杂的生理功能，其中已明确的功能如下：

（一）分泌胆汁

肝细胞分泌的胆汁经胆管流入十二指肠，帮助脂肪消化及脂溶性维生素（如维生素A、维生素D、维生素E、维生素K）的吸收。

（二）代谢功能

经由肠道吸收的营养物质经门静脉系统进入肝，在此进行能量物质的代谢及转化，如糖原的储存与释放以及时调控血糖水平，保证机体能量供应；参与氨基酸脱氨和转氨作用，影响人体各类蛋白质合成与降解；并能维持体内各种脂质（包括磷脂和胆固醇）的恒定性，使之保持稳定浓度和比例。

（三）参与各类激素代谢

肝对雌激素、神经垂体分泌的抗利尿激素具有灭活作用；肾上腺皮质酮和醛固酮的中间代谢过程大部分在肝内进行。肝硬化时灭活作用减退，体内的雌激素增多，引起蜘蛛痣、肝掌及男性乳房发育等现象；抗利尿激素和醛固酮的增多，促使体内水、钠潴留，引起水肿和腹水。

（四）凝血功能

肝除参与各类凝血途径中的蛋白合成（如纤维蛋白原，凝血酶原，凝血因子Ⅶ、Ⅷ、Ⅹ、Ⅺ和Ⅻ等）外，储存在肝内的维生素K对凝血酶原和凝血因子Ⅶ、Ⅸ、Ⅹ的合成同样必不可少。

（五）解毒作用

代谢过程中产生的毒物或外来的毒物，在肝内主要通过单核－吞噬细胞系统吞噬或通过分解、氧化和结合等方式转化为无毒物质。

（六）吞噬或免疫作用

肝通过单核－吞噬细胞系统的Kupffer细胞的吞噬作用，将细菌、抗原抗体复合物、部分衰老的血细胞等从血液中清除。

（七）其他功能

肝内有铁铜、维生素B_1、叶酸等造血因子，能间接参与造血。肝储藏大量血液，当急性失血时，有一定调节血液循环的作用。

肝的储备功能和再生能力均很强大。动物实验证明，切除70%～80%的正常肝实质，肝仍可维持正常的生理功能，且能在约6周后再生至接近原来的肝重量。

二、原发性肝细胞癌

（一）疾病概要

原发性肝恶性肿瘤（primary malignant tumor of the liver）包括肝细胞癌、肝内胆管癌和肝肉瘤。其中，肝细胞癌（hepatocellular carcinoma）简称肝癌（liver cancer），是最常见的肝恶性肿瘤，约占90%，且在中国东南沿海地区发病较高。因此本章节以介绍肝癌为主。

（二）致病因素

原发性肝癌的病因及确切分子机制尚未完全明确。现有研究提示，肝细胞癌发病与各种类型的肝硬化、病毒性肝炎（乙型肝炎病毒和丙型肝炎病毒等）、黄曲霉毒素、酒精（酗酒）、某些化学致癌物质（亚硝胺类物质）和饮水污染等因素相关。

（三）病理分型

肝癌大体病理形态分为结节型、巨块型和弥漫型三型。既往以5 cm为界，将肝细胞癌分为小肝癌（直径≤5 cm）和大肝癌（直径>5 cm）两类。中华医学会外科学分会肝脏外科学组的分类：微小肝癌（直径≤2 cm），小肝癌（2 cm<直径≤5 cm），大肝癌(5 cm< 直径≤10 cm）和巨大肝癌（直径>10 cm）。

肝癌细胞极易经门静脉系统在肝内播散，形成癌栓后阻塞门静脉主干可引起门静脉高压的临床表现。血行肝外转移较为少见，一旦发生，最常见的转移部位为肺，其次为骨和脑等。肝癌经淋巴转移更为少见，现有报道可转移至肝门淋巴结及胰周、腹膜后、主动脉旁及锁骨上淋巴结等部位。在中晚期肝癌患者中，肿瘤可直接侵犯邻近脏器及横膈，甚至发生肝癌破裂、腹腔种植性转移等。

（四）临床表现

1. 症状

患者的年龄大多为40～50岁，男性比女性多见。肝癌早期缺乏典型临床表现，一旦出现症状和体征，疾病多已进入中、晚期。临床表现可有肝区疼痛、肝大或右上腹肿块，乏力、消瘦、食欲减退、黄疸、腹胀等全身及消化道症状。发生肺、骨、脑等脏器转移者，可产生相应症状。少数患者可有低血糖症、红细胞增多症、高血钙和高胆固醇血症等特殊表现。

2. 体征

肝癌合并肝硬化者常有肝掌、蜘蛛痣、男性乳腺增大、下肢水肿等体征。早期肝癌常无明显阳性体征。中晚期肝癌通常可于肝区扪及肿大的包块，肝区有压痛、叩击痛

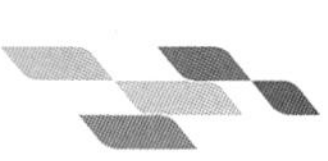

等；门静脉癌栓的患者可出现顽固性腹水；出现无法通过药物及其他手段缓解的持续性黄疸，也可出现肝脏肿大等体征。发生肝外转移时，患者可出现转移部位的相应体征。

（五）诊断

肝癌诊断主要依据实验室检验及影像学手段，其主要包括以下方法：

1. 实验室检验

实验室检验：①血清甲胎蛋白（AFP）测定。对诊断本病有相对的特异性。放射免疫法测定持续血清 AFP≥400 μg/L，并能排除妊娠、活动性肝病等，即可考虑肝癌。② 其他肝癌肿瘤标志物，如异常凝血酶原（PIVKA-Ⅱ）、血浆游离微小核糖核酸（microRNA）等。而其他肝功能相关的检验指标缺乏特异性，不作为诊断肝癌的特异性指标。

2. 影像学检查

影像学检查：①超声检查。作为无创、便利、高效、价格亲民的筛查手段，其诊断肝癌的检出率可达90%甚至以上。②CT 和 MR 检查。两者诊断价值相仿，对良、恶性肝内占位病变（特别是肝癌与肝血管瘤）的鉴别，MR 优于 CT，可检出 0.5～1.0 cm 的小肝癌。③选择性腹腔动脉或肝动脉造影检查。对血管丰富的肝癌尤其敏感。

综上所述，患者有乙型或丙型肝炎等肝病病史，当检查检验结果满足以下其中 1 项时，可考虑诊断肝癌：①一种影像学手段支持肝癌诊断，且 AFP≥ 400 ng/mL；②两种以上影像学手段支持肝癌诊断。

同时需要注意的是，约 30% 肝癌患者的 AFP 完全正常，假如其他检查手段强烈提示肝癌的可能性大，此时应检测 AFP 异质体及其他肝癌标志物（如 PIVKA-Ⅱ等），如为阳性，有助于诊断。对于诊断困难者，可以做肝动脉造影，必要者同时做肝动脉化疗栓塞（transcatheter arterial chemoembolization，TACE）进行诊断性治疗。不建议常规行肝穿刺针吸细胞学检查，因为通过细胞检查找到肿瘤细胞虽然有确诊意义，但是仍然无法除外假阴性可能，并且有引起肿瘤破裂、穿刺针道出血和癌细胞沿针道扩散等风险。

（六）鉴别诊断

肝细胞癌应与肝硬化结节、继发性肝癌、肝良性肿瘤、肝脓肿、肝包虫病，以及与肝毗邻器官如胆囊、胃、胰腺、右肾、结肠肝曲等处的肿瘤相鉴别。

（七）治疗

早诊断、早治疗。早期采用以手术切除为主的综合治疗，是提高肝癌长期治疗效果的关键。

1. 部分肝切除

部分肝切除是治疗肝癌首选和最有效的方法。肝切除手术除可以通过开腹施行，也可选择经腹腔镜或在机器人辅助下施行。总体上，肝癌切除术后 5 年生存率为 30%～50%。影响手术治疗效果的主要因素是肿瘤数目、血管侵犯、肿瘤分化程度和 AFP 水平等。

2. **肿瘤可切除性评估**

没有肝外多处转移：①单发的微小肝癌和小肝癌；②单发的向肝外生长的大肝癌或巨大肝癌，受肿瘤破坏的肝组织少于30%，肿瘤包膜完整，周围界限清楚；③多发肿瘤，但肿瘤结节少于3个，且局限在肝的一段或一叶内。

随着现有外科技术及影像诊断、围手术期支持手段等医疗技术水平提升，经有经验的外科医生及多学科团队协作评估，某些既往被评估为不可切除的肝癌也可实现切除。

3. **肝移植**

肝移植由于可同时切除肿瘤和硬化的肝，因此可以获得较好的长期治疗效果。

4. **肿瘤消融（ablation）**

通常在超声引导下经皮穿刺行微波、射频、PEI等消融治疗，适应证是不宜手术的肝细胞癌，或术后复发、转移性肝癌，其优点是简便、创伤小，部分患者可获得较好的治疗效果。

5. **经肝动脉和（或）门静脉区域化疗或经肝动脉化疗栓塞（TACE）**

此方法用于治疗不可切除的肝癌或作为肝癌切除术后的辅助治疗。常用药物为氟尿嘧啶、卡铂、表阿霉素等；常用栓塞剂为碘化油。有些不适应一期手术切除的大肝癌或巨大肝癌，经此方法治疗后肿瘤缩小，部分患者可获得手术切除机会。

6. **其他治疗方法**

其他治疗方法如抗肝炎病毒治疗、体内或体外放射治疗、全身化疗、靶向治疗（如索拉菲尼、仑伐替尼）、免疫治疗（如纳武利尤单克隆抗体和帕博利珠单克隆抗体）和中药治疗等。

三、门静脉系统解剖概要

门静脉系统是肝的机能血管集合的统称，由肠系膜上静脉和脾静脉汇合而成，收集了消化道、脾、胰、胆囊的血液，携带丰富的营养物质输送入肝脏。其起止端均为毛细血管，起始于胃、肠、胰、脾的毛细血管网，终端为肝血窦状隙。且门静脉主干及较大的属支均无瓣膜结构。因此，无论肝内或肝外门静脉阻塞，均可使门静脉血液逆流，压力增高。门静脉正常压力为13～24 cmH_2O，平均值为18 cmH_2O，比肝静脉压力高5～9 cmH_2O。门静脉压力大于25 cmH_2O时即可定义为门静脉高压。

门静脉系统与腔静脉系统之间有若干交通支，正常情况下，交通支都很细小，血流量都很小。但当门静脉内压力增高时，血液的反流将引起交通支扩张，扩张的交通部位有以下几处。

（一）胃底、食管下段交通支

门静脉血流经胃左静脉、胃短静脉，在食管下段和胃底与奇静脉的食管静脉相吻合，流入上腔静脉。在门静脉高压症时，可发生食管－胃底静脉曲张、破裂出血。

（二）直肠下端、肛管交通支

门静脉血流经肠系膜下静脉、直肠上静脉与直肠下静脉、肛管静脉汇合，流入下腔

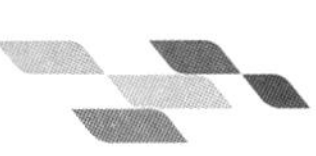

静脉。在门静脉高压症时，直肠下端静脉曲张形成痔。

（三）腹壁交通支

门静脉血流经附脐静脉与腹壁上静脉或腹壁下静脉吻合，分别流入上腔静脉、下腔静脉。在门静脉高压症时，位于脐周围的腹前壁浅表静脉曲张可形成“海蛇头”。

（四）腹膜后交通支

在腹膜后，许多肠系膜上、下静脉属支与下腔静脉属支相互吻合，亦称为 Retizus 氏静脉丛。在门静脉高压症时，Retizus 氏静脉丛曲张并增多，在行分流术时其对显露下腔静脉或左肾静脉造成困难；术中应注意止血，并应注意避免过多地损伤这些交通支。

四、门静脉高压症

门静脉高压症（portal hypertension）是指由于门静脉血流受阻，血流淤滞而引起门静脉系统压力升高所引起的一系列临床表现，主要包括侧支循环开放，脾肿大、脾功能亢进及腹水三大临床表现。所有导致门静脉血流障碍和（或）血流量增加的疾病，均能引起门静脉高压症。

（一）病因

门脉高压症主要分为肝前型、肝内型和肝后型。其中，在中国以肝内型常见，占95%以上。肝前型门静脉高压症的常见病因主要有肝外门静脉血栓形成（脐炎、腹腔感染、创伤等）、先天性畸形（门静脉闭锁、狭窄或海绵样变等）及外在压迫（胰腺炎、转移癌等）。而在肝内型门静脉高压症里，按病理形态的不同又可分为肝窦前阻塞、肝窦和窦后阻塞两种。窦前阻塞的常见病因主要是血吸虫病性肝硬化。血吸虫可以在门静脉系统内发育成熟、产卵，形成虫卵栓子，顺着门静脉血流抵达肝小叶间汇管区的门脉小分支，引起这些小分支的虫卵栓塞、内膜炎和其周围的纤维化，从而导致门静脉血流受阻及门静脉压力的增高。肝窦和窦后阻塞的常见病因是肝炎后肝硬化，其主要病变是肝小叶内纤维组织增生和肝细胞再生，增生纤维索和再生肝细胞结节（假小叶）的挤压，使肝小叶内肝窦变窄或闭塞，以致门静脉血不易流入肝小叶的中央静脉或小叶下静脉，血流淤滞，从而导致门静脉压力增高。肝后型门静脉高压症的常见病因主要包括巴德－吉亚利综合征（Budd-Chiari syndrome）、缩窄性心包炎、严重右心衰竭等。

（二）临床表现

门静脉高压症可引起侧支循环开放，脾肿大、脾功能亢进及腹水三大临床表现，其他还有蜘蛛痣、肝掌和肝功能减退的表现。大多数患者根据临床表现即可做出门静脉高压症的诊断。

1. 侧支循环开放

侧支循环的开放是门脉高压症的独特表现，是诊断门静脉高压症的重要依据，上述提及的四大交通支大量开放，同时扩张迂曲形成静脉曲张。其中，胃底、食管曲张静脉破裂出血是门静脉高压最常见也是最凶险的并发症，呕血和黑便是其主要临床表现。由于其离门静脉主干和腔静脉最近，压力差最大，因此门静脉高压的影像学表现也出现得最早且最显著。其他交通支的开放，如直肠下端静脉曲张可导致痔的形成；如位于脐周围的腹前壁浅表静脉曲张可形成“海蛇头”；如腹膜后交通支曲张静脉破裂引起腹膜后血肿，但较少见。

2. 脾肿大和脾功能亢进

门静脉压力升高以后，脾静脉入肝血流受阻导致脾窦扩张，脾髓组织增生，最终导致脾肿大，是门静脉高压症的必备条件。脾脏肿大致使脾脏内血流驻留时间长，遭脾巨噬细胞吞噬的机会增大，可伴有脾功能亢进。患者表现有白细胞减少、血小板减少和增生性贫血，约有1/4肝硬化患者伴有脾功能亢进。

3. 腹水和肝病体征

腹水是许多疾病的临床表现之一，但主要是各种肝脏疾病引起门静脉高压后所产生的（约占80%）。门静脉压力升高，使门静脉系统毛细血管的滤过压增加，同时肝硬化引起的低蛋白血症致血浆胶体渗透压下降，淋巴液的生成增加及水钠潴留均可加剧腹水的生成。肝功能失代偿的患者，除乏力、食欲不振、腹胀、恶心等一般症状外，还可出现黄疸、蜘蛛痣、肝掌、皮肤色素沉着及凝血功能障碍和内分泌紊乱等表现。病情至晚期亦可出现肝性脑病、肝肾综合征等严重并发症。

（三）治疗

门静脉高压症的外科治疗主要是针对食管－胃底静脉曲张破裂出血、脾大及脾功能亢进，以及顽固性腹水和原发性肝病等的治疗。

食管－胃底静脉曲张破裂出血的治疗主要包括非手术治疗和手术治疗。非手术治疗适用于一般状况不佳、肝功能较差、难以耐受手术的患者及术前准备，主要包括输血、止血（血管收缩药，如特利加压素、生长抑素等）、抗感染、内镜治疗（内镜下硬化治疗和内镜下食管静脉曲张套扎术等）、三腔二囊管压迫止血、经颈静脉肝内门体分流术等。手术治疗适用于：①曾经或现在发生消化道出血；②静脉曲张明显和“红色征”出血风险较大且一般情况尚可者；③肝功能较好（Child A级、B级），估计能耐受手术者。肝功能Child C级的患者一般不建议手术治疗，死亡风险高。手术方式主要包括分流术、断流术、分流与断流复合术及肝移植四类。

脾大及脾功能亢进的外科治疗主要是脾切除术。脾切除是治疗脾功能亢进最有效的方法。几乎全部的断流术和部分的分流术均包含脾切除术。脾脏的射频消融术和脾动脉栓塞治疗脾亢的效果不确切且并发症多，一般适用于手术意愿不强烈或不能耐受手术的患者。

顽固性腹水，由于其原因是多方面的，因此治疗一般应采取综合治疗，主要以内科治疗为主，如增加营养、改善贫血、限钠、利尿增加腹水的排泄等。外科治疗方法主要有腹腔穿刺置管外引流、腹腔静脉转流术、分流术、经颈静脉肝内门体分统术（TIPS）、肝移植等。

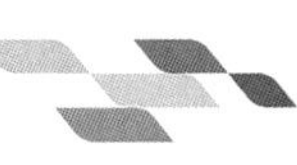

原发性肝病的治疗主要是针对不同病因导致的门静脉高压症进行治疗。由于在中国病毒性肝炎肝硬化所致的门静脉高压症多见，因此抗病毒治疗及护肝治疗应贯穿整个治疗过程。针对肝硬化门静脉高压严重的患者，肝移植是目前最根本的治疗方式。但由于肝源紧缺、终身服用抗排斥药物、费用昂贵等原因而无法推广。

（四）预防与保健

本病的预防与保健主要包括：①针对门静脉高压症的病因的预防。因为中国以肝炎后肝硬化门静脉高压为主，所以应防治病毒性肝炎，如疫苗接种、肝炎肝硬化早期的治疗等，同时亦应防治血吸虫性肝病，注意远离疫水、安全用水等。②针对门静脉高压症的患者防治。本病的早期可无任何症状，而一旦出现症状又往往比较凶险，故对肝炎后肝硬化和血吸虫病性肝硬化的患者应定期健康体检和随访，肝胆外科、消化内科或感染科专科随诊，以早发现、早诊断、早治疗。③门静脉高压症的三级预防主要针对食管－胃底静脉曲张破裂出血、顽固性腹水、肝性脑病而言。食管－胃底静脉曲张破裂出血时可采用非手术疗法和手术疗法。急诊抢救以断流术为宜。顽固性腹水最有效的外科措施是腹腔静脉转流术。肝性脑病重点在于预防，其常见诱因有上消化道出血、感染、强利尿药的应用、大量放腹水、低血钾、滥用镇静药、尿毒症等，避免以上诱因，可降低肝性脑病的发生率。

第三节　胰腺疾病

一、急性胰腺炎

（一）概述

胰腺（pancreas）是位于腹膜后的一个长条形器官，可分为胰头、颈、体、尾4个部分，各个部分之间并无明显的解剖界限。胰腺具有外分泌和内分泌两种功能。外分泌液为胰液，是一种透明液体，每日人体可分泌750～1 500 mL，其主要成分是胰蛋白酶、胰淀粉酶等各种消化酶、水及碳酸氢盐；内分泌液主要成分为胰岛素、胰高血糖素及生长抑素等。以上各种成分在人体消化食物、调控血糖等方面均发挥着重要作用。当胰腺因各种病理因素导致发生变化时，可出现如急性胰腺炎、慢性胰腺炎等疾病，严重时可影响人体健康甚至导致死亡。

主胰管直径2～3 mm，横贯胰腺全长，沿途有小叶间导管汇入。约85%主胰管与胆总管汇合形成“共同通道”，其膨大部分称肝胰壶腹［又称为法特壶腹（Vater's ampulla）］，壶腹周围有奥迪（Oddi）括约肌包绕，末端通常开口于十二指肠乳头；部分人的主胰管与胆总管虽有共同开口，但之间有间隔；少数人两者分别开口于十二指肠。

这种共同通道是胰腺疾病和胆道疾病互相关联的解剖学基础（图8－3－1）。

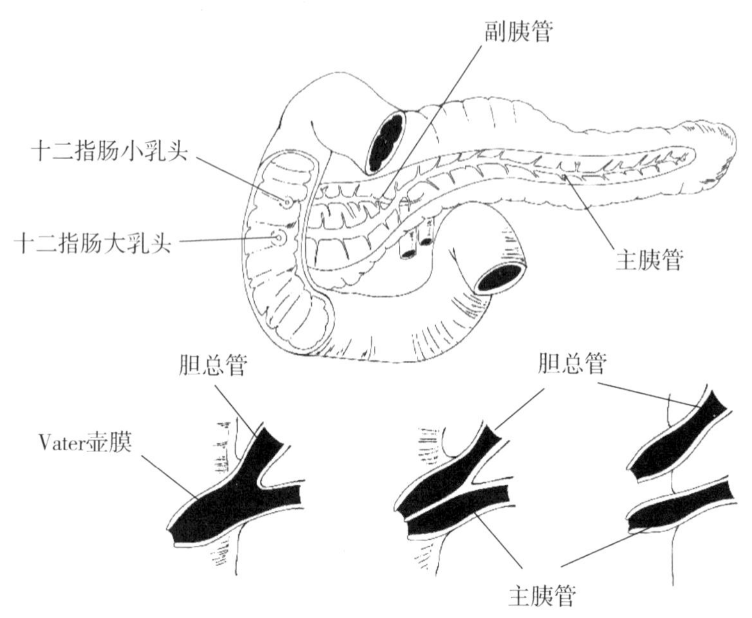

图8－3－1　胰管的解剖关系

（二）疾病概要

急性胰腺炎（acute pancreatitis，AP）主要是指各种原因导致胰腺分泌的消化酶对胰腺本身及周围脏器和组织产生消化作用，形成炎症，从而导致患者剧烈的腹痛。急性胰腺炎是外科常见的急腹症，病情复杂多变，程度轻重不等。轻者预后良好，重者可出现胰腺坏死，甚至全身多器官功能衰竭，死亡率可高达30%。

（三）病因

急性胰腺炎可有多种致病因素，胆道疾病是其最常见的病因，常因胆管结石、胆管炎或胆囊炎导致胆总管阻塞，胆汁反流入胰管而诱发。饮酒也是常见病因之一，乙醇可直接损伤胰腺。同时，随着中国居民生活水平的日益提高和饮食结构的改变，高脂血症导致的急性胰腺炎日渐增多，并且呈现“年轻化”“重症化”趋势，有超越饮酒成为第二大病因的趋势，需引起大家的足够重视。其他常见病因包括某些手术操作（如内镜逆行胰胆管造影）、某些药物（如5－氨基水杨酸）、暴饮暴食、外伤等。

（四）临床表现

急性胰腺炎根据病情严重程度不同，临床表现差别很大。

腹痛是本病的最主要症状。患者发病前常有暴饮暴食、饮酒或进食含脂肪较高的食物（如炸鸡、汉堡）等不良生活习惯。疼痛部位多见于左侧上腹痛，且程度剧烈，常无法忍受；疼痛还可向左侧肩部及左侧腰背部放射。腹胀多与腹痛同时存在，腹腔内炎

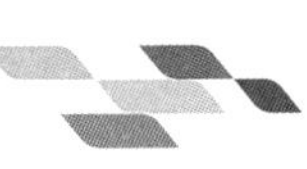

症越严重，腹胀越明显。患者可能会出现肛门停止排气排便。此外，恶心、呕吐早期即可出现，呕吐往往剧烈而频繁，且呕吐后腹痛症状无明显缓解。

轻症胰腺炎可不发热或轻度发热，胰腺感染坏死时会出现持续恶性高热。重症胰腺炎出现脉搏细速、血压下降等休克症状。少数严重患者在腰部、季肋部和下腹部可出现大片青紫色瘀斑，称为格雷－特纳（Grey-Turner）征；若皮下瘀斑出现在脐部，称为卡伦（Cullen）征。部分患者可出现感觉迟钝，甚至意识模糊、昏迷。

（五）治疗

根据急性胰腺炎的严重程度选择合适的治疗方法，分为非手术治疗和手术治疗。

非手术治疗主要适用于轻症胰腺炎及尚无外科干预指征的中、重症胰腺炎。治疗原则主要是减少胰腺分泌，防止感染和病情进展。主要的治疗手段包括：①补充液体、抗休克治疗，从而维持循环稳定，改善微循环；②禁食及胃肠减压以减少胰液分泌，减少对胰腺的危害；③在诊断已明确的前提下进行镇痛解痉治疗，常用的药物为山莨菪碱（654-2）和阿托品等；④用质子泵抑制剂（PPI）或 H_2 受体阻滞剂，间接抑制胰酶的分泌，同时禁食期间给予肠外营养支持，防止感染。

急性胰腺炎手术治疗适应证包括：①急性腹膜炎且不能排除其他急腹症；②合并肠穿孔、大出血或胰腺假性囊肿；③伴胆总管下端梗阻或胆道感染者；④胰腺和胰周坏死组织继发感染。最常用的手术方式是坏死组织清除加引流术。

（六）预防与保健

首先，要早期治疗胆道结石疾病，定期行腹部超声检查可及时发现胆道结石；其次，注重健康的生活方式，避免暴饮暴食、大量酗酒及富含脂肪的食物等，若出现腹痛等症状需及时就诊，以免延误治疗时机，加重病情。

二、慢性胰腺炎

（一）疾病概要

慢性胰腺炎（chronic pancreatitis）是指多种原因所致的胰腺实质和胰管不可逆的慢性炎症损害，是一种迁延不愈的慢性疾病，其主要特征是反复发作的上腹部疼痛伴进行性胰腺内分泌功能和外分泌功能减退或丧失，需终身治疗，严重影响患者生活质量及加重社会公共医疗负担。

（二）病因

慢性胰腺炎的病因主要是酗酒和吸烟，长期大量饮酒和吸烟是慢性胰腺炎最常见的危险因素，乙醇和烟草可对胰腺造成直接损伤。此外，慢性胰腺炎还与遗传因素、自身免疫和各种原因造成的胰管梗阻有关。少部分患者病因不明。

（三）临床表现

慢性胰腺炎最常见的症状为腹痛，疼痛部位常位于上腹部剑突下或稍偏左，可放射至腰背部，呈束带状且持续时间较长。由于慢性炎症作用导致胰腺内、外分泌功能减退或不足，因此部分患者存在胰岛素依赖型糖尿病。患者常有食欲减退、恶心、呕吐、脂肪泻和消瘦的临床表现。

临床上常将腹痛、体重下降、糖尿病与脂肪泻称为慢性胰腺炎四联征。

（四）治疗

慢性胰腺炎的治疗分为非手术治疗和手术治疗。非手术治疗：①病因治疗。戒烟、戒酒。②镇痛。应以非甾体类抗炎药物开始，如有必要可用曲马多等镇痛药物。③饮食疗法。少食多餐，高蛋白、高维生素、低脂饮食，控制糖的摄入。④补充胰酶。消化不良，尤其是有脂肪泻的患者，应给予外源性胰酶制剂。⑤控制血糖。⑥营养支持。

手术治疗：主要目的是减轻疼痛，延缓疾病的进展，但不能逆转病理过程。手术方式包括胰管引流术、胰腺切除术、胰腺切除联合胰管引流等。

（五）预防与保健

保持良好的生活习惯对于预防慢性胰腺炎的发生较为重要，如忌烟、酒等；同时，若出现腹痛、体重下降、糖尿病与脂肪泻等临床表现应及时就诊，寻求规范的医疗救治。

三、胰腺癌

（一）疾病概要

胰腺癌（pancreatic carcinoma）是一种恶性程度很高的消化道恶性肿瘤，其诊断和治疗在临床上均非常困难，其中约90%为起源于腺管上皮的导管腺癌。近年来，其发病率和死亡率明显上升。5年生存率低于1%，是预后最差的恶性肿瘤之一。胰腺癌早期的确诊率不高，手术死亡率较高，而治愈率很低。本病发病率男性高于女性，男女之比为（1.5～2.0）：1.0，男性患者远较绝经期前的女性多见，绝经期后女性的发病率与男性的相仿。

（二）病因

胰腺癌的病因尚不十分清楚。其发生与吸烟、饮酒、高脂肪和高蛋白饮食、过量饮用咖啡、环境污染及遗传因素有关；近年来的调查报告发现糖尿病患者群中胰腺癌的发病率明显高于普通人群；也有研究注意到慢性胰腺炎与胰腺癌的发病存在一定关系，发现慢性胰腺炎患者发生胰腺癌的比例明显增高；另外，还有许多因素与此病的发生有一定关系，如职业、环境、地理等。

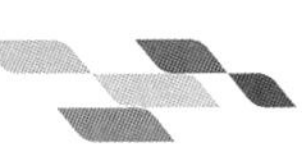

（三）临床表现

胰腺癌临床表现取决于癌的部位、病程早晚、有无转移及邻近器官累及的情况。其临床特点是整个病程短、病情发展快和迅速恶化。最多见的是上腹部饱胀不适、疼痛。虽然患者有自觉痛，但并不是所有患者都有压痛，如果有压痛，则和自觉痛的部位一致。

1. 腹痛

腹痛是胰腺癌的主要症状，不管癌肿位于胰腺任何部位均有疼痛。除中腹或左上腹、右上腹部疼痛外，少数病例的主诉为左下腹和右下腹、脐周或全腹痛，甚至有睾丸痛，易与其他疾病相混淆。当癌累及内脏包膜、腹膜或腹膜后组织时，在相应部位可有压痛。

2. 黄疸

黄疸是胰腺癌，特别是胰头癌的重要症状。以梗阻性黄疸为主，伴有小便色黄，排白陶土样大便，这是由癌肿侵犯胆总管下端或压迫胆总管下端所致。黄疸呈进行性加重，虽然可以有轻微波动，但黄疸症状会一直存在，不会消失。黄疸的减轻，与病程早期壶腹部的水肿消退相关，晚期癌肿侵入胆总管下端，肿瘤进一步发展溃烂导致脱落。壶腹肿瘤所产生的黄疸比较容易出现波动；胰体尾癌在波及胰头部才会出现黄疸，有些胰腺癌患者晚期出现黄疸是由肝转移所致。约1/4的患者有皮肤瘙痒症状，考虑是胆红素升高刺激所致，呈进行性加重。

3. 消化道症状

最多见的消化道症状为食欲不振，其次是恶心、呕吐，可有腹泻或便秘甚至黑便，腹泻常常为脂肪泻。食欲不振与胆总管下端及胰腺导管被肿瘤阻塞、胆汁和胰液不能进入十二指肠有关。胰腺的梗阻性慢性胰腺炎导致胰腺外分泌功能不良，也必然会影响食欲。少数患者出现梗阻性呕吐。约10%患者有严重便秘。由于胰腺外分泌功能不良而致腹泻；脂肪泻为晚期的表现，但较罕见。胰腺癌也可发生上消化道出血，表现为呕血、黑便。脾静脉或门静脉因肿瘤侵犯而栓塞，继发门静脉高压症，也偶见食管－胃底静脉曲张破裂大出血。

4. 消瘦、乏力

胰腺癌和其他癌不同，常在病程初期即有消瘦、乏力症状。

5. 腹部包块

胰腺在腹部位置比较深且靠后，于后腹部难摸到，腹部包块系癌肿本身发展的结果，位于病变所在处，如已摸到肿块，多属进行期或晚期。慢性胰腺炎也可摸到包块，与胰腺癌不易鉴别。

6. 症状性糖尿病

少数患者起病的最初表现为糖尿病的症状，即在胰腺癌的主要症状如腹痛、黄疸等出现以前，先患糖尿病，以致伴随的消瘦和体重下降被误认为是糖尿病的表现，而未考虑胰腺癌；也可表现为长期患糖尿病的患者近来病情加重，或原来长期可控制病情的治疗措施变为无效，说明有可能在原有糖尿病的基础上又发生了胰腺癌。

7. **血栓性静脉炎**

晚期胰腺癌患者出现游走性血栓性静脉炎或形成动脉血栓。

8. **精神症状**

部分胰腺癌患者可表现焦虑、急躁、抑郁、个性改变等精神症状。

9. **腹水**

腹水一般出现在胰腺癌的晚期，多为癌的腹膜浸润、扩散所致。腹水可能为血性或浆液性，晚期恶病质的低蛋白血症也可引起腹水。

10. **其他**

此外，患者常诉发热、明显乏力，可有高热甚至寒战等类似胆管炎的症状，故易与胆石症、胆管炎相混淆。当然，胆道梗阻合并感染时，亦可引起寒战、高热。部分患者还有小关节红、肿、痛、热，关节周围皮下脂肪坏死及原因不明的睾丸痛等。锁骨上、腋下或腹股沟淋巴结也可因胰腺癌转移而肿大、发硬。

（四）辅助检查

若出现顽固性上腹痛，疼痛放射至腰背部，夜间明显，仰卧时加重，而蜷曲或前倾坐位可使疼痛减轻等症状时，则高度提示胰腺癌，需进一步做实验室及其他辅助检查。

B 超、CT、MR、ERCP、PTCD、血管造影、腹腔镜检查、肿瘤标志物测定、癌基因分析等，对确诊胰腺癌和判断能否手术切除有相当大的帮助。一般情况下，B 超、CA19-9、CEA 可作为筛选性检查，一旦怀疑胰腺癌，CT 检查是必要的。患者有黄疸且较严重，经 CT 检查后不能确定诊断时，可选择 ERCP 和 PTCD 检查。如置管引流成功，对有严重黄疸的患者可延迟手术 1 ～ 2 周。MR 对胰腺癌的诊断价值并不优于 CT。对已确诊为胰腺癌但又无法判断能否手术切除时，选择血管造影和（或）腹腔镜检查是有临床意义的。

对不能手术切除，也无姑息手术指征的胰腺癌或壶腹周围癌患者，拟行化疗和放疗时，先行细针穿刺获取细胞学检查是必要的。对有手术切除可能的患者一般不行此检查，因为细针穿刺有可能导致癌细胞在腹腔内的播散。

（五）诊断

基于胰腺癌患者的发病特点，目前人们认为，40 岁以上、无诱因腹痛、饱胀不适、食欲不振、消瘦、乏力、腹泻、腰背部酸痛、反复发作性胰腺炎或无家族遗传史的突发糖尿病，应视为胰腺癌的高危人群，就诊时应警惕胰腺癌的可能性。

对临床出现下列症状者应引起重视：①不明原因的上腹部不适或腹痛，位置较深，性质也较模糊，与饮食关系不一；②进行性消瘦和乏力；③不能解释的糖尿病或糖尿病突然加重。

（六）鉴别诊断

胰腺癌应与胃部疾病、黄疸型肝炎、胆石症、胆囊炎、原发性肝癌、急性胰腺炎、壶腹癌、胆囊癌等疾病进行鉴别。

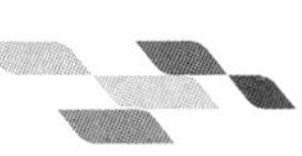

（七）治疗

目前根本的治疗原则仍然是以外科手术为主，结合放疗、化疗等的综合治疗。

1. 外科治疗

手术是唯一可能根治的方法。手术方式包括胰头十二指肠切除术、扩大胰头十二指肠切除术、保留幽门的胰十二指肠切除术、全胰腺切除术等。但因胰腺癌的早期诊断困难，手术切除率低，术后5年生存率也低。

对梗阻性黄疸不能切除的胰腺癌，可选择胆囊或胆管空肠吻合术，以减轻黄疸，提高患者的生存质量。也可在内镜下放置支架，缓解梗阻。

2. 姑息治疗

对于不适合做根治性手术的病例，常常需要解除梗阻性黄疸，一般采用胆囊空肠吻合术，无条件者可做外瘘（胆囊造瘘或胆管外引流）减黄手术，多数患者能够在短期内减轻症状，改善全身状态，一般生存时间在6个月左右。

3. 综合治疗

胰腺癌由于恶性程度高，手术切除率低，而预后不良。尽管手术仍然是首要的治疗方法，但由于胰腺癌常常发现较晚而丧失根治的机会，因此需要对胰腺癌进行综合治疗。迄今同大多数肿瘤一样，还没有一种高效和可完全应用的综合治疗方案。现在的综合治疗仍以外科治疗为主，放疗、化疗为辅，多数专家正在探讨将免疫和分子生物等治疗相结合的新方法。

（1）放射治疗。胰腺癌是对放疗敏感性较低的肿瘤。

（2）化疗。对不能手术切除的胰腺癌，或者为预防术后复发，均可进行化学治疗。对胰腺癌的化学治疗是期望其能降低术后复发与转移的发生率。

（3）生物治疗。生物治疗包括免疫与分子治疗。随着免疫与分子生物学研究的飞速发展，这将是最具有挑战性的研究，因为像胰腺癌这样的难治肿瘤，必须发展一些全新的方法来治疗：①基因治疗。其多数仍然停留在临床前期，少有进入临床Ⅰ期或Ⅱ期试验。②免疫治疗：应用免疫制剂，增强机体的免疫功能，是综合治疗的一部分。

（4）其他疗法。胰腺癌属于对放化疗敏感性低的低氧性肿瘤，但对热敏感性高。近年来，由于技术上的改进，温热疗法得到了应用。常用的温度是44 ℃。但还需对加温和测温方法予以改进。

4. 对症支持治疗

胰腺癌晚期，因胰腺外分泌功能不全，出现脂肪泻者，可于餐中服用胰酶制剂以帮助消化。对顽固性腹痛，给予镇痛药，包括阿片类镇痛剂；必要时用50%～75%乙醇溶液行腹腔神经丛注射或交感神经切除术。放疗可使部分患者疼痛缓解。还应加强营养支持，改善营养状况。

（八）预防与保健

目前尚未有早期甄别胰腺癌的办法，多数患者出现症状时已属晚期，无法行手术治疗。建议：如有发现40岁以上的无诱因腹痛、饱胀不适、食欲不振、消瘦、乏力、腹泻、腰背部酸痛、反复发作性胰腺炎或无家族遗传史的突发糖尿病，应尽早就医诊治，早发现、早诊断、早治疗，提高胰腺癌的早期诊断率及治愈率。

参考文献

[1] 陈孝平，汪建平，赵继宗. 外科学 [M]. 9 版. 北京：人民卫生出版社，2018.

[2] 高根五，夏志平，姚榛祥. 临床普通外科学 [M]. 沈阳：沈阳出版社，2000.

[3] TOWNSEND C M, BEAUCHAMP R D, EVERS B M, et al. 克氏外科学 [M]. 19 版. 彭吉润，王杉，译. 北京：北京大学医学出版社，2015.

[4] 吴孟超，吴在德. 黄家驷外科学 [M]. 北京：人民卫生出版社，2008.

[5] 吴肇汉，秦新裕，丁强. 实用外科学 [M]. 北京：人民卫生出版社，2017.

[6] 杨镇，裘法祖. 门静脉高压症外科临床技术操作指南 [J]. 腹部外科，2003，16 (2)：123－126.

[7] 中国抗癌协会胰腺癌专业委员会. 胰腺癌综合诊治指南 (2018 版) [J]. 临床肝胆病杂志，2018，34 (10)：2109－2120.

[8] 中华医学会外科学分会脾及门静脉高压外科学组. 肝硬化门静脉高压症食管、胃底静脉曲张破裂出血诊治专家共识 (2019 版) [J]. 中国实用外科杂志，2019，39 (12)：1241－1247.

[9] 中华医学会消化病学分会胰腺疾病学组，《中华胰腺病杂志》编委会，《中华消化杂志》编委会. 中国急性胰腺炎诊治指南 (2019 年，沈阳) [J]. 临床肝胆病杂志，2019，35 (12)：2706－2711.

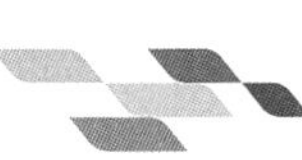

第九章　胃肠肛门外科疾病

第一节　肠　梗　阻

一、病因

肠梗阻（intestinal obstruction）是指各种原因引起的肠内容物在肠道内无法正常通过，在肠内堆积，导致肠管在形态和功能上的一系列改变，还可以导致全身性的病理生理改变，严重时可危及患者的生命。常见原因包括：肿瘤压迫、嵌顿疝、先天畸形、肠套叠、肠扭转、手术后粘连、炎症性狭窄等。

二、分类

（一）按梗阻原因分类

1. 机械性肠梗阻

机械性肠梗阻是指各种原因引起的肠腔狭小或不通，导致肠内容物不能通过，为临床最常见的类型。

2. 动力性肠梗阻

动力性肠梗阻是指神经抑制或毒素刺激而导致的肠壁肌运动紊乱，使肠蠕动丧失或肠管痉挛，导致肠内容物不能正常通过。此时，无器质性的肠腔狭小。

3. 血运性肠梗阻

血运性肠梗阻是指肠系膜血管栓塞或血栓形成导致肠管血运障碍，肠失去蠕动能力，此时也无器质性的肠腔狭小，由于肠管失去血运，可迅速继发肠坏死，临床上处理时应多加注意。

（二）按肠壁血运有无障碍分类

1. 单纯性肠梗阻

单纯性肠梗阻是指仅有肠内容物通过受阻，无肠管血运障碍。

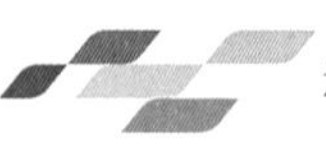

2. 绞窄性肠梗阻

绞窄性肠梗阻是指梗阻相应肠段血运障碍，可引发肠坏死、穿孔。

（三）按梗阻部位分类

按梗阻部位分为高位肠梗阻和低位肠梗阻：空肠（包括空肠）以上的梗阻为高位肠梗阻；回肠与结肠的梗阻为低位肠梗阻。

根据梗阻程度分类可分为完全性梗阻与不完全性梗阻。根据病情发展快慢又可分为急性肠梗阻和慢性肠梗阻。上述分类在病理演变过程中是可以互相转化的，要时刻观察病情的变化（图9－1－1）。

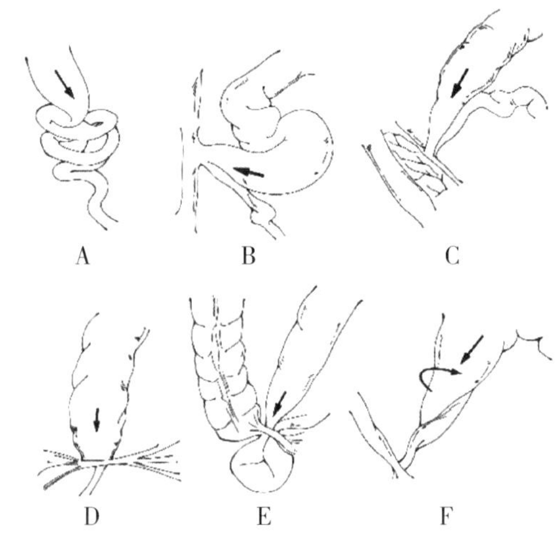

A：肠袢粘连成团；B：腹壁粘着扭折；C：系膜粘着扭折；D：粘连系带；E：粘连内疝；F：粘连成角、扭转。

图9－1－1　各种类型的粘连性肠梗阻

三、临床表现

各种类型的肠梗阻临床上共同表现为腹痛、呕吐、腹胀及肛门停止排便排气。不同类型肠梗阻的腹痛类型不同：

（1）机械性肠梗阻的腹痛是阵发性绞痛性质，在腹痛的同时伴有高亢的肠鸣音，肠腔内有积气积液则肠鸣音呈气过水声或高调金属音。

（2）麻痹性肠梗阻的肠壁肌呈瘫痪状态，没有收缩蠕动，因此无阵发性腹痛，仅有持续性胀痛或不适，伴有肠鸣音的减弱或者消失。

（3）如果腹痛发作急骤，为持续性剧烈疼痛，病情发展迅速，早期出现休克，出现腹膜炎表现，伴有体温上升、脉率加快，应警惕可能为绞窄性肠梗阻。

高位梗阻的呕吐出现早，呕吐较频繁，呕吐物主要为胃及十二指肠内容物。低位梗阻的呕吐出现较晚，刚开始为胃内容物，后期为积蓄在肠内经过发酵的粪样内容物。如

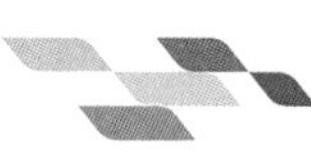

果呕吐物呈棕褐色或血性，是肠管血运障碍的表现。麻痹性肠梗阻时，呕吐常呈溢出性。

腹胀一般发生在腹痛之后，程度跟范围与梗阻部位有关。高位梗阻的患者一般腹胀不明显，偶尔可见胃型。低位肠梗阻及麻痹性肠梗阻腹胀显著，遍及全腹。

肠梗阻发生后，肠内容物不能通过梗阻部位，梗阻部位以下处于空虚状态，临床表现为停止排便、排气。但是在梗阻初期，尤其是高位梗阻其下面积存的气体和粪便仍可排出，此时容易忽视肠梗阻的诊断。

四、治疗

肠梗阻的治疗原则是纠正因肠梗阻引起的全身生理紊乱和解除肠梗阻。治疗方法的选择要根据梗阻的部位、原因、发生时间及全身状况和病情的严重情况而定。

（一）非手术治疗

病情较缓的患者应先考虑非手术治疗。

1. 胃肠减压

胃肠减压是治疗肠梗阻的主要措施之一，主要是减少肠内容物，为肠道减轻压力，有利于恢复肠壁血液的供应，减少水肿。还可以减轻腹内压，缓解因腹内压升高所致膈肌抬高而引起的呼吸与循环的障碍。

2. 纠正水、电解质和酸碱平衡紊乱

这是肠梗阻最突出的生理紊乱，应尽快给予纠正。当血液生化结果尚未获得前，先给予平衡盐溶液，待有测定结果后再添加电解质与纠正酸碱平衡。

3. 防止感染

肠壁血液循环障碍，肠黏膜壁功能受损，引起肠道内细菌移位，或穿透肠壁进入腹腔，可能引起自发性腹膜炎，应及时应用广谱抗生素抗感染。

4. 其他治疗

腹胀可能影响患者肺部功能，可看情况给予吸氧治疗，还可以给予生长抑素减少肠道内消化液的分泌。根据急腹症的止痛药治疗原则，可按情况给予镇痛。

（二）手术治疗

内科非手术治疗无效或效果不明显的，应考虑手术治疗，根据患者的全身情况与梗阻的病因、性质、部位加以选择。

1. 单纯解除梗阻的手术

如粘连松解术，肠切开取出肠石、蛔虫等，肠套叠或肠扭转复位术等。

2. 肠管短路吻合术

当梗阻部位切除有困难，想要解除梗阻的，可分离梗阻部位远近端肠管做短路吻合。

3. 肠外造口或肠外置术

对于肠梗阻部位病变复杂或者患者全身情况很差、不允许进行复杂手术的，可行肠外造口或肠外置术，其主要适用于低位肠梗阻，为二期重建肠道手术提供条件。

4. 肠切除吻合术

对局部肠袢失活坏死的，应做肠切除吻合术。

五、预防与保健

粘连性肠梗阻是肠梗阻中最常见的一种，其发生率占肠梗阻的40%～60%。粘连性肠梗阻的患者多有腹腔手术、创伤或感染的病史。所以在腹部手术时应尽量减少组织损伤，减轻组织炎症反应，预防腹腔内的粘连。手术过程中还要尽量避免残留任何异物于腹腔内，如线头、棉花纤维等，以减少肉芽组织的产生。尽量不做大块的组织结扎，注意无菌操作技术，减少炎性渗出。冲洗清除腹腔内积血、积液，必要时放置引流。此外，术后应交代患者早期活动以促进肠蠕动尽早恢复。以上均有利于防止粘连的形成。

第二节　腹股沟疝

腹股沟疝（inguinal hernia）是指发生在腹股沟区的腹外疝。腹股沟区指的是前外下腹处的一个三角形区域，其下界为腹股沟韧带，内界为腹直肌外侧缘，上界为髂前上棘至腹直肌外侧缘的一条水平线。

一、病因

腹外疝发生的两个主要原因是腹壁强度降低和腹内压力增高。例如，腹白线发育不全、手术切口愈合不良、腹壁外伤及感染，以及腹壁神经损伤、老年、久病、肥胖所致肌肉萎缩等，都是腹壁强度降低的原因。慢性咳嗽、慢性便秘、排尿困难、举重、腹水、妊娠、婴儿经常啼哭等是引起腹内压力增高的常见原因。腹内压持续或瞬时的突然增高是产生腹外疝的诱因。正常人也会有腹内压突然增高的情况，但是若腹壁强度正常的的话，不会引起疝气。另外，遗传因素、长期吸烟等可能也与腹外疝的发生有关。

二、临床表现

腹股沟疝根据其疝囊的位置可分为腹股沟斜疝与腹股沟直疝。疝囊经过腹壁下动脉外侧的腹股沟管深环与浅环，可进入阴囊的为斜疝（图9－2－1）。而疝囊经腹壁下动脉内侧的直疝三角区直接由后向前突出的称为直疝。斜疝多发，发病率占全部腹外疝的75%～90%；腹股沟疝男性多发，男女比例15∶1，右侧多见。

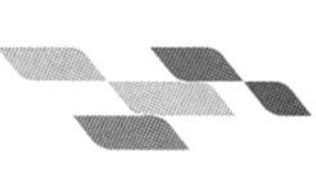

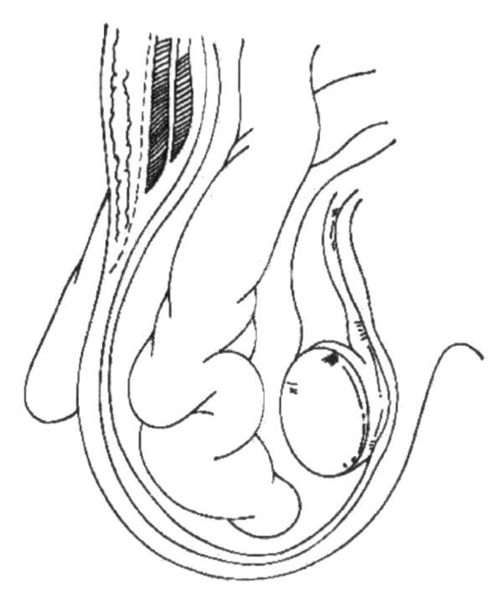

图9-2-1 先天性腹股沟斜疝

腹股沟疝的基本临床表现是腹股沟区有一突出的肿块。根据突出肿块的特点可分为：

（1）易复性斜疝：此斜疝除腹股沟区有肿块和偶尔的胀痛以外，无其他症状。肿块常在站立、行走、咳嗽时出现，平躺或用手按压可回纳入腹腔而消失。

（2）难复性斜疝：临床表现为疝块不能回纳，但是未发生器质性的病理改变。滑动性疝属于难复性疝的一种，除不回纳外，一般会伴有消化不良和便秘等症状。

（3）嵌顿性疝：通常发生于斜疝，腹内压骤增是其主要原因，如强力劳动、排便等。临床表现为肿块紧张发硬，伴有明显触痛。嵌顿内容物若为大网膜，则疼痛稍轻；若为肠袢，则局部疼痛明显，还伴有腹痛、恶心呕吐、腹胀、停止排便排气等机械性肠梗阻的临床表现。多数患者情况逐步加重，如不及时处理，将会发展为绞窄性疝，可因肠穿孔、腹膜炎等而危及生命。

（4）绞窄性疝：是嵌顿性疝的一个临床进展结果，临床症状多较严重。需要注意的是，肠袢坏死穿孔时，可因为疝块的压力骤减而暂时缓解，切记不可认为是病情好转。

三、治疗

腹股沟疝如果不及时处理，疝块会逐渐增大，终将加重腹壁损伤从而影响日常的生活和工作，且斜疝常可发生嵌顿或绞窄而危及患者的生命。因此，除少数特殊情况外，一般确诊后应尽早行手术治疗。

（一）非手术治疗

（1）1岁以下婴幼儿可暂不手术，因为随着身体的成长，疝有可能自行消失。

（2）年老体弱或伴有其他严重疾病而禁忌手术者，用医用疝带压住疝环，阻止疝块的突出。

（二）手术治疗

1. 传统的疝修补术

手术基本原则是疝囊高位结扎、加强或修补腹股沟管管壁。高位结扎术对于婴幼儿疝疗效较好，也用于疝因肠坏死而引起局部感染的情况，因为感染常常导致修补术的失败。一般成年腹股沟疝患者都存在不同程度的腹股沟管管壁的缺损，所以只有在高位结扎术后再加强或修补薄弱的腹股沟管管壁才能得到彻底的治疗。

2. 无张力疝修补术

在无张力的情况下，利用人工高分子材料网片对薄弱与缺损的腹股沟管管壁进行修补，相对于传统的疝修补术来说，有术后疼痛轻、恢复快、复发率低等优点，但是具有潜在的排异和感染的危险，临床上应选择适应证应用。

四、预防与保健

预防疝气发生的措施：首先要保持健康体重，其次坚持加强腹部肌肉锻炼，最重要的是防止腹压增高，比如避免推挤、举或拉扯重物；多喝水，多吃高纤维食物；促进排便通畅，预防便秘；戒烟，防止呼吸道感染及慢性咳嗽。还要保证小肠不冲击疝环口，使疝环口得到治疗。疝气手术的后期护理也很重要：避免剧烈运动、加强营养、治疗呼吸道疾病、预防便秘、避免排尿困难、戒烟、禁忌辛辣刺激性食物等。

第三节　急性阑尾炎

急性阑尾炎（acute appendictis）发病率一般约为1：1 000，青少年发病，尤以20～30岁患者居多，约占40%。但在任何年龄段均可发病。本病有一定的地域差异，中国发病率约为10%，韩国约为16%，美国约为7%，非洲约为1.8%。该病在儿童中也非常常见，对于出现腹痛的儿童患者，约有8%属于急性阑尾炎。

一、病因

急性阑尾炎是由以下多个因素综合引起的外科常见病：①阑尾管腔阻塞，此为最主要的病因。②病原微生物入侵及淋巴滤泡增生。阑尾与人体的结肠相通，结肠腔内有较多的微生物，其远端是盲端，因此发生梗阻时，细菌很容易入侵，导致阑尾感染病变（图9－3－1）。受凉等原因可导致淋巴滤泡增生，阑尾腔狭窄甚至阻塞，从而引起阑尾炎。③反复阑尾炎轻微炎症导致的纤维化使阑尾腔狭窄。

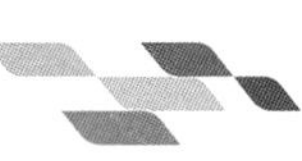

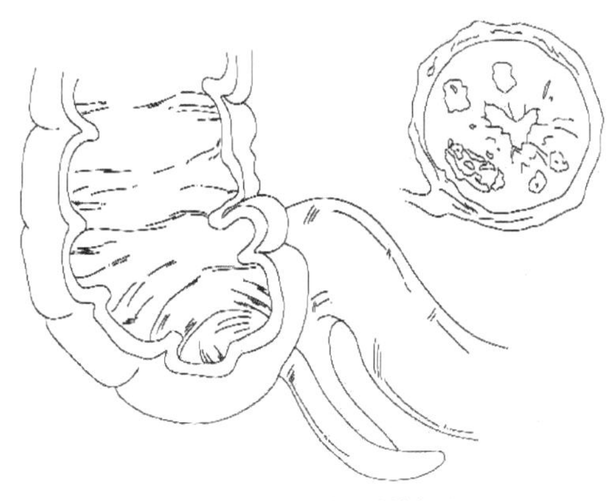

图 9－3－1　阑尾的解剖

二、临床特征

急性阑尾炎的病情变化多端，临床上多表现为持续伴阵发性加剧的右下腹痛、恶心、呕吐，多数患者的白细胞和嗜中性粒细胞计数增高。急性阑尾炎典型的腹痛一般始于上腹或脐周，偶为阵发性，数小时（一般为 6 ～ 8 小时）后转移至右下腹阑尾所在部位，70%～80% 的患者具有这种典型的转移性腹痛的特点。此过程的时间长短取决于病变发展程度与阑尾的位置。右下腹阑尾区（麦氏点）压痛是该病的重要体征。出现腹膜刺激征象（压痛、反跳痛）提示阑尾炎症加重，可出现化脓、坏疽或穿孔等病理改变。

急性阑尾炎一般分四种类型，每一种类型的腹痛特点也有差异：①急性单纯性阑尾炎，表现为持续性隐痛；②急性化脓性阑尾炎，表现为阵发性胀痛和剧痛；③穿孔性阑尾炎，表现为持续性的剧痛，阑尾穿孔后可腹痛暂时减轻，但发生腹膜炎后疼痛再次加剧；④阑尾周围脓肿，表现为持续性腹痛，少数患者疼痛可不明显。

三、治疗

急性阑尾炎药物治疗主要包括有效抗生素的使用及补液治疗。一般使用抑制厌氧菌及需氧菌的广谱抗生素，如头孢类抗生素联用甲硝唑。不合并穿孔或者坏疽的阑尾炎患者，如全身情况较差、客观条件不允许手术或伴有其他严重的器质性疾病有手术禁忌证者，首先考虑有效的药物治疗。药物治疗一般可以使急性炎症消退，但是 30%～40% 的患者会复发，最终需要手术切除。所以，患者被确诊为急性阑尾炎后，应尽早手术切除阑尾，避免进展到阑尾化脓、坏疽或穿孔。

手术方法分为开腹手术和腹腔镜手术。前者手术费用相对低，但是手术切口大，发生切口并发症的可能性较大。后者对设备要求高，费用也较高，但是损伤小、疼痛轻、恢复快。所以对大多数患者优先选择腹腔镜手术。

（一）不同临床类型急性阑尾炎的手术方法选择

1. 急性单纯性阑尾炎

急性单纯性阑尾炎行阑尾切除术，切口一期缝合。也可采用腹腔镜阑尾切除术。

2. 急性化脓性或坏疽性阑尾炎

急性化脓性或坏疽性阑尾炎行阑尾切除术，检查腹腔内有无脓液，仔细冲洗，吸净脓液后关腹。也可采用腹腔镜阑尾切除术。

3. 穿孔性阑尾炎

穿孔性阑尾炎一般采用右下腹经腹直肌切口，方便术中探查和确诊，彻底冲洗腹腔后，根据腹腔情况决定是否放置腹腔引流管。也可采用腹腔镜阑尾切除术。

4. 阑尾周围脓肿

脓肿尚未破溃时按急性单纯性阑尾炎处理。如穿孔已被包裹形成周围脓肿，病情较稳定，宜使用抗生素治疗或同时联用中药治疗促进脓肿吸收消退。如脓肿扩大，确定切口部位后行手术切开引流，阑尾显露良好，切除阑尾。如阑尾坏疽或已经穿孔，可行“U”字缝合关闭阑尾开口的盲肠壁。术后加强支持治疗，合理使用抗生素。

一般成年人的急性阑尾炎诊断多无困难，早期疗效较好，如果临床上遇到以下几种特殊类型阑尾炎，需要特别注意。

（二）特殊类型阑尾炎

1. 婴幼儿急性阑尾炎

婴幼儿不能清楚地提供病史，而且病情发展较重，早期即出现高热、呕吐等症状。应对左下腹和右下腹进行详细的对比检查。确诊后早期手术，并配合输液、纠正脱水，应用广谱抗生素等。

2. 妊娠期急性阑尾炎

治疗以妊娠阑尾切除术为主。因为妊娠后期感染难以控制，所以应该尽早手术。围手术期应加用黄体酮。手术切口要偏高，减少对子宫的刺激。尽量不要用腹腔引流。术后要使用广谱抗生素。临产期的急性阑尾炎如果并发阑尾穿孔或者全身感染症状严重，可考虑行剖宫产术，同时切除病变阑尾。

3. 老年人阑尾炎

因老年人对疼痛迟钝，腹肌薄弱，所以疼痛不强烈，体征不典型，临床表现轻但是病理改变重，体温和白细胞变化不明显，容易延误诊断和治疗。且老年人常伴心脑血管疾病、糖尿病等。因此一经诊断，应及时手术治疗，同时处理其他伴发疾病。

四、预防与保健

首先保持一个良好的饮食、生活习惯，同时每天加强锻炼增强抵抗力，保持规律排便的习惯，减少便秘，可预防急性阑尾炎的发生。患者术后需要卧床休息，避免剧烈运动，以防手术切口撕裂。家人应多陪伴患者，多沟通，减轻患者心理负担及疾病带来的

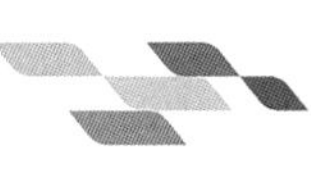

紧张焦虑。家人可帮助患者换药，关注伤口的愈合情况。如果伤口发热，出现红肿、压痛等，应及时就医。如果再次出现右下腹疼痛、恶心、呕吐、腹胀但无排便排气时，也应及时就医。

第四节　结　肠　癌

一、病因

结肠癌（colon cancer）是胃肠道中常见的恶性肿瘤，发病以 40 ～ 65 岁的人群为主。将近 70% 的结肠癌都是由腺瘤性息肉经过 10 ～ 15 年的演变而来，从形态学上可以见到增生、腺瘤及癌变的各阶段发生的染色体变化。目前已知结肠癌的发生发展是一个多步骤、多阶段及多基因参与的细胞遗传性疾病。结肠癌的病因虽未完全明确，但是其相关的高危因素逐渐被认识，例如，腺瘤性息肉、炎症性肠病、家族史、过多的脂肪和蛋白质的摄入、缺乏膳食纤维、年龄、肥胖、人种、吸烟等。有些疾病，如家族性肠息肉病，已被公认为结肠癌的早期病变；结肠腺瘤、溃疡性结肠炎与结肠癌的发生有着较为密切的关系。

二、临床表现

结肠癌早期并无特殊症状，随着病情的发展逐渐出现以下症状：

（一）排便习惯与粪便性状的改变

这是最早出现的症状。多表现为排便次数增加，便秘，腹泻，粪便中带血、黏液等。

（二）腹痛

腹痛多为疼痛不明确的持续性隐痛，或仅仅是腹部的不适或腹胀感。

（三）腹部肿块

在腹部可触及一个肿物，可能为瘤体本身，也可能为梗阻近侧的积粪。如果癌肿穿透肠壁并发感染且肿块固定，可有明显压痛。

（四）肠梗阻症状

肠梗阻症状一般属于结肠癌中晚期症状，多表现为慢性低位不完全性肠梗阻，其主要表现为腹胀和便秘，腹部胀痛或阵发性绞痛。

根据人体的生理解剖可知，一般右半结肠肠腔大、左半结肠肠腔小，同时因癌肿病理类型和部位的不同，其临床表现也会有区别。右侧结肠癌以隆起型多见，因肠腔大，易发生出血坏死及感染，不易梗阻，故以腹痛、腹部肿块和全身症状为主。左侧结肠癌以浸润型多见，易引起肠腔狭窄梗阻，因此以梗阻症状、排便习惯与粪便性状改变等症状为主。左半结肠癌、右半结肠癌的分子生物学表现差异大，药物敏感性也不同，因而预后也不尽相同。

三、治疗

结肠癌的治疗原则是以手术切除为主的综合治疗。手术要求完整切除包括肿瘤及其远、近两端 10 cm 以上的肠管，还包括系膜和区域淋巴结。结肠癌患者并发肠梗阻时，应该在进行胃肠减压、纠正水和电解质紊乱及酸碱平衡等适当准备后，早期施行手术。如果肠管情况差，有严重充血、水肿，则行近端造口、远端封闭，待肠管情况好转后再行二期手术。

放疗是通过放射线的聚焦杀灭照射野的肿瘤细胞，属于局部治疗。在手术前的放疗可以提高治愈的机会，而姑息放疗（是对于无法根治的晚期或者复发的患者，通过放疗缓解局部症状的方法）能缓解患者的症状。

化疗是指利用癌细胞对化学药品的高敏感性，选择性地杀灭肿瘤。结肠癌的化疗均以氟尿嘧啶为基础用药，以全身静脉化疗为主。化疗方式有：①辅助化疗。癌根治术后全身辅助化疗能提高Ⅲ期和部分Ⅱ期结肠癌的 5 年生存率。目前，辅助化疗主要有两个方案，均需持续 3 ～ 6 个月：FOLFOX 方案和 CAPEOX 方案。②姑息化疗：对于晚期无法根治的结肠癌，姑息化疗可控制肿瘤的进展及延长患者生存时间。

其他治疗是指对于结肠癌形成梗阻且不能手术者，可采用烧灼、激光或冷冻等局部疗法，或放置金属支架或肠梗阻导管以减轻梗阻。对于手术无法切除的多发肝脏转移者，可采用超声或者 CT 引导的介入消融以尽量减小病灶。对于晚期患者，主要是支持治疗，以改善生活治疗为原则。

四、预防与保健

（1）结肠癌的预防要从饮食习惯开始。每天应摄食含高纤维素的食物。例如，冬菇、木耳、红薯、黄豆、青豆、玉米和各种水果等，以保持大便通畅，减少粪便中致癌物与结肠黏膜的接触时间。

（2）减少食物中的脂肪和动物蛋白的摄入，这样可减少其分解产物中致癌物的产生及其致癌作用，从而减少结肠癌的发病率。

（3）结肠癌的预防还需要防治血吸虫病。

（4）防治结肠癌的癌前病变。对结肠腺瘤性息肉，特别是家族性多发性肠息肉病，须及早切除病灶。积极治疗慢性结肠炎。

（5）给有结肠癌家族史和有高度结肠癌发病趋势的人口服用钙剂，可使癌症发病

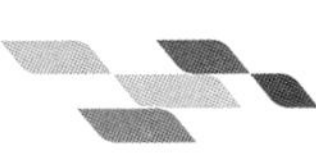

率下降。化学预防目前应用最多的药物是维生素类。

（6）加强身体锻炼，坚持每天活动身体 30 分钟。研究发现，工作时活动量大的人患结肠癌的可能性比坐着办公的人低 40%～50%。

第五节　痔

一、病因

关于痔（hemorrhoid，图 9－5－1）的病因主要有两种学说：一种是静脉曲张学说，该学说认为痔是直肠下段黏膜下和肛管皮肤下的静脉丛淤血、扩张和屈曲所形成的静脉团；另外一种学说便是目前广为接受的理论——Thomson 的肛垫下移学说，该学说认为痔原本是肛管部位正常的解剖结构即血管垫，是齿状线及以上 1.5 cm 的环状海绵样组织带。只有肛垫组织发生异常且合并有症状时才能称为痔，而且才需要治疗，治疗目的是解除症状，而非消除痔体。痔的诱发因素很多，其中便秘、长期饮酒、进食大量刺激性食物和久坐久立是其主要诱因。

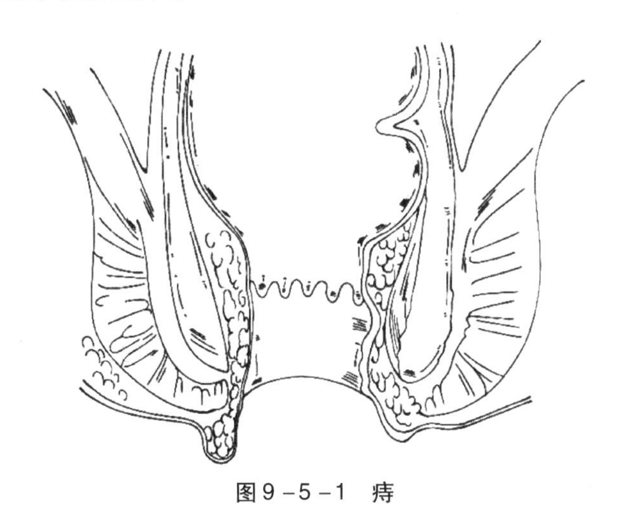

图 9－5－1　痔

二、临床表现

痔按发生部位的不同分为内痔、外痔、混合痔。在肛管皮肤与直肠黏膜的连接处有一条锯齿状的、可见的线叫肛管齿状线。在齿状线以上的为内痔，在齿状线以下的为外痔，兼有内痔和外痔的为混合痔。

痔的主要临床表现如下。

(1) 便血为痔的主要临床表现。便血的性质可为无痛、间歇性、便后鲜血、便时滴血或手纸上带血，在便秘、饮酒或进食刺激性食物后加重。

(2) 单纯性内痔无疼痛仅坠胀感，可出血，当发展至脱垂且合并血栓形成、嵌顿、感染时才出现疼痛。内痔按程度分为：①Ⅰ度，排便时出血，便后出血可自行停止；痔不脱出肛门。②Ⅱ度，常有便血，排便时痔脱出肛门，排便后可自动还纳。③Ⅲ度，痔脱出后需手辅助还纳。④Ⅳ度，痔长期在肛门外，不能还纳。

(3) 外痔表现为肛门不适、潮湿不洁，有时伴有瘙痒。外痔发生血栓及炎症时可有肿胀、疼痛。疼痛的程度与血栓大小及肛门括约肌的关系相关。

(4) 混合痔是内痔和外痔同时存在，表现为两者的症状。

三、治疗

痔的治疗应该遵循三个原则：①无症状的痔不需要治疗；②有症状的痔重在减轻或消除症状，而非根治；③以非手术治疗为主。

(一) 非手术治疗

1. 一般治疗

一般治疗适用于绝大部分痔，包括血栓性痔和嵌顿性痔的初期。注意饮食，忌酒和辛辣刺激食物，增加纤维性食物，多摄入果蔬、多饮水；改变不良的排便习惯，保持大便通畅，必要时服用缓泻剂，便后清洗肛门。对于脱垂型痔，注意用手轻轻托回痔块，阻止再脱出。避免久坐久立，进行适当运动，睡前温热水（可含高锰酸钾）坐浴等。

2. 局部用药治疗

此方法已被广泛采用，药物包括栓剂、膏剂和洗剂，多数含有中药成分。

3. 注射疗法

此疗法对Ⅰ度、Ⅱ度出血性内痔效果较好。将硬化剂注射于黏膜下层静脉丛周围，使之发生炎症反应及纤维化，从而压闭曲张的静脉；1 个月后可重复治疗，注意避免将硬化剂注入黏膜层造成坏死。

4. 胶圈套扎

此方法是用胶圈套扎痔根部，阻断其血供使痔坏死脱落；适用于Ⅱ、Ⅲ度内痔，对于巨大内痔及纤维化内痔更适合。

(二) 手术治疗

1. 手术指征

保守治疗无效，痔脱出严重，较大纤维化内痔行注射等治疗后效果不佳，合并肛裂、肛瘘等。

2. 手术原则

通过手术使脱垂肛垫复位，尽可能保留肛垫的结构，从而使精细控便能力在术后尽可能少受影响。

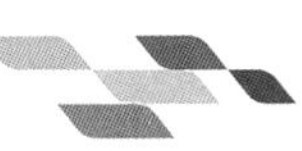

3. **术前准备**

内痔表面有溃疡、感染时，先行通便、温热水坐浴等保守治疗，溃疡愈合后再手术；同时做肠道准备。

4. **手术方式**

手术方式：①痔单纯切除术，主要用于Ⅱ～Ⅳ度内痔和混合痔的治疗。②吻合器痔上黏膜环切钉合术，主要适用于脱垂型Ⅲ～Ⅳ度混合痔、环形痔，临床上通用名称为吻合器痔上黏膜环切术（procedure for prolapse and hemorrhoids，PPH）。PPH 手术与传统痔切除术相比具有手术时间短、术后疼痛轻、恢复快、并发症少等优点。③血栓外痔剥离术，主要用于治疗血栓性外痔。在局麻的情况下，将痔表面的皮肤梭形切开，摘除血栓，伤口内填入油纱布，但不缝合创面。

四、预防与保健

预防痔疮，要加强体育锻炼；养成定时排便的习惯，多吃蔬菜水果，预防便秘；保持肛门周围清洁；注意下身保暖；尽量避免久坐久立，长时间坐立应起身活动拉伸；注意孕产期的保健；发现症状后，应注意饮食和及时用药。

参考文献

[1] 陈孝平，汪建平，赵继宗. 外科学［M］. 9 版. 北京：人民卫生出版社，2018.
[2] 黎介寿. 认识术后早期炎症性肠梗阻的特性［J］. 中国实用外科杂志，1998（7）：3－4.
[3] 刘承训. 老年人腹股沟疝修补术的特点［J］. 中国实用外科杂志，2001（2）：70－72.
[4] 滕飞. 腹腔镜与开放手术治疗急性阑尾炎的疗效比较［J］. 临床医药文献电子杂志，2017，4（97）：19036－19037.

第十章　甲状腺与乳腺外科疾病

第一节　单纯性甲状腺肿

单纯性甲状腺肿（simple goiter）仅表现为甲状腺弥漫性肿大，又称为“弥漫性非毒性甲状腺肿”，俗称“大脖子病”。碘缺乏是导致单纯性甲状腺肿最主要的原因，随着加碘食盐的普及，该病的发病率已明显下降。

一、病因

单纯性甲状腺肿的病因可分为三类。

（一）甲状腺素原料（碘）缺乏

环境缺碘是引起单纯性甲状腺肿的主要因素。高原、山区土壤中的碘盐被冲洗流失，以致饮水和食物中含碘量不足，因此，这些区域的居民患此病的较多，故又称为地方性甲状腺肿（endemic goiter）。由于碘的摄入不足，无法合成足够量的甲状腺素，便反馈性地引起垂体促甲状腺激素（thyroid-stimulating hormone，TSH）分泌增高并刺激甲状腺增生和代偿性肿大。初期，因缺碘时间较短，增生、扩张的滤泡较均匀地散布在腺体各部，形成弥漫性甲状腺肿，随着缺碘时间延长，病变继续发展，扩张的滤泡便聚集成多个大小不等的结节，形成结节性甲状腺肿（nodular goiter）。有的结节因血液供应不良发生退行性变时，还可引起囊肿或纤维化、钙化等改变。

（二）甲状腺素需要量增高

青春发育期、妊娠期或绝经期的妇女，由于对甲状腺素的需要量暂时性增高，有时也可发生轻度弥漫性甲状腺肿，叫作生理性甲状腺肿。这种甲状腺肿大常在成年或妊娠以后自行缩小。

（三）遗传缺陷或基因突变

遗传缺陷或基因突变导致甲状腺素合成和分泌的障碍。

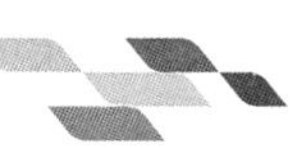

二、临床表现

甲状腺不同程度的肿大和肿大结节对周围器官引起的压迫症状是本病主要的临床表现。单纯性甲状腺肿轻微时，患者一般无任何症状。中重度肿大的患者多表现为脖子变粗，或者出现相应的压迫症状。病程早期，甲状腺呈对称、弥漫性肿大，腺体表面光滑，质地柔软，随吞咽上下移动。外观无明显改变，多在体检时发现。病程中期，甲状腺继续增大，开始出现脖子增粗，或自觉衣领变紧等不适，部分还会出现喉咙部有紧缩感。到病程晚期，甲状腺肿大非常明显，并可能出现多发结节及相应的压迫症状。单纯性甲状腺肿体积较大时可压迫气管、食管和喉返神经，出现气管弯曲、移位和气道狭窄而影响呼吸。开始只在剧烈活动时感觉气促，病情发展严重时，甚至休息睡觉也有呼吸困难。受压过久还可使气管软骨变性、软化。少数喉返神经或食管受压的患者可出现声音嘶哑或吞咽困难症状。

病程长久、体积巨大的甲状腺肿可下垂于颈下胸骨前方。甲状腺肿向胸骨后延伸生长形成胸骨后甲状腺肿，易压迫气管和食管，还可能压迫颈深部大静脉，引起头颈部静脉回流障碍，出现面部青紫、肿胀及颈胸部表浅静脉怒张症状。

此外，结节性甲状腺肿可继发甲亢，也可发生恶变。

三、治疗

单纯性甲状腺肿的治疗，主要取决于患者甲状腺肿大小、症状及病因。

（1）生理性甲状腺肿，可不给予药物治疗，宜多食含碘丰富的海带、紫菜等食物。

（2）对 20 岁以下的弥漫性单纯甲状腺肿患者可给予小剂量甲状腺素或优甲乐，以抑制腺垂体 TSH 分泌，缓解甲状腺的增生和肿大。

（3）有以下情况时，应及时施行甲状腺大部切除术：①因气管、食管或喉返神经受压引起临床症状者；②胸骨后甲状腺肿；③巨大甲状腺肿影响生活和工作者；④结节性甲状腺肿继发功能亢进者；⑤结节性甲状腺肿疑有恶变者。

（4）手术方式多采用甲状腺次全切除术。

四、预防与保健

全国各地已普遍进行了甲状腺肿的普查和防治工作，发病率已大大降低。在流行地区，甲状腺肿的集体预防极为重要，一般为补充加碘盐。

第二节　亚急性甲状腺炎

亚急性甲状腺炎（subacute thyroiditis）又称为 De Quervain 甲状腺炎或巨细胞性甲状腺炎，是一种与病毒感染有关的甲状腺局部炎症。其临床表现为发热、颈部疼痛，属于自限性疾病（发展到一定程度后能自动停止，并逐渐恢复痊愈）。此病较为常见，约占甲状腺疾病的5%，多见于中年女性，绝大多数可治愈，少数可遗留甲状腺功能减退症。

一、病因

本病主要与病毒感染有关，如柯萨奇病毒、流感病毒、腮腺炎病毒和腺病毒等，可以在患者甲状腺组织中发现这些病毒，或在患者血清中发现这些病毒抗体。多数患者在患病前曾有呼吸道感染或者腮腺炎感染的病史。

二、临床表现

多数患者表现为甲状腺突然肿胀、发硬、吞咽困难及疼痛，疼痛向病侧耳颞处放射。感染常始于甲状腺的一侧，很快向腺体其他部位扩展。患者可有发热、血沉增快。病程约 3 个月，愈后甲状腺功能多不减退。

三、治疗

强的松每日 4 次，每次 5 mg，2 周后减量，全程 1 ～ 2 个月；并加用甲状腺干制剂，效果较好。停药后若复发，则予放射治疗，效果较持久。抗生素治疗无效。

四、预防与保健

可以通过减少感冒、防范上呼吸道感染来预防亚急性甲状腺炎的发生。平时适当规律运动，并规律作息、合理膳食。鼓励摄入富含多种维生素的水果，以及富含膳食纤维的蔬菜，以此保证营养摄入均衡。

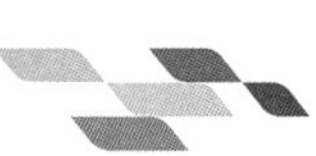

第三节　急性乳腺炎

急性乳腺炎（acute mastitis）是乳腺的急性化脓性感染，因哺乳期乳房血管丰富，多数发生在哺乳期女性，初产妇最为多见，常常发生在产后3～4周。早期即可能出现寒战、高热及心率增快等脓毒血症的表现。

一、病因

（一）乳汁淤积

乳汁是良好的培养基，乳汁淤积有利于入侵细菌的生长繁殖。

（二）细菌入侵

乳头破损或皲裂时，细菌沿淋巴管入侵是感染的主要途径。细菌也可直接侵入乳管，上行至腺小叶而致感染。多数发生于初产妇。可发生于断奶阶段，因婴儿6个月后已长牙，母乳喂养时容易损伤乳头。致病菌以金黄色葡萄球菌最为多见。

二、临床表现

患者感觉乳房疼痛、局部红肿、发热。随着炎症进展，可有寒战、高热、心率增快，常伴患侧淋巴结肿大、压痛，白细胞计数明显增高等表现。局部表现常有个体差异。其病理改变一般起初呈蜂窝织炎样表现，数天后可形成脓肿，脓肿可以是单房或多房性。脓肿可向外溃破，深部脓肿还可穿透至乳房与胸肌间的疏松组织，形成乳房后脓肿（retromammary abscess）。感染严重者，可并发脓毒血症。当局部有波动感或超声证明有脓肿形成时，应在压痛最明显的炎症区或在超声定位下进行穿刺，抽到脓液表示脓肿已形成，脓液应做细菌培养及药物敏感试验。

三、治疗

治疗原则是消除感染、排空乳汁。

早期呈蜂窝织炎表现而未形成脓肿时，应用抗生素可获得良好的效果。因主要病原菌为金黄色葡萄球菌，可不必等待细菌培养的结果，应用青霉素治疗，或用耐青霉素酶的苯唑西林钠（新青霉素Ⅱ），或头孢一代抗生素如头孢拉啶。对青霉素过敏者，则应用红霉素。有些抗生素可以通过乳汁而影响婴儿的健康发育，因此如四环素、氨基糖苷类、喹诺酮类、磺胺药和甲硝唑等药物应避免使用。脓肿形成后，主要治疗措施是及时将脓肿切开引流。手术时要有良好的麻醉。手术中为避免损伤乳管而形成乳瘘，应做放射状切开，乳晕下脓肿应沿乳晕边缘做弧形切口。深部脓肿或乳房后脓肿可沿乳房下缘做弧形切口，经乳房后间隙引流。切开后，以手指轻轻分离脓肿的分隔，以利引流。脓腔较大时，可在脓腔的最低部位另加切口做对口引流。一般不停止哺乳，因停止哺乳不仅影响婴儿喂养，且提供了乳汁淤积的机会，但患侧乳房应停止哺乳，并以吸乳器吸尽乳汁，促使乳汁通畅排出。若感染严重或脓肿引流后并发乳瘘，应停止哺乳。可口服溴隐亭 1.25 mg，每日 2 次，服用 7～14 天；或己烯雌酚 1～2 mg，每日 3 次，共 2～3 日；或肌内注射苯甲酸雌二醇，每次 2 mg，每日 1 次，至乳汁停止分泌为止。

四、预防与保健

急性乳腺炎治疗关键在于避免乳汁淤积，防止乳头损伤，并保持其清洁。应加强孕期卫生宣教：指导产妇经常用温水、肥皂水洗净两侧乳头；如有乳头内陷，可经常挤捏、提拉矫正之；要养成定时哺乳、让婴儿不含乳头而睡等良好习惯；每次哺乳应将乳汁吸空，如有淤积，可按摩或用吸乳器排尽乳汁；哺乳后应清洗乳头；乳头有破损或皲裂要及时治疗；注意婴儿口腔卫生。

第四节　乳腺囊性增生病

乳腺囊性增生病（breast cystic hyperplasia）亦称为乳腺病，以乳腺小叶、小导管及末端导管高度扩张形成囊肿为主要特征，或表现为腺管内不同程度的乳头状增生，伴乳管囊性扩张，也有发生于小叶实质者，其主要为乳管及腺泡上皮增生。由于对本病的不同认识，可有多种命名，如乳腺小叶增生症、乳腺结构不良症、纤维囊性病等。此病是妇女的多发病，常见于中年妇女。

一、病因

本病系雌、孕激素比例失调，使乳腺实质增生过度和复旧不全；或因部分乳腺实质成分中激素受体的质和量异常，使乳房各部分的增生程度参差不齐。

二、临床表现

本病病程较长，发展缓慢，一侧或双侧乳房胀痛和肿块是本病的主要表现，部分患者具有周期性。乳房胀痛一般于月经期前明显，月经期后缓解或消失，严重者可整个月经周期都有疼痛。体检发现一侧或双侧乳房内有大小不一、质韧的单个或为多个结节，可有触痛，与周围组织分界不清，亦可表现为弥漫性增厚。少数患者可有乳头溢液，其

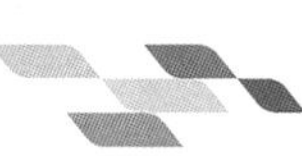

多为浆液性或浆液血性液体。

三、治疗

本病的治疗主要是对症治疗，如口服中药逍遥散 3 ～ 9 g，每日 3 次。对症状较重者，可用他莫昔芬治疗，用法：于月经干净后 5 天开始口服，每日 2 次，每次 10 mg，连用 15 天后停药。该药治疗效果较好，但因对子宫内膜及卵巢有影响而不宜长期服用。对局限性乳腺囊性增生病，应在月经干净后 5 天内复查，若肿块变软、缩小或消退，则可继续观察并予以中药治疗。若肿块无明显消退，或在观察过程中发现局部病灶有恶性病变可能者，应予切除并做快速病理检查。如有不典型上皮增生，同时有对侧乳腺癌或有乳腺癌家族史等高危因素者，以及年龄大、肿块周围乳腺组织增生也较明显者，可做单纯乳房切除术。

四、预防与保健

建立良好的生活方式，调整好生活节奏，保持心情舒畅。坚持体育锻炼，积极参加社交活动，避免和减少精神、心理紧张因素。学习和掌握乳房自我检查方法，养成每月 1 次的乳房自查习惯。

第五节　乳　腺　癌

乳腺癌（breast cancer）是世界范围内女性发病率最高的恶性肿瘤之一。在中国，乳腺癌的发病率呈逐年上升的趋势，特别是沿海经济发达的城市其发病率已接近欧美国家。

一、病因

乳腺癌的病因尚不完全清楚，目前认为月经初潮早、绝经年龄晚、不孕或初次足月产的年龄晚与乳腺癌的发病风险增高有关。此外，中国乳腺癌的发病以散发性为主，但对于一级亲属中有乳腺癌或卵巢癌病史者，需要警惕为家族性乳腺癌。另外，肥胖、高脂肪饮食、口服避孕药或雌激素替代治疗均会导致雌激素刺激乳腺上皮，从而增加发病机会。很多资料表明环境因素和生活方式与乳腺癌的发病也有一定的关系。

二、临床表现

乳腺癌早期表现最常见的是单侧乳房无痛性肿块，可自行无意间发现或体检发现。

肿块一般质硬，边界不清楚，表面欠光滑，与周围组织分界不清，在乳房内不易被推动，活动性较差。随着肿瘤增长，可累及乳房悬韧带［库珀韧带（Cooper ligament）］，导致其缩短而致肿瘤表面皮肤出现凹陷，即“酒窝征”。临近乳头区域的肿瘤因侵入乳管，可将乳头牵拉向肿瘤侧，从而表现为乳头扁平、回缩或凹陷。如果肿瘤累及皮下淋巴管，癌细胞可能堵塞皮下淋巴管，引起淋巴回流障碍而出现皮肤真皮水肿，皮肤呈“橘皮样”改变。肿瘤长大还会导致乳房局部隆起，甚至双侧乳房明显不对称。

晚期乳腺癌可侵入胸肌筋膜或胸肌，从而使肿瘤固定于胸壁。如肿瘤侵入皮肤，皮肤可出现多个小结节，甚至彼此融合。如果侵入皮肤的肿瘤破溃，可形成溃疡，累及小血管会造成出血，如继发感染常有恶臭。

乳腺癌最容易沿淋巴管转移到腋窝淋巴结，甚至锁骨上、下淋巴结。肿大的淋巴结质硬、无痛、可被推动。如果转移严重，淋巴结可融合成团，与周围组织粘连而不易推动。

乳腺癌转移至肺、肝、骨、脑时，会出现相应的临床症状。

特殊的乳腺癌会有特殊的临床表现。比如，炎性乳腺癌，局部皮肤呈炎症性表现，包括红、肿、热、痛等，进展迅速。乳头湿疹样乳腺癌（Paget's carcinoma of the breast）表现为乳头乳晕区皮肤反复出现湿疹，结痂脱落，伴瘙痒、烧灼感。

三、治疗

乳腺癌的治疗策略是以手术治疗为主的综合治疗。对早期乳腺癌患者，手术治疗是首选。全身情况差、主要脏器有严重疾病、年老体弱不能耐受手术者属手术禁忌。

（一）手术治疗

近年来对乳腺癌的生物学行为进行的研究证实，乳腺癌自发病开始即是一种全身性疾病。因而缩小手术范围、加强术后综合辅助治疗越来越重要。

1. 保留乳房的乳腺癌切除术

保留乳房的乳腺癌切除术（conservative surgery）的目的是完整切除肿瘤。该手术适合于临床Ⅰ期、Ⅱ期的乳腺癌患者，且乳房有适当体积，要求术后能保持美观效果者。无法获得切缘阴性者则禁忌施行该手术。原发灶切除范围应包括肿瘤及肿瘤周围1～2 cm的组织。需病理证实标本的边缘无肿瘤细胞浸润。术后必须辅以全乳放疗。近年来随着影像学技术的发展，对乳腺疾病从初发时就是一种全身性疾病的认识加深，以及患者对美容效果要求的提高，保乳手术的开展越来越多。

2. 乳腺癌改良根治术

乳腺癌改良根治术（modified radical mastectomy）有两种术式：一是保留胸大肌，切除胸小肌；二是保留胸大肌和胸小肌。根据大量病例观察，认为Ⅰ期、Ⅱ期乳腺癌应用根治术或改良根治术的生存率无明显差异，且该术式保留了胸肌，术后外观效果较好，是无保乳意愿并腋窝淋巴结有转移者常用的手术方式。

3. 乳腺癌根治术和乳腺癌扩大根治术

乳腺癌根治术（radical mastectomy）将整个乳房，胸大肌，胸小肌，腋窝Ⅰ、Ⅱ、

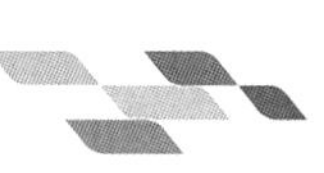

Ⅲ组淋巴结整块切除。乳腺癌扩大根治术（extensive radical mastectomy）还需切除胸廓内动、静脉及其周围淋巴结（即胸骨旁淋巴结）。此两种术式现已少使用。

4. 全乳房切除术

全乳房切除术（total mastectomy）的手术范围是必须切除整个乳房，包括腋尾部及胸大肌筋膜。该术式适宜于原位癌、微小癌及年迈体弱不宜做根治术者。

5. 前哨淋巴结活检术及腋淋巴结清扫术

前哨淋巴结是指接受乳腺癌病灶引流的第一站淋巴结，可用示踪剂标记后切除活检。根据前哨淋巴结的病理结果来判断腋窝淋巴结是否有肿瘤转移。对临床腋淋巴结阴性的乳腺癌患者，可先行前哨淋巴结活检术（sentinel lymph node biopsy）。对前哨淋巴结阴性的乳腺癌患者可不常规行腋淋巴结清扫术（axillary lymph node dissection）。对于前哨淋巴结阳性及临床腋淋巴结阳性的乳腺癌患者常规行腋淋巴结清扫术，手术范围包括Ⅰ组、Ⅱ组腋淋巴结。

具体手术方式应根据病理分型、疾病分期及辅助治疗的条件，并结合患者本人的意愿而定。对可行手术切除的乳腺癌患者，手术应完成局部及区域淋巴结最大限度地清扫，以提高生存率，然后再考虑美观及功能的问题。

（二）化学治疗

乳腺癌是实体瘤中化疗疗效较好的肿瘤之一，化疗在整个综合治疗中占有重要地位。浸润性乳腺癌伴腋淋巴结转移者是应用辅助化疗的指征。但对腋淋巴结阴性者是否应用辅助化疗尚有不同意见。一般认为，腋淋巴结阴性而有高危复发因素者，诸如原发肿瘤直径大于2 cm，组织学分级差，雌激素、孕激素受体阴性，癌基因表皮生长因子受体2（HER2）有过度表达者，适宜应用术后辅助化疗。对肿瘤分化差、分期晚的病例常用蒽环类联合紫杉类的联合化疗方案，如EC（表柔比星、环磷酰胺）-T（多西他赛或紫杉醇）方案等。对于肿瘤分化较好、分期较早的病例可考虑紫杉类方案，如TC方案（多西他赛或紫杉醇、环磷酰胺）等。化疗前患者应排除化疗禁忌。化疗期间应定期检查血常规、肝功能、肾功能。

术前化疗又称为新辅助化疗，多用于局部晚期无法手术或者肿瘤和乳房体积比太大而无法保乳的病例，目的在于缩小肿瘤，提高手术成功机会及评价个体肿瘤对药物的敏感性。决策及方案选择不仅要根据疾病分期，还要结合考虑肿瘤的分子分型。新辅助化疗阶段要密切观察肿瘤变化，评估治疗效果。

（三）内分泌治疗

乳腺癌细胞中雌激素受体（ER）含量高者，称为激素依赖性肿瘤，内分泌治疗对此类乳腺癌有效。而ER含量低者，称为激素非依赖性肿瘤，对内分泌治疗反应差。因此，对激素受体阳性的病例应使用内分泌治疗。

内分泌治疗的一个重要进展就是他莫昔芬（tamoxifen）的应用。他莫昔芬系非甾体激素的抗雌激素药物，其结构式与雌激素相似，可在靶器官内与雌二醇争夺ER，他莫昔芬和ER形成的复合物能影响基因转录，从而抑制肿瘤细胞生长。临床应用表明，该药可降低乳腺癌术后复发及转移，减少对侧乳腺癌的发生率。有资料表明，芳香化酶抑制剂（如阿那曲唑、来曲唑、依西美坦等）对绝经后患者的效果优于他莫昔芬，这类药物能在肾上腺分泌的雄激素转变为雌激素过程中抑制芳香化环节，从而降低雌二醇，达到治疗乳腺癌的目的。但服用芳香化酶抑制剂的患者的骨相关事件发生率较服用他莫昔芬的患者高。

（四）放射治疗

放射治疗是乳腺癌局部治疗的手段之一。在保留乳房的乳腺癌手术后的治疗中，放射治疗是一重要组成部分，应于肿块局部广泛切除后给予适当剂量放射治疗。单纯乳房切除术后可根据患者年龄、疾病分期分类等情况，决定是否应用放射治疗。

（五）靶向治疗

通过转基因技术制备的曲妥珠单抗对 HER2 过度表达的乳腺癌患者有良好效果，可降低乳腺癌患者术后的复发转移风险，延长无病生存期。

四、预防与保健

乳腺癌病因尚未明确，目前尚难以提出确切的病因学预防（一级预防）。但重视乳腺癌的早期发现（二级预防），经普查检出病例，亦可提高乳腺癌患者的生存率。在中国一般推荐乳腺超声联合钼靶作为筛查方法。对有 BRCA 基因突变的女性可考虑预防性乳房全切术。

近 10 余年，乳腺癌患者的 5 年生存率有所改善，归功于早期发现、早期诊断及术后综合辅助治疗的不断完善。医务人员应重视卫生宣教及普查。成年女性应定期体检，尤其高危有家族史的女性，如发现乳腺异常应及时就诊。

参考文献

[1] 陈孝平，汪建平，赵继宗. 外科学 [M]. 9 版. 北京：人民卫生出版社，2018.
[2] 高明，葛明华. 甲状腺肿瘤学 [M]. 北京：人民卫生出版社，2018.
[3] 邵志敏，沈镇宙，徐兵河. 乳腺肿瘤学 [M]. 2 版. 上海：复旦大学出版社，2018.

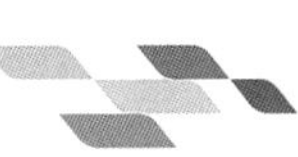

第十一章　泌尿生殖系统疾病

第一节　泌尿、男性生殖系统感染

一、概述

泌尿、男性生殖系统感染是病原微生物侵入泌尿、男性生殖系统内繁殖而引起的炎症，其发病率很高。由于人体解剖特点，泌尿道与生殖道位置及功能关系密切，两者易同时引起感染或者相互传播。

（一）发病机制与诱因

感染常常是病原微生物和人体相互作用的结果。正常人尿路对感染具有防御功能，如尿道外口皮肤和黏膜的正常菌群能抑制致病菌，尿液的酸碱度和高渗透压、尿液中所含的成分也不利于细菌的繁殖，而且人的排尿活动又易将细菌排出体外，在正常情况下不易引起感染。当正常尿路防御机制被破坏，致病菌乘虚而入，加上细菌本身的毒力及易黏附尿路上皮等特点均可诱发感染。

常见的诱因主要有：①机体抵抗能力下降。②泌尿系统局部存在梗阻因素导致尿液引流不畅引起尿液滞留，降低尿路上皮的防御能力。③泌尿系操作等医源性因素致病菌易进入尿路而诱发感染。④其他因素，如女性尿道较短，容易招致上行感染，特别是在经期、更年期、性交时更易发生。

（二）感染途径

泌尿系感染又称为尿路感染，主要的感染途径有四种，其中淋巴感染和直接感染少见，最常见的是上行感染和血行感染：①上行感染是指致病菌（如大肠埃希菌）经尿道进入膀胱，并可沿输尿管腔内播散至肾。大约 1/2 的下尿路感染容易导致上尿路感染，多见于妇女与婴幼儿，或是有尿路梗阻的患者。②血行感染的致病菌多为金黄色葡萄球菌，在机体免疫功能低下或在某些因素促发下，体内感染病灶的细菌直接血行传播至泌尿生殖系器官，此多见于肾皮质感染。

（三）诊断

泌尿、男生殖系统感染一般都有比较典型的尿频、尿急、尿痛等临床表现。泌尿系感染的诊断靠尿液常规分析，尿液细菌培养可以确诊。正确的尿标本采集方法一般取中段尿，应在2小时内送检，避免污染和杂菌生长。尿沉渣检查有无白细胞，若每高倍视野白细胞超过5个，则提示有尿路感染。细菌培养和菌落计数中，如菌落计数多于$10^5 \cdot mL^{-1}$应认为有感染。影像学检查主要从形态和功能上来判断和鉴别有无畸形、合并症及慢性感染，主要包括超声、尿路平片、排泄性尿路造影、膀胱或尿道造影、计算机断层扫描（CT）、放射性核素和磁共振成像（MRI）等。

（四）治疗与预防

1. 了解并纠正诱发因素

泌尿系梗阻常为尿路感染的直接诱因，感染后若梗阻持续存在，则不易治愈且易复发，需要手术引流或解除梗阻，不能单纯依靠药物。

2. 明确感染的性质

出现泌尿系感染症状时，必须明确其性质和致病菌，依据尿液细菌培养和药敏试验结果，有针对性地用药。

3. 明确是上行感染还是血行感染

血行感染发病急，易合并寒战、高热等全身症状，常需要静脉用抗菌药物及全身支持对症治疗。

4. 正确使用抗菌药物

抗菌药物原则上应持续使用至症状消失，尿细菌培养转阴后2周。必须注意的是，尿液中要有足够的抗菌药物浓度，一般治疗需要维持7～10天。为避免耐药菌株的产生，可以同时应用2种或2种以上的抗菌药物。

5. 须鉴别是上尿路感染还是下尿路感染

前者症状重、预后差、易复发、治疗时间长。

6. 根据尿液pH来选择治疗药物

若为酸性，宜用碱性药物如碳酸氢钠等，可以抑制病菌生长，并加用适用于碱性环境的抗菌药物；反之亦然，尿液为碱性则宜用酸性药物如维生素C等，并加用适应于酸性环境的抗菌药物。

7. 预防

注意休息，多饮水，定期复查。

二、急性细菌性膀胱炎

（一）病因

急性细菌性膀胱炎（acute bacterial cystitis）以年轻女性多见，与女性尿道结构和位

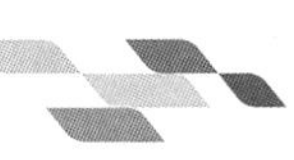

置有关，由于会阴部常有大量细菌存在，当身体抵抗力下降并有感染的诱因时，易引起膀胱炎发作。而在男性，常继发于其他病变，如急性前列腺炎、包皮炎、尿道狭窄等。

（二）临床表现

急性细菌性膀胱炎发病急，以尿频、尿急、尿痛等下尿路刺激症状为主，严重者可出现急迫性尿失禁现象，常合并有肉眼血尿和血块，多为全程血尿或终末血尿。全身症状不明显，部分患者可出现低热。

（三）诊断

体格检查可发现耻骨上膀胱区有压痛。在男性要注意检查生殖系统，警惕是否合并附睾炎或前列腺炎等。如有尿道炎，可有尿道脓性分泌物，应做涂片细菌学检查，排除淋球菌、衣原体等引起的感染。对女性应注意有无阴道炎、尿道炎等。阴道炎常伴发阴道刺激症状，有阴道分泌物排出且伴恶臭。需要同时检查生殖系统和泌尿系统以确定有无泌尿系畸形。

尿沉渣检查可见白细胞增多，也可见红细胞时，应做尿细菌培养、菌落计数和药物敏感试验。注意在急性感染期禁做膀胱镜检查及尿道扩张等介入性检查。

（四）治疗与预防

治疗：应选择敏感的抗菌药物，复方磺胺甲噁唑、头孢菌素类、喹诺酮类等药物在临床多用。对于女性单纯性膀胱炎，选择敏感的抗菌药物，使用3～7日疗法。

预防：多饮水勤排尿；口服碳酸氢钠碱化尿液，减少对尿路的刺激；也可以选择坦索罗辛等 α_1 受体阻滞剂减轻下尿路感染症状；局部热敷、热水坐浴等解除膀胱痉挛。

三、淋球菌性尿道炎

淋球菌性尿道炎（gonococcal urethritis）主要指通过性接触传播途径，由淋球菌所致的急性尿道炎，属于性传播疾病。

（一）病因

淋菌性尿道炎是由淋球菌引起的尿道感染，俗称“淋病”，常累及泌尿、生殖系统的黏膜。人是淋球菌唯一的天然宿主，有易感性，发病后免疫力极低下，可再度感染。主要由性接触直接传播，偶尔也可通过带淋球菌的衣裤、毛巾、便盆和手等间接传播。20世纪50年代，淋病在中国是仅次于梅毒的最常见性传播疾病；60年代中期，在卫生部门的防治控制下基本绝迹；80年代，性病重新在中国出现后，淋病一直占据各种性病之首。在儿童性病中淋病亦有较高的发病率。

（二）临床表现

淋球菌急性感染后，经过2～5日潜伏期后发病。感染初期，患者尿道口黏膜红肿、痒痛伴排尿不适，并有黄色脓性分泌物从尿道口流出。随病情发展，阴茎出现肿胀，龟头及包皮红肿，尿频、尿急、尿痛明显，有时可见血尿；两侧腹股沟淋巴结肿大，伴轻重不等的全身炎症反应症状。部分患者可继发前列腺炎、精囊炎及附睾炎；治疗未愈者可转变为慢性淋病；反复发作还可引起炎性尿道狭窄。

如有典型的临床表现及不洁性交史，尿道分泌物涂片可在白细胞内找到成对排列的革兰阴性双球菌（淋球菌），即可诊断。

（三）治疗

20 世纪 40 年代使用抗生素治疗淋病以来，由于不规范治疗等，淋球菌已对多种抗生素产生了一定程度的耐药，如青霉素、四环素、环丙沙星和大观霉素等，使头孢菌素类抗生素成为仅有的有效治疗药物，治疗多用头孢曲松等。感染初期可使用头孢曲松 1.0 g 肌内注射或静脉注射，单次给药，产生高的药物浓度可治愈 99% 无合并症的淋病患者。若病情较重，合并生殖系感染，可适当延长抗生素疗程，并口服喹诺酮类、大环内酯类或复方磺胺甲噁唑，一般 7 ～ 14 日为 1 个疗程。注意配偶应同时治疗。中国一直在全国范围内开展淋球菌耐药监测工作，通过已建立的耐药监测系统，每年对分离出的淋球菌菌株进行青霉素、四环素、环丙沙星、大观霉素及头孢曲松等抗生素的耐药监测。

（四）预防与保健

首先需要加强性病防治宣传教育，提倡洁身自爱，警惕性乱。同时，在高危人群中进行筛查，追踪传染源及接触者。对于患者要加强管理，注意保持个人卫生，包括患者衣物、床单等要煮沸消毒或者在阳光下暴晒，浴盆便器等用消毒剂杀灭淋球菌。

淋病病程短，可治愈，属于发病率高但可及时控制的性病。淋病患者中有相当一部分属于再感染，因此，控制该病的重要措施之一是教育患者避免再感染。有直肠和咽部感染的散发病例报告，这些感染多无症状，需要引起足够的注意。

四、慢性前列腺炎

前列腺在组织学上分为内层和周围层，内层腺管为顺行性，而周围层腺管呈逆行倒流。射精时，如后尿道感染，则大量致病菌会挤向周围层。如排尿不畅，感染的尿液也可经前列腺管逆流至前列腺组织内形成微结石，使感染更难控制。此外，前列腺腺上皮的类脂质膜是阻止多种抗生素进入腺泡的屏障，这也是慢性前列腺炎（chronic prostatitis）难以根治的原因。

按照美国国立卫生研究院的标准，前列腺炎可以分为四型：急性细菌性前列腺炎、慢性细菌性前列腺炎、慢性非细菌性前列腺炎、无症状性前列腺炎。本节仅仅阐述慢性细菌性前列腺炎和慢性非细菌性前列腺炎。

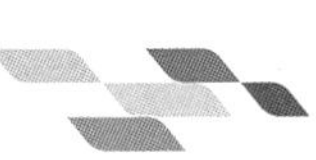

（一）慢性细菌性前列腺炎

1. 病因

慢性细菌性前列腺炎大多数是大肠杆菌、变形杆菌、克雷伯菌属、葡萄球菌或链球菌经尿道逆行感染所致，也可由淋球菌感染引起。

2. 临床表现

（1）排尿症状：尿频、尿急、尿痛，排尿时有尿道不适或灼热感。排尿后和便后常有白色分泌物自尿道口流出，俗称尿道口“滴白”。合并精囊炎时，可有血精。

（2）疼痛：会阴部、下腹隐痛不适，有时腰骶部、耻骨上、腹股沟区等处也有酸胀感。

（3）性功能减退：可有勃起功能障碍、早泄、遗精或射精痛。

（4）精神神经症状：易出现头晕、头胀、乏力、疲惫、失眠、情绪低落、疑虑焦急等。

（5）并发症：可有变态反应，如虹膜炎、关节炎、神经炎、肌炎，或不育等。

3. 诊断

慢性细菌性前列腺炎的诊断依据有：①反复发作的尿路感染；②前列腺按摩液中持续存在致病菌。但是临床上常难以明确。

（1）直肠指检前列腺呈饱满、增大、质软、轻度压痛。病程长者，前列腺缩小、变硬、不均匀，有小硬结。同时应用前列腺按摩获取前列腺液送检验。

（2）高倍视野下前列腺液检查见前列腺液中白细胞 >10 个，卵磷脂小体减少，可诊断为前列腺炎。但前列腺炎症状的严重程度与前列腺液中白细胞的多少无相关性。

临床常用“四杯法”对分段尿及前列腺液培养检查：检查前充分饮水，取初段尿（VB_1）10 mL，再排尿 200 mL 后取中段尿（VB_2）10 mL。然后做前列腺按摩，收集前列腺液（EPS），完毕后取按摩后尿（VB_3）10 mL，将所收集到的标本均送细菌培养及菌落计数。前列腺液或 VB_3 的菌落计数超过 VB_1 菌落计数，且 VB_3 的菌落计数超过 VB_2 的 10 倍以上，则可诊断为细菌性前列腺炎。若 VB_1 及 VB_2 细菌培养均阴性，VB_3 和前列腺液细菌培养均阳性，即可确定诊断。

（3）超声显示前列腺组织回声不均匀、界限不清，或见钙化灶，提示前列腺炎可能。

4. 治疗

治疗效果往往不理想。首选红霉素、多西环素（强力霉素）等具有较强穿透力的抗菌药物。目前应用于临床的药物还有喹诺酮类、头孢菌素类等，亦可以联合用药或交替用药，以防产生耐药性。

综合治疗可采用：①热水坐浴及理疗（如离子透入）可减轻局部炎症，促进炎性物质吸收；②前列腺按摩，每周 1 次，以引流炎性分泌物；③忌酒及辛辣食物，避免长时间骑、坐姿势，有规律的性生活；④中医治疗，应用活血化瘀和清热解毒药物。

（二）慢性非细菌性前列腺炎

临床上，90% 以上的慢性前列腺炎属于慢性非细菌性前列腺炎。其可能由其他病原微生物（如沙眼衣原体、支原体、滴虫、真菌、病毒等）感染所致。在性生活无规律、勃起而不射精、性交中断或长途骑车、长时间坐位工作等诱因下，可致盆腔及前列腺充血。过量饮酒及进食辛辣食物常可加重前列腺炎症状。

1. 临床表现

慢性非细菌性前列腺炎与慢性细菌性前列腺炎表现类似，主要表现为长期、反复的会阴、下腹部等区域疼痛或不适，或表现为尿频、尿不尽，还可伴有不同程度的性功能障碍，生育能力下降，精神、心理症状等一系列综合征；与急性细菌性前列腺炎表现不同的是没有反复发作的尿路感染。体检结果与临床表现不一定相符。直肠指检前列腺稍饱满，质较软，有轻度压痛。临床上，若具有慢性前列腺炎的症状，盆腔、会阴部疼痛尤为明显，而前列腺液检查正常，培养无细菌生长，称为慢性骨盆疼痛综合征。

2. 治疗

致病原为衣原体、支原体的，可用米诺环素、多西环素及碱性药物治疗。感染其他病原体可用红霉素、甲硝唑等。α 受体阻滞剂可以解痉、改善症状。某些植物制剂对改善症状也有一定的疗效。有精神心理障碍者，可用抗抑郁、焦虑等药物。此外，每日 1 次热水坐浴，每周 1 次前列腺按摩，以及去除易造成盆腔、前列腺充血因素的治疗，往往也可有良好的疗效。生物反馈、针灸等也有一定的效果。

第二节　尿路结石

一、概述

尿路结石（urolithiasis）可分为上尿路结石和下尿路结石，前者指肾结石和输尿管结石，后者指膀胱结石和尿道结石。流行病学资料显示，尿路结石好发年龄在 25 ～ 40 岁，男女比例约为 3∶1，患下尿路结石的男性明显多于女性。中国尿路结石的发病率为 1%～5%，南方地区高达 5%～10%。

20 世纪 70 年代末，尿路结石的治疗有了重大的突破。1976 年，瑞典 Fernstorm 和 Johansson 首次采用经皮肾镜碎石取石术（percutaneous nephrolithotomy，PCNL）去除肾结石。1980 年，德国体外冲击波碎石技术发展，治疗尿路结石获得成功，之后 10 余年输尿管硬镜及软镜迅猛发展，目前已经在全国各地迅速推广和发展。在泌尿外科，90% 以上的尿路结石均可通过微创技术治疗。

（一）结石形成的危险因素

影响尿路结石形成的因素很多，如年龄、性别、种族、遗传、环境因素、饮食习惯和职业等。身体代谢异常、尿路梗阻、感染、异物和药物的使用是结石形成的常见病因。

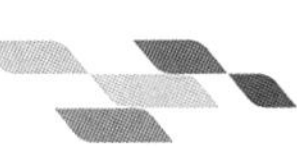

1. 代谢异常

代谢异常：①形成尿结石的物质排出增加。尿液中钙、草酸、胱氨酸排出量增加。②尿 pH 改变。在碱性尿中易形成磷酸镁铵及硫酸盐沉淀，在酸性尿中易形成尿酸和草酸盐结晶。③抑制晶体形成和聚集的物质减少，如枸橼酸、焦磷酸盐、酸性黏多糖、镁等。④尿量减少，使盐类和有机物质的浓度增高。

2. 局部病因

尿路梗阻、感染和尿路存在异物均是诱发结石形成的局部因素，梗阻可以导致感染和结石形成，而结石本身也是尿路异物，后者会加重梗阻与感染的程度。

3. 药物相关因素

引起的肾结石的相关药物分为两类：一类为在尿液中的浓度高而溶解度低的药物，这些药物本身就是结石的成分；另一类为能促使结石形成的药物，在其代谢过程中可引起其他成分形成结石。

（二）成分及特性

草酸钙结石最常见，质硬、不易碎、粗糙、不规则，呈桑葚样，棕色，尿路平片易显影。磷酸钙、磷酸镁铵结石与尿路感染和梗阻有关，易碎、表面粗、不规则，常呈鹿角形，灰白色、黄色或棕色，尿路平片可见分层现象。尿酸结石与尿酸代谢异常相关，其质地光滑，多呈颗粒状，黄色或红棕色，纯尿酸结石不被尿路平片所显影。胱氨酸结石是少见的由家族性遗传性疾病所致，质坚、光滑，呈蜡样，淡黄至黄棕色，尿路平片亦不显影。

（三）病理生理

大部分尿路结石首先在肾和肾盏内形成，肾盏结石进入肾盂或输尿管后可自然排出，或停留在尿路的任何部位。绝大多数输尿管结石和尿道结石是结石在排出过程中停留该处所致，结石沿输尿管行径移动，常停留或嵌顿于三个生理狭窄处，即肾盂输尿管连接处、输尿管跨过髂血管处及输尿管膀胱壁段（图 11－2－1）。

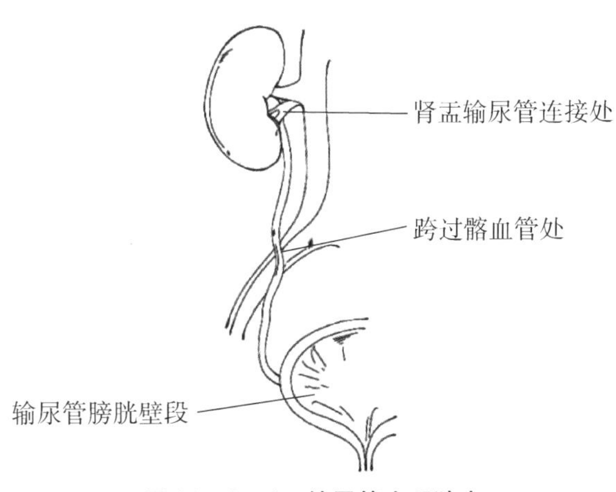

图 11－2－1　输尿管生理狭窄

二、上尿路结石

（一）临床表现

肾结石和输尿管结石为上尿路结石，主要症状为疼痛和血尿。其严重程度与结石部位、大小、活动与否及有无损伤、感染、梗阻等有关。

1. 疼痛

肾结石可引起肾区疼痛伴肋脊角叩击痛。肾盂内大结石及肾盏结石可无明显临床症状，或活动后出现上腹或腰部钝痛。输尿管结石可引起肾绞痛或输尿管痛，典型的表现为疼痛剧烈难忍，阵发性发作，位于腰部或上腹部，并沿输尿管行径放射至同侧腹股沟，还可放射到同侧阴囊或阴唇。结石处于输尿管膀胱壁段，可伴有膀胱刺激症状及尿道和阴茎头部放射痛。

2. 血尿

血尿通常为镜下血尿，少数患者可见肉眼血尿。有时活动后出现镜下血尿是上尿路结石的唯一临床表现。

3. 恶心、呕吐

输尿管结石引起的尿路梗阻，使输尿管管腔压力增高，管壁局部扩张、痉挛和出血。由于输尿管与肠由共同的神经支配而导致恶心、呕吐，其常与肾绞痛伴发。

4. 刺激症状

结石伴感染或有输尿管膀胱壁段结石时，可有尿频、尿急、尿痛刺激症状。

（二）并发症及表现

结石并发急性肾盂肾炎或肾积脓时，可有畏寒、发热、寒战等全身症状。结石所致肾积水，可在上腹部扪及肿大的肾脏。双侧上尿路结石引起双侧尿路完全性梗阻或孤立肾上尿路完全性梗阻时，可导致无尿，出现尿毒症。

（三）诊断

1. 病史和体检

与活动有关的疼痛和血尿，有助于此病的诊断，尤其是典型的肾绞痛。疼痛发作时常有肾区叩击痛。体检主要是排除其他可引起腹部疼痛的疾病，如急性阑尾炎、异位妊娠、急性胆囊炎、胆石症、肾盂肾炎等。

2. 实验室检查

（1）血液分析：应检测血钙、尿酸、肌酐。

（2）尿液分析：常能见到肉眼或镜下血尿；伴感染时有脓尿，感染性结石患者应行尿液细菌及真菌培养；尿液分析还可测定尿液 pH，以及钙、磷、尿酸、草酸含量等；发现晶体尿应行尿胱氨酸检查等。

（3）结石成分分析：这是确定结石性质的方法，也是制订结石预防措施和选用溶

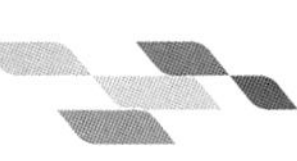

石疗法的重要依据。

3. 影像学检查

（1）超声：属于无创检查，应作为首选影像学检查，能显示结石的高回声及其后方的声影。

（2）X射线检查：①尿路平片，能发现90%以上的X射线阳性结石。②静脉尿路造影，可以评估结石所致的肾结构和其功能改变，还可以判断有无引起结石的尿路异常，如先天性畸形等。③逆行或经皮肾穿刺造影，属于有创检查，一般不作为初始诊断手段。④平扫CT能发现以上检查不能显示的或输尿管中、下段较小的结石。

（3）磁共振泌尿系统水成像（magnetic resonance urography，MRU）：能够了解结石梗阻后肾、输尿管积水的情况，而且不需要造影剂即可获得与静脉尿路造影相似的影像，且不受肾功能改变的影响。

（4）放射性核素肾显像：放射性核素检查不能直接显示泌尿系结石，主要用于确定分侧肾功能评价，以及治疗前肾功能情况和治疗后肾功能恢复状况。

（5）内镜检查：包括经皮肾镜，输尿管硬、软镜和膀胱镜检查。通常在尿路平片未显示结石而静脉尿路造影有充盈缺损不能确诊时，可借助内镜明确诊断和进行治疗。

（四）治疗

对尿路结石的治疗必须实施患者个体化治疗，有时需要综合各种治疗方法。

1. 病因治疗

少数患者能找到形成结石的病因，如甲状旁腺功能亢进引起者，只有切除腺体才能防止尿路结石复发；尿路梗阻者，只有解除梗阻，才能避免结石复发。

2. 药物治疗

结石小于0.6 cm、表面光滑、结石以下尿路无梗阻时可采用药物排石治疗。纯尿酸结石及胱氨酸结石可采用药物溶石治疗，如尿酸结石用枸橼酸氢钾钠、碳酸氢钠碱化尿液，口服别嘌呤醇及饮食调节等方法治疗，效果较好。在药物治疗过程中，还需大量饮水以增加尿量。中药和针灸对结石排出有促进作用。

3. 体外冲击波碎石

体外冲击波碎石（extracorporeal shock wave lithotripsy，ESWL）适用于直径≤2 cm的肾结石及输尿管上段结石。通过X射线或超声对结石进行定位，体外碎石机产生高能冲击波，聚焦后作用于结石，使结石裂解，直至粉碎成细砂，随尿液排出。注意限制每次冲击次数。若需再次治疗，间隔时间以10～14天以上为宜，推荐ESWL治疗次数为3～5次。

4. 经皮肾镜碎石取石术

经皮肾镜碎石取石术（PCNL）是在超声或X射线定位下经腰背部细针穿刺直达肾盏或肾盂，扩张并建立皮肤至肾内的通道，在肾镜下取石或碎石。术中、术后出血是PCNL最危险的常见并发症，术中如出血明显应中止手术，并置入肾造瘘管压迫止血。

5. 输尿管镜碎石取石术

输尿管镜碎石取石术（ureteroscope lithotripsy，URL）是经尿道置入输尿管镜，在膀胱内找到输尿管口，在安全导丝引导下进入输尿管，用套石篮、取石钳将结石取出的手术。若结石较大可采用超声、激光或气压弹道等方法碎石。

6. 开放手术治疗

开放手术治疗较少开展。

（五）预防

尿路结石的发病率和复发率均较高，因而预防很关键。

1. 大量饮水

大量饮水可增加尿量，稀释尿中形成结石物质的浓度，减少晶体沉积，可利于结石排出。

2. 调节饮食

维持营养均衡，避免其中某一种营养成分的过度摄入。根据结石成分、代谢状态等调节食物构成。还应限制钠盐、蛋白质的过量摄入，增加水果、蔬菜、粗粮及纤维素的摄入。

3. 特殊性预防

特殊性预防如下：①草酸盐结石患者可口服维生素 B 以减少草酸盐排出，口服氧化镁可增加尿中草酸溶解度。②尿酸结石患者可口服别嘌呤醇和碳酸氢钠，以抑制结石形成。③如有尿路梗阻、尿路异物、尿路感染或长期卧床等引发结石形成的诱因，应及时去除这些诱因。

三、下尿路结石

下尿路结石包括膀胱结石和尿道结石。原发性膀胱结石多发于男孩，与营养不良和低蛋白饮食有关，在中国其发生率已明显降低。继发性膀胱结石常见于良性前列腺增生，膀胱憩室，神经源性膀胱，异物或肾、输尿管结石排入膀胱。尿道结石（urethral calculi）见于男性，绝大多数来自肾和膀胱。有尿道狭窄、尿道憩室及异物存在时亦可致尿道结石。多数尿道结石位于前尿道。

（一）临床表现

膀胱结石的典型症状为排尿突然中断，疼痛放射至远端尿道及阴茎头部，伴排尿困难和膀胱刺激症状。小儿常用手搓拉阴茎，跑跳或改变排尿姿势后，疼痛缓解，继续排尿。尿道结石典型症状为排尿困难，点滴状排尿，伴尿痛，重者可发生急性尿潴留及会阴部剧痛。除典型症状外，下尿路结石常伴发血尿和感染。憩室内结石可仅表现为尿路感染。

（二）诊断

根据典型症状和影像学检查可做出诊断，但需注意引起结石的病因，如良性前列腺增生、尿道狭窄等。

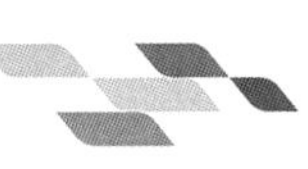

常用辅助诊断方法：①超声检查。超声能发现膀胱和后尿道强光团及声影，还可同时发现膀胱憩室、良性前列腺增生等。②X 射线检查。X 射线能显示绝大多数结石，怀疑有尿路结石可能时，还须做尿路平片及排泄性尿路造影。③膀胱尿道镜检查。膀胱尿道镜能直接见到结石，并可发现膀胱及尿道病变。

（三）治疗

膀胱结石采用手术治疗，并同时治疗病因。若膀胱感染严重时，应用抗菌药物；若排尿困难，则应先留置导尿，以利于引流尿液及控制感染。

1. 经尿道膀胱镜取石或碎石

大多数结石可应用碎石器机械碎石、激光碎石或气压弹道碎石。

2. 耻骨上膀胱切开取石术

此为传统的开放手术方式。结石过大、过硬或膀胱憩室病变时，应行耻骨上膀胱切开取石术。合并严重尿路感染者，应待感染控制后再行取石手术。

尿道结石的治疗应根据结石的位置选择适当的方法。例如，结石位于尿道舟状窝时，可向尿道内注入无菌液体石蜡，然后将结石推挤出尿道口，或经尿道口伸入血管钳用血管钳将结石取出；后尿道结石可用尿道探条将结石轻轻地推入膀胱，再按膀胱结石处理。

第三节　泌尿、男性生殖系统肿瘤

一、肾肿瘤

肾肿瘤（renal tumor）是泌尿系统常见的肿瘤之一，多为恶性，发病率正逐年上升。临床上常见的肾恶性肿瘤包括肾细胞癌（本节详述），肾母细胞瘤，尿路上皮来源的肾盂癌、淋巴瘤和转移瘤；良性肿瘤包括血平滑肌脂肪瘤等。

肾细胞癌（renal cell carcinoma，RCC）又称为肾腺癌，简称肾癌，在肾恶性肿瘤中占 85%，在成人恶性肿瘤中的发病率为 2%～3%。肾癌高发年龄为 50～70 岁，男女比例约为 3∶2。其发病与吸烟、肥胖、高血压、饮食、职业接触（如芳香族化合物等）、遗传因素（如 VHL 抑癌基因突变或缺失）等有关。

（一）病理

肾癌多为单发。瘤体多数为类圆形的实性肿块，大小不等，以 4～8 cm 多见，有假包膜。肾癌起源于肾小管上皮细胞，病理类型包括透明细胞癌、乳头状细胞癌、嫌色细胞癌、未分类肾细胞癌、集合管癌、肾髓质癌和基因相关性肾癌。其中，透明细胞癌占 70%～80%。

（二）临床表现

肾癌早期常无明显临床症状。常见的临床表现如下：

1. 血尿、疼痛和肿块

间歇无痛肉眼血尿为其常见症状，表明肿瘤已侵入肾盏、肾盂。疼痛常为腰部钝痛或隐痛，多由于肿瘤生长牵张肾包膜或侵犯腰大肌、邻近器官所致。若出血形成血块，可通过输尿管引起梗阻而发生肾绞痛。肿瘤较大时，可在腹部或腰部被触及。肉眼血尿、腰痛和腹部肿块被称为肾癌“三联征”。由于超声、CT 技术的普及，早期肾癌检出率明显提高。

2. 副瘤综合征

副瘤综合征可伴有发热、高血压、血沉增快等表现。其他表现有高钙血症、高血糖、红细胞增多症、肝功能异常、贫血、体重减轻、消瘦及恶病质等。

3. 转移性肿瘤症状

约有 30% 的患者因转移性肿瘤症状（如骨等转移部位出现疼痛、持续性咯血、神经麻痹）而初次就诊。男性患者，若发现同侧阴囊内精索静脉曲张且平卧位不消失，则提示静脉或下腔静脉内癌栓形成可能。

（三）诊断

血尿、肾区疼痛和腹部肿块是肾癌的典型表现。约有半数患者在体检时由超声或 CT 偶然发现，称为偶发肾癌或无症状肾癌。影像学能为肾癌的诊断提供最直接的诊断依据。

1. 超声

超声可作为肾癌的常规筛查，典型的肾癌常表现为不均质的中低回声实性肿块。部分囊性肾癌可表现为无回声的囊性肿块，合并钙化时可伴局部强回声。

2. X 射线尿路平片

由 X 射线尿路平片可见肾外形增大，偶见肿瘤散在钙化；静脉尿路造影可见肾盏、肾盂因肿瘤挤压或侵犯出现不规则变形、拉长、移位、狭窄或充盈缺损，甚至患肾不显影。

3. CT

CT 对肾癌的确诊率高，可发现 0. 5 cm 以上的病变，同时显示肿块部位、大小、有无累及邻近器官等，是目前诊断肾癌最可靠的影像学方法。肾癌的 CT 表现为肾实质内不均质肿块，增强扫描后，肿块出现明显强化，CT 增强血管造影及三维重建可以见到增粗、增多和紊乱的肿瘤血管。

4. MR

MR 对肾癌诊断的准确性与 CT 相仿。在显示邻近器官有无受侵犯、肾静脉或下腔静脉内有无癌栓时，MR 优于 CT。

（四）治疗

应根据临床分期初步制订治疗方案。肾癌的治疗已经由单一外科手术治疗向综合治

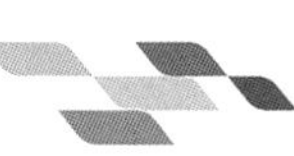

疗转变。

1. 手术治疗

近10年来，肾癌手术已由开放手术向微创（腹腔镜、机器人辅助腹腔镜）手术转变。外科手术主要的手术方式有根治性肾切除术和保留肾单位手术。

其他治疗方式：射频消融、冷冻消融、高能聚焦超声、肾动脉栓塞等。

2. 辅助治疗

肾癌对放疗和化疗均不敏感。但用于肾癌的靶向治疗药物可显著提高晚期患者的客观反应率及总体生存期，其包括舒尼替尼等酪氨酸激酶抑制剂和替西罗莫司等 mTOR 抑制剂这两大类。

二、膀胱肿瘤

膀胱肿瘤（tumor of bladder）是泌尿系统最常见的肿瘤，90%以上为尿路上皮癌。

（一）病因

引起膀胱癌的病因很多，危险因素主要包括以下几个方面：

1. 吸烟

吸烟是最主要的致癌因素，约1/3的膀胱癌与吸烟有关，可能与香烟含有多种芳香胺的衍生物致癌物质有关，戒烟后膀胱癌的发病率会有所下降。

2. 长期接触工业化学产品

长期接触染料、皮革、橡胶、塑料、油漆等，发生膀胱癌的风险显著增加。现已明确的主要致癌物质是联苯胺、β-萘胺、4-氨基双联苯等。

3. 膀胱慢性感染与异物长期刺激

膀胱结石、膀胱憩室、血吸虫感染或长期留置导尿管等，都会增加膀胱癌的发生风险，其中以鳞癌多见。

4. 其他危险因素

如长期大量服用含非那西丁的镇痛药，食物中或由肠道细菌作用产生的亚硝酸盐，以及盆腔放射治疗等，均可成为膀胱癌的病因。

多数膀胱癌是癌基因的激活和抑癌基因的失活导致的，这些基因的改变不仅增加了膀胱癌的患病风险，且与膀胱癌侵袭力及预后密切相关。

（二）病理

膀胱癌的病理主要涉及肿瘤的组织学分级、生长方式和浸润深度，其中组织学分级和浸润深度对预后的影响较大。

1. 组织学分级

目前针对膀胱尿路上皮肿瘤采用WHO分级法，为乳头状瘤、低度恶性潜能的乳头状尿路上皮肿瘤、低级别乳头状尿路上皮癌和高级别乳头状尿路上皮癌。

2. 生长方式

按生长方式分为原位癌、乳头状癌及浸润性癌。原位癌局限在黏膜内，无乳头，亦无基底膜浸润现象，但与肌层浸润性直接相关。尿路上皮癌多为乳头状，高级别者常有浸润。不同生长方式可单独或同时存在。

3. 浸润深度

癌浸润膀胱壁的深度，是判断预后最有价值的指标。临床上将 Tis、Ta、和 T1 期肿瘤称为非肌层浸润性膀胱癌，T2 及其以上则称为肌层浸润性癌，一般分化不良，高度恶性，易向肌层浸润性进展。

4. 复发、进展与转移

膀胱癌易复发，非肌层浸润性膀胱癌的复发率高达 50%～70%，少部分患者复发后可进展为肌层浸润性膀胱癌。肿瘤的扩散主要向膀胱壁浸润，可突破浆膜层侵及邻近器官。淋巴转移是最主要的转移途径，血行转移多见于晚期，主要转移至肝、肺、肾上腺等。种植转移可见于尿道上皮、腹部切口、切除的前列腺窝和腔。

（三）临床表现

膀胱肿瘤患者的发病年龄大多数为 50～70 岁。发病率男女比例约为 4∶1。血尿是膀胱癌最常见的症状，表现为间歇性无痛全程肉眼血尿。尿频、尿急、尿痛多为膀胱癌的晚期表现。广泛浸润盆腔或转移时，可出现腰骶部疼痛、下肢水肿、贫血、体重下降等症状。

（四）诊断

中老年出现无痛性肉眼血尿，应首先想到泌尿系尿路上皮肿瘤的可能，尤以膀胱癌多见。下列检查方法有助于确诊。

1. 尿液检查

尿常规检查时，反复尿沉渣中红细胞计数 >5 个/高倍镜视野，应警惕膀胱癌可能。在新鲜尿液中易发现脱落的肿瘤细胞，故尿细胞学检查是膀胱癌诊断和术后随诊的主要方法之一。

2. 影像学检查

超声简便易行，能发现直径 >0.5 cm 的肿瘤，可作为患者的最初筛查。静脉肾盂造影和尿路 CT 重建对较大的肿瘤可显示为充盈缺损，并可了解肾盂、输尿管有无肿瘤及膀胱肿瘤对上尿路影响。增强 CT 和 MR 可以判断肿瘤浸润膀胱壁深度、淋巴结及内脏转移的情况。放射性核素骨扫描可了解有无骨转移。

3. 膀胱镜检查

膀胱镜检查可以直接观察到肿瘤的部位、大小、数目、形态，初步估计浸润程度等，并可对肿瘤和可疑病变进行活检。检查中需注意肿瘤与输尿管口和膀胱颈的关系，以及有无憩室内肿块。

4. 膀胱双合诊

膀胱双合诊可了解肿瘤大小，浸润的范围、深度及与盆壁的关系。常用于术前对于肿块浸润范围和深度的评估。

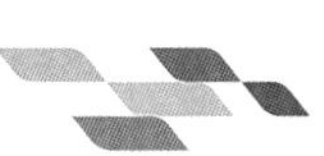

（五）治疗

膀胱肿瘤的治疗以手术治疗为主。根据肿瘤的分化程度、临床分期并结合患者全身状况，选择合适的手术方式。非肌层浸润性膀胱癌采用经尿道膀胱肿瘤电切术（transurethral resection of bladder tumor，TURBT），术后辅助腔内化疗或免疫治疗；肌层浸润性膀胱癌及膀胱非尿路上皮癌采用根治性膀胱切除术，必要时术后辅助化疗或放疗。

1. TURBT

TURBT 既是非肌层浸润性膀胱癌的重要诊断方法，也是主要的治疗手段。TURBT 应将肿瘤完全切除至正常的膀胱壁肌层。由于膀胱癌的特点，术后存在复发或进展为肌层浸润性膀胱癌的风险，因此，术后应行辅助膀胱灌注化疗药物或免疫制剂。应在术后 24 小时内膀胱灌注化疗药物，对于中高危患者还应维持膀胱腔内化疗或免疫治疗。

2. 根治性膀胱切除术联合盆腔淋巴结清扫术

此手术方式是肌层浸润性膀胱癌的标准治疗方式，能减少局部复发和远处转移，提高患者生存率。术后须行尿流改道和重建术，主要包括原位新膀胱术、回肠通道术、输尿管皮肤造口术和利用肛门导尿等术式。化疗是根治性膀胱切除术的重要辅助治疗手段，主要包括术前新辅助化疗和术后辅助化疗。

3. 根治性膀胱切除术联合盆腔淋巴结清扫术

膀胱腺鳞癌和腺癌为浸润性膀胱上皮癌，分化差、侵袭性强，此手术方式是其主要治疗方式。

（六）预防

目前尚缺乏有效的预防措施，但对密切接触致癌物质的职业人员应加强劳动保护。吸烟者及早戒烟，可以预防或减少肿瘤的发生。对行保留膀胱的手术术后患者，膀胱灌注化疗药物或卡介苗，可以预防或推迟肿瘤的复发和进展。

三、前列腺癌

前列腺癌（prostate cancer）是老年男性常见的恶性肿瘤，其发病率有明显的地区和种族差异。全球范围内，欧美国家前列腺癌发病率最高，居男性实体恶性肿瘤首位。中国前列腺癌发病率近年来呈显著上升态势。

（一）病因

前列腺癌的致病因素尚未完全阐明，可能与种族、遗传、环境、食物、肥胖和性激素等有关。单个一级亲属患前列腺癌，则本人患前列腺癌风险增加 1 倍以上，阳性家族史患者确诊年龄提前 6 ～ 7 年。研究显示，雄激素和过多的动物脂肪摄入在前列腺癌发生过程中起到重要作用。

（二）病理

前列腺癌好发于前列腺外周带，95% 以上的前列腺癌为腺泡腺癌，起源于腺上皮细胞。

前列腺癌的组织学分级，是根据腺体分化程度和肿瘤的生长形态来评估其恶性程度的工具，其中以 Gleason 分级系统应用最为普遍，并与肿瘤的治疗预后相关性最佳。根据 Gleason 评分≤6、评分 =7、评分≥8 将患者分为低危、中危、高危组，评分越高，预后越差。

前列腺癌临床分期多采用 TNM 分期系统，该系统是病情评估的有效工具，为治疗方案的选择提供重要依据。

（三）临床表现

前列腺癌好发于老年男性。早期前列腺癌多数因体检或者通过病理检查发现。随着肿瘤生长，前列腺癌可表现为下尿路梗阻症状，如尿频、尿急、尿流缓慢、排尿费力，甚至尿潴留或尿失禁等。前列腺癌可经血行、淋巴扩散或直接侵及邻近器官（如精囊、膀胱等）。最常见的转移部位是淋巴结和骨骼，其他部位包括肺、肝、脑和肾上腺等。前列腺癌出现骨转移时可以引起骨痛、脊髓压迫症状及病理性骨折等。

（四）诊断

前列腺癌的常用诊断模式为：通过体格检查、实验室检查、影像学检查筛选可疑患者，并通过后续的前列腺穿刺病理活检加以确认。

1. 体格检查

直肠指检可发现前列腺结节，质地多较正常腺体坚硬，但当肿瘤处于早期，或者原发于前列腺移行带等区域时，直肠指检常无异常发现。

2. 实验室检查

前列腺特异性抗原（prostate specific antigen，PSA）是前列腺癌重要的血清标志物，正常参考值为 0～4 ng/ mL，当发生前列腺癌时 PSA 常有升高。

3. 影像学检查

经直肠超声检查常常用于临床筛查。多参数 MRI 在诊断前列腺癌方面有较高的敏感性和特异性，并可对肿瘤局部侵犯程度及有无盆腔淋巴结转移做出初步评估。当前列腺癌发生骨转移时，多数为成骨性转移病灶，可通过 X 射线平片或全身放射性核素扫描得以发现。

4. 前列腺穿刺活检

穿刺活检是病理确诊前列腺癌的主要方法，分为经直肠和经会阴两种方式，可以在超声或 MR 的引导下进行。

（五）治疗

早期前列腺癌可以通过根治性手术或者根治性放疗等方式达到良好的治疗效果，甚至得以治愈。由于肿瘤本身生长缓慢，部分低危、高危患者也可根据具体情况选择主动监测，待病情进展再进一步治疗。

1. 手术治疗

根治性前列腺切除术是治疗前列腺癌最有效的方法。手术要点是切除前列腺和精

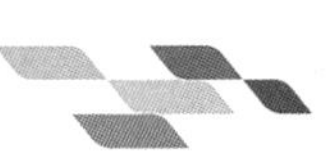

囊，而后进行排尿通路重建，并根据患者危险分层和淋巴结转移情况决定是否行淋巴结清扫。手术可通过传统开放手术、腹腔镜、机器人腹腔镜等进行。

2. 放射治疗

前列腺癌的放疗分为根治性和姑息性放疗。对于器官局限性肿瘤，根治性放疗能达到近似治愈的效果，其 5 ～ 10 年的无瘤存活率与根治性前列腺切除术的相似。姑息性放疗主要用于前列腺癌骨转移病灶的治疗，缓解疼痛症状。

3. 雄激素剥夺治疗

雄激素与前列腺癌的发生、发展密切相关，绝大多数的前列腺癌通过去除体内雄激素作用后，肿瘤的生长将在一定时间内得到有效抑制。雄激素剥夺治疗（androgen deprivation therapy，ADT）包括外科去势和药物去势，前者即双侧睾丸切除术，后者则为通过药物干扰下丘脑 - 垂体 - 睾丸内分泌轴，从而抑制睾丸分泌睾酮。抗雄激素药物可阻断体内雄激素与受体结合，也是 ADT 的方法之一，可与去势治疗共同构成“最大雄激素阻断”。前列腺癌在 ADT 治疗初期，多数会表现出理想疗效，但最终仍会出现病情的进一步发展，此时前列腺癌将进入“去势抵抗”阶段，即去势抵抗性前列腺癌。

4. 其他治疗

其他治疗有冷冻治疗、高聚能超声等，这些新兴物理能量治疗对前列腺癌病灶具有一定控制效果。

参考文献

[1] 陈孝平，汪建平，赵继宗. 外科学［M］. 9 版. 北京：人民卫生出版社，2018.
[2] 郭应禄，胡礼泉. 男科学［M］. 北京：人民卫生出版社，2004.
[3] 那彦群，叶章群，孙颖浩，等. 2014 版中国泌尿外科疾病诊断治疗指南［M］. 北京：人民卫生出版社，2013.
[4] 张学军. 皮肤性病学［M］. 8 版. 北京：人民卫生出版社，2013.

第十二章 性医学与男科疾病

第一节 性医学概论

一、概述

性医学是一门以研究两性关系为轴心的临床学科。近40年来，伴随现代生活的迅速发展，人们生活观念和生活方式急剧改变、各种婚姻问题及家庭矛盾涌现、性传播疾病的蔓延等问题使男性和女性与其生育能力受到前所未有的威胁，青少年两性问题及老年人的两性问题所带来的社会影响等逐步浮现，对性医学的发展尤其是性教育提出迫切的需求。

限于篇幅，本章仅仅将性医学中的性心理、性反应和青春期发育内容做一简短的阐述，作为大学生性教育的常识普及，也便于读者了解男科疾病的发生发展。

二、人类性心理

性心理是指人类性活动中的各种心理反应，在性的生物学基础上产生，生物学发育的异常可导致性心理的发展出现偏差。同时，性心理也受生活环境、社会道德、人际关系等因素的影响。

性心理在发生、发展过程中，始终接受神经系统和内分泌系统两大系统的调节，它们在性唤起、性兴奋及性高潮等过程中均起着调控和主导作用。

人类的正常性反应是一种以性心理和性行为的表达为主要特征的生物学现象，而神经系统，包括中枢神经系统和周围神经系统，在性活动各个环节的调节中起着主导作用。中枢神经系统主要涉及大脑皮质、边缘系统和脊髓。大脑皮质是性心理活动的高级调控中心，周围神经系统则在大脑的调控下完成性活动所需要的准备和调节指令。人体只有在精神心理状态和生理状况均达到正常状态时才能良好地完成性活动。人类的思维、情感、意志活动等心理活动均由大脑皮质高级神经活动统筹管理，这些心理活动的变化会对性活动和性功能产生复杂的影响。边缘系统也在性心理和生理活动的调节中起着重要作用。脊髓属于初级神经中枢，性生理活动中，在效应器官与大脑中枢之间起着

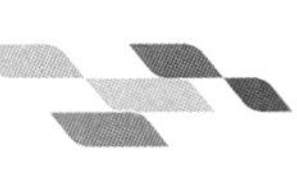

感觉与运动传输通道的作用。同时，脊髓是自主神经的发源中枢，而自主神经（交感神经和副交感神经）在性活动中起着重要作用，它们在脊髓的不同节段有“勃起中枢”“射精中枢”的称谓，可见其在性活动中的重要性。周围神经系统对性活动的调节主要通过分布在性器官周围的神经来实现，通过自主神经调节分泌的乙酰胆碱、去甲肾上腺素等神经递质调节性器官的活动。

人类性活动的内分泌调节主要通过下丘脑、垂体、睾丸和卵巢的作用来实现。下丘脑的调控主要通过促性腺激素释放激素和催乳激素抑制因子来实现。促性腺激素释放激素对人类性功能有激活和抑制的双重作用，这种影响可以通过垂体实现，也可以直接作用于靶器官（睾丸、卵巢等）或组织实现。睾丸和卵巢是产生性激素的器官，其不仅接受垂体等的中枢调节，也有其自身调节和反馈调节机制，产生的性激素是维持正常性功能的重要因素，同时也对人体的心理活动产生重要影响。

三、人类性反应

性反应（sexual response）是指在受到性刺激时，机体通过中枢神经系统而发生的一种应答反射，表现为身体上出现血管充血及全身肌张力增强的特定反应。

20 世纪 50 年代，美国两位著名的性学家 Masters 与 Johnson 最早提出人类性反应周期的概念，可分为四个阶段：兴奋期、平台期（或持续期）、高潮期和消退期。

本节主要结合经典的性反应周期讨论男性性反应。男性的性反应模式只有一种，即在性唤起之后出现单一的性高潮期。高潮期最主要的特征就是射精，随着射精完成，绝大多数男性会进入一个不应期，此时即使继续施以性刺激也不会使阴茎勃起。男性不应期长短不一，不应期结束后，机体恢复到性唤起的兴奋水平，此时才能重新勃起和射精（图 12－1－1）。

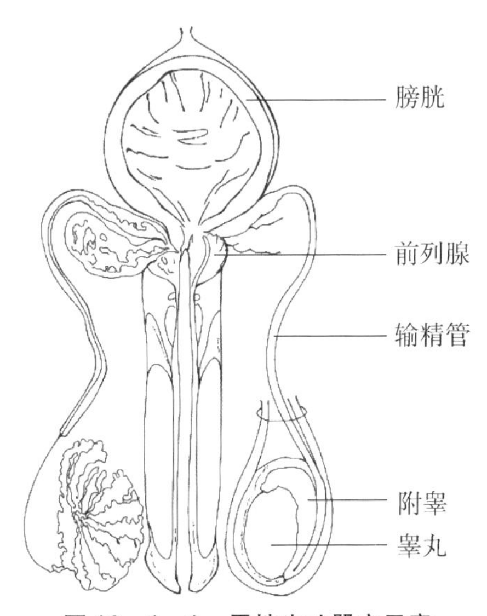

图 12－1－1　男性生殖器官示意

（一）兴奋期

兴奋期是指性欲被唤起，全身尤其是性器官开始出现性紧张及兴奋的阶段。男性对于性刺激的应答较女性迅速，达到性兴奋所需时间较短。

1. 生殖器官反应

阴茎勃起是男性对于有效性刺激的生理反应。在性刺激下，阴茎海绵体动脉血流增加，随之充血肿胀，白膜张力增大使静脉受压，静脉回流受阻，最终使阴茎勃起。在此期中，阴茎勃起可因性刺激减弱甚至中断，或者其他非性刺激的介入而消退，重新给予性刺激或去除其他非性刺激可使阴茎重获勃起。阴囊和睾丸在这一时期的变化：兴奋期时阴囊皮肤收缩增厚，由平时的松弛、皱褶状态开始变得平滑，系为肉膜平滑肌纤维的收缩导致；睾丸在兴奋期时其位置提升，同时因充血而出现体积增大。

2. 生殖器官外反应

生殖器官外反应主要表现为心率增快、血压升高、呼吸加快及全身肌张力增强，尤其是四肢、下腹部和骨盆区肌肉。尽管男性乳头的变化不像女性那样明显，但多数情况下也可见乳头耸起、变硬。

（二）平台期

平台期也称为持续期，是兴奋期的继续和发展，也是高潮期前的准备阶段，该期性兴奋和性紧张持续稳定在较高水平。

1. 生殖器官反应

平台期时，阴茎处于完全勃起状态，阴茎体更为坚硬，阴茎冠状沟处直径进一步增大，阴茎头颜色由于静脉血淤积而呈深紫红色。睾丸位置进一步提升，同时可能还伴随旋转。多数情况下可见尿道口有少量黏液流出，可能为尿道球腺分泌液，有时还可在其中观察到活动的精子。

2. 生殖器官外反应

约25%的男性可产生性红晕，呈红色斑丘疹样，始发于上腹部，随后逐渐向前胸壁、颈部、面部及前额等部位扩散。此外，肌肉的紧张度进一步增强，面部表情可因肌肉的轻度痉挛性收缩而呈轻度扭曲。心率明显增快，可达100～175次/分，血压进一步升高，可出现过度换气反应。

（三）高潮期

高潮期是指性反应的顶峰，性紧张已经发展到一触即发的临界点。持续时间最短，一般只有几秒至十几秒。男性在一次性交过程中一般只能体验一次性高潮，这是与女性性高潮的区别。

1. 生殖器官反应

此期的特征性表现是射精，精液从尿道口射而出。当性紧张持积到顶峰时，男性会体验到一种极大的满足感，这时射精要求变得迫不及待，一旦启动该过程，则不可能停止，直至完成射精全过程。男性的射精可分为两个阶段：第一阶段是精液从精囊腺排出

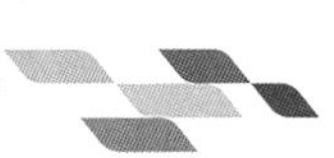

至尿道前列腺部；第二阶段是精液从尿道前列腺部通过尿道直到尿道外口。射精的动力来源于尿道括约肌、尿道海绵体肌、坐骨海绵体肌及会阴肌的节律性收缩。阴囊和睾丸在这一时期的变化：高潮期时阴囊皮肤随着射精来临而出现增厚收缩；睾丸持续保持提升状态。

2. 生殖器官外反应

乳头明显竖起。平台期出现性红晕的男性在此期继续充分发展。直肠与肛门括约肌也出现不随意收缩。手心、足底可有出汗现象。心率明显增快，可达 110 ～ 180 次/分，血压继续升高，呼吸频率加快，可达 40 次/分，但在射精完成后很快降至正常。

（四）消退期

消退期是指性反应过程中身体发生的各种生理变化恢复到反应前水平的过程，一般持续 10 ～ 15 分钟，但是如果性交过程中未经历性高潮，消退期则可能明显延长。一般而言，男性消退期所需时间普遍较女性的短。

1. 生殖器官反应

进入消退期后，阴茎开始疲软，硬度明显下降。一般射精后 5 ～ 10 分钟出现局部疲软，10 ～ 30 分钟内完全疲软，阴茎恢复到未受刺激前的状态。阴囊和睾丸在这一时期的变化：阴囊皮肤迅速松弛，重新恢复到未受性刺激时的皱褶与下垂状态；睾丸逐渐降至松弛的阴囊底部。

2. 生殖器官外反应

乳头勃起消退。性红晕以与出现时相反的顺序逐步消退，肌紧张迅速消失，心率、呼吸及血压逐渐趋于平静状态。

四、男性青春期发育

青春期是一生中最重要的变化、发展时期，是由儿童到成年的过渡时期。这一时期，青少年的身体迅猛发育，性生理日趋成熟，自我意识增强，性意识迅速发展。同时，社会上各种性信息（如网络、报刊、电视、电影等）不断涌现，也促使青少年性心理的发展。

随着生理的日益成熟，性器官和体格迅速发育，第二性征出现。男孩从 12 岁前后开始，体内黄体生成素、卵泡刺激素增加，睾酮水平升高，睾丸体积增大、阴茎增长变粗，阴毛和腋毛开始生长，喉结突出，声音变粗，肌肉发达。随着生殖系统的发育成熟，睾丸不断产生精子，当精液储存到一定数量时便会从尿道流出，称为遗精。由于做梦引起射精中枢兴奋而射出，称为梦遗。梦遗常伴有性快感，这既是男性手淫的原动力，也是男性性发育成熟的标志。性知识缺乏的男孩首次经历遗精时可能会感到困惑、羞涩甚至害怕，尤其面对无法自控的阴茎频繁勃起时常常感到无所适从，甚至寝食不安，半夜偷偷起来将遗精弄脏的床单藏起来或清洗打湿的内裤。

由于青春期性激素分泌的增加，在激素的作用下性器官对于性刺激的兴奋度较前明显增加，从而造就了真正意义上的性快感，加上对性需求的增加，此时期男性的手淫行为较前明显增多。通过手淫，他们的性欲得到释放，射精的完成使他们获得极度快乐的性体验及性心理上的极大满足，以致对手淫欲罢不能。但由于性知识的缺乏，他们常常对自己的手淫行为感到紧张和自责。由于受传统观念及各种来源信息的影响，他们对手淫往往予以灾难化的认知，认为手淫会使其“精尽人亡”。事实上，手淫是缓解青春期性紧张的一种有效的自慰方式，是一种合理的性宣泄手段。此外，手淫还有利于认识自身的性敏感区，有助于探寻对自己有效的性刺激手段，对积累性经验、减轻既往对生殖器的厌恶情绪均具有积极意义。

随着青春期的出现，男女孩往往对自己的身体变化极为敏感。男孩会为自己变声过程中出现的“公鸭”嗓音而感到烦躁不安；开始注重着装打扮，反复照镜子，关注自己的外表形象，举手投足也变得小心翼翼，生怕自己给他人尤其是异性留下不好的印象。

在青春期初期，虽然性生理的发育逐渐完成，但性心理的发育尚不成熟，尤其在两性相处方面显得十分矛盾。一方面他们希望得到异性的关注，经常有意无意地在异性面前表现自己甚至通过欺负异性的方式来吸引对方对自己的注意；另一方面，他们对异性心存戒心或排斥，同桌之间经常划分“楚河汉界”，相互之间经常为一些小事而吵架，甚至按性别划分成两大阵营而互相“明争暗斗”。这一时期的游戏往往都是同性之间的游戏，女孩同性之间的游戏可以持续到 3 岁，男孩在 12 岁达到巅峰，可以持续到 15 岁。由于主要是在同性之间进行社会活动，甚至性活动方式也主要通过同性之间的性游戏来完成，导致有些青少年会担心自己是同性恋者。再加上目前绝大多数国家对同性恋均持否定和歧视的态度，这更使曾经与同性发生过自慰行为的孩子更加恐惧和自卑。事实上，青春早期的同性性行为也是性生理、性心理发育过程中的正常现象，青春期出现同性性行为与将来发展为同性恋并没有必然的关系。

随着年龄的增长，到了青春期中期，男孩与女孩之间的交往由排斥开始变得逐渐接近。他们彼此都渴望了解对方，希望能与对方有进一步的交往，同时对对方的态度也由“剑拔弩张”向“互相倾诉”转变，男生变得体贴、主动，女孩变得矜持、腼腆。但他们对异性的兴趣和爱慕往往不是针对某一个人，没有专一性和排他性。他们常常是成群结队地去约会，并对异性性行为感到好奇和着迷，开始尝试接吻、抚摸胸部、抚摸生殖器甚至口交、性交等性行为。这种性行为，可能以浪漫的想法作为前奏，但更多的时候带有冲动性，外表和性交的吸引常常超过对爱情的向往，完事之后，他们经常因为自己刚做过的事情而感到后悔。由于这个阶段的青少年本身情绪不稳定，因此在异性交往过程中所体会到的喜悦与悲伤，得意与沮丧都来得非常强烈。到了青春期后期，性的生理发育基本定型，性心理发育已基本成熟，他们开始由集体约会逐渐变为两个人的私下活动，不再仅仅是满足自己对于异性性交方面的好奇和欲望，而是希望发展一段更有意义、更为长久的感情关系，为将来组建家庭做准备。他们对异性的爱和追求开始出现专一化，萌发出爱情。通过两性间的交往，从精神上寻找寄托，他们表出对异性关怀备至，希望了解对方的过去、现状，更加懂得去关心、照顾、理解对方，并为对方着想。同时会努力地去改变和塑造自己，以博取对方的好感，但这一时期的青少年在思想方面仍不成熟，对他人不能做到很好的包容，容易意气用事，行事鲁莽冲动。

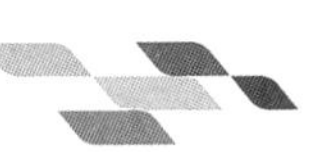

第二节　男科疾病

一、精索静脉曲张

精索静脉曲张（varicocele）是指精索内静脉蔓状静脉丛的异常伸长、扩张和扭曲。精索静脉曲张可分为原发性和继发性，其临床特点是“三多”：原发性多见，青壮年多见，以左侧发病多见。

（一）病因

原发性精索静脉曲张是精索内静脉的静脉瓣或者是静脉平滑肌发育不全等所致。左侧发病明显高于右侧的原因主要是以下解剖因素：①左侧精索静脉比右侧长 8～10 cm；②左侧精索静脉压大于右侧；③左侧精索内静脉呈直角注入左肾静脉；④左肾静脉通过腹主动脉和肠系膜上动脉之间汇入下腔静脉；⑤左侧精索内静脉下段位于乙状结肠后面等（图 12－2－1）。这些解剖结构使左侧精索内静脉容易受压，增加静脉回流阻力。继发性精索静脉曲张则多因血管外因素压迫精索内静脉，使静脉回流受阻所致。

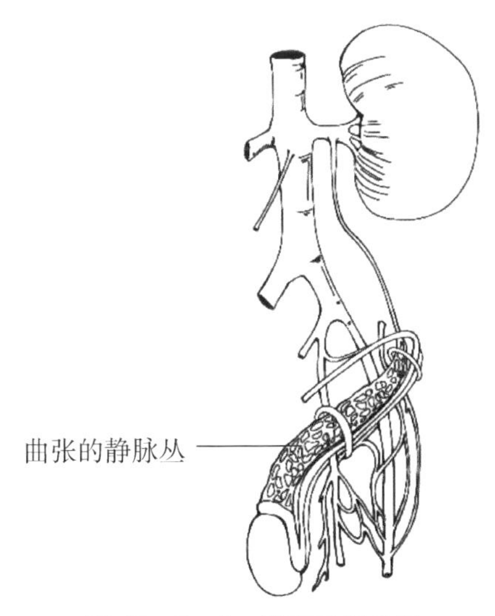

图 12－2－1　精索静脉曲张

（二）病理

精索静脉曲张会影响睾丸功能，是导致男性不育的主要原因之一，影响精液质量下降的机制包括静脉扩张淤血导致局部温度升高，睾丸组织内二氧化碳蓄积，血液内儿茶酚胺、皮质醇、前列腺素的浓度增加等，进而影响睾丸的生精功能。

（三）临床表现

原发性精索静脉曲张如病变轻，一般多无症状，仅在体检时发现。症状严重时，可表现为患侧阴囊胀大，有坠胀感，尤其在行走或站立过久时加重，平卧后症状可缓解或消失。

（四）诊断

立位检查，轻者局部体征不明显，重者可见病侧较健侧阴囊明显松弛下垂，视诊和触诊时可见曲张的精索内静脉似蚯团状。可做 Valsalva 试验，即让患者用力屏气增加腹压，血液回流受阻，可显现曲张静脉。平卧后，曲张静脉随即缩小或消失。若平卧位后，曲张静脉仍不消失，应怀疑静脉曲张属继发性病变，须仔细检查同侧腰腹部，明确本病是否为腹膜后肿瘤、肾肿瘤或其他病变压迫所致。超声检查、放射性核素阴囊显像等可辅助明确诊断。并可建议患者进行精液分析检查。

（五）治疗

无症状或症状轻者，可仅用阴囊托带或穿紧身内裤；轻度患者如精液分析正常应定期随访，每 1 ～2 年进行 1 次精液常规分析及睾丸超声检查。

症状较重、伴有精子异常者，以及青少年期精索静脉曲张伴有睾丸体积缩小者，应行手术治疗。手术方法可采用开放手术（精索内静脉高位结扎术）、腹腔镜精索静脉高位结扎术或显微镜下精索静脉结扎手术。

二、鞘膜积液

鞘膜积液（hydrocele）是指鞘膜囊内积聚的液体增多而形成囊性肿块。

（一）病因

在胚胎早期，睾丸位于腹膜后第 2 至第 3 腰椎旁，以后逐渐下降，7 ～9 个月时睾丸经腹股沟管下降至阴囊，同时附着于睾丸的腹膜也一并下降而形成鞘状突。出生前后与腹腔相通的鞘状突部分闭合，仅睾丸周围的鞘状突最终形成鞘膜囊，当鞘膜的分泌与吸收功能失去平衡时，分泌过多或吸收过少都可形成鞘膜积液。

（二）类型

鞘状突在不同部位闭合或闭合不全，可形成各种类型的鞘膜积液，分为睾丸鞘膜积液、精索鞘膜积液、睾丸精索鞘膜积液和交通性鞘膜积液（图 12 -2 -2）。

1. 睾丸鞘膜积液

鞘状突闭合正常，但睾丸鞘膜囊内有较多积液，呈球形或卵圆形。

2. 精索鞘膜积液

鞘状突的两端闭合，而中间的精索鞘膜囊未闭合且有积液，积液与腹腔、睾丸鞘膜

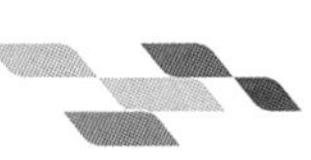

囊都不相通，又称为精索囊肿。

3. 睾丸精索鞘膜积液（婴儿型）

出生前鞘状突在内环处闭合，而精索处未闭合，并与睾丸鞘膜囊连通。外观呈梨形，外环口虽受积液压迫而扩大，但与腹腔不相通。

4. 交通性鞘膜积液（先天性）

鞘状突完全未闭合，膜囊的积液可经小管腔与腹腔相通，又称为先天性鞘膜积液，易合并腹股沟疝。

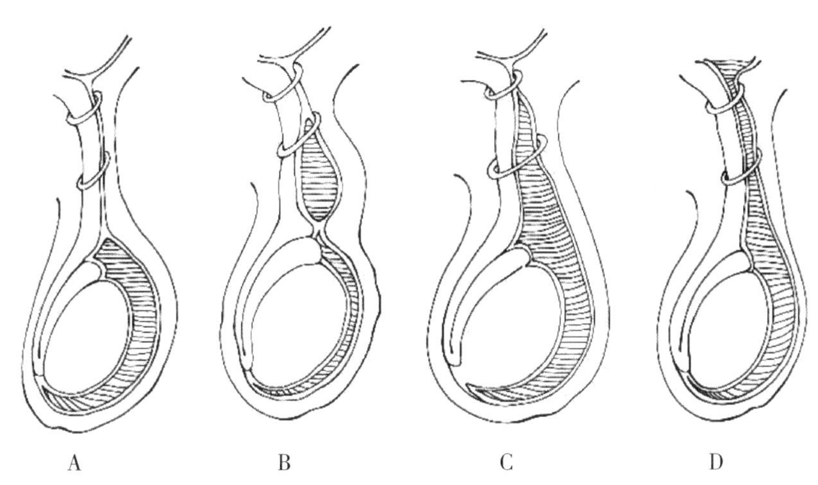

A：睾丸鞘膜积液；B：精索鞘膜积液；C：睾丸精索鞘膜积液（婴儿型）；D：交通性鞘膜积液（先天性）。

图 12－2－2　鞘膜积液的分类

（三）临床表现

一侧鞘膜积液多见，表现为阴囊或腹股沟囊性肿块，呈慢性、无痛性逐渐增大。积液量少时无不适，积液量多时会有阴囊下坠、胀痛和牵扯感。

（四）诊断和鉴别诊断

有典型的临床表现和体征者，结合超声检查可较易做出诊断。睾丸鞘膜积液呈球形或圆形，表面光滑，有弹性和囊样感，无压痛，一般触不到睾丸和附睾。精索鞘膜积液可表现为一个或多个囊肿，呈椭圆形或索形，沿精索表面生长，其下方可扪及正常睾丸和附睾。

（五）治疗

成人的睾丸鞘膜积液，因积液量多，可行睾丸鞘膜切除＋翻转术。精索囊肿需将鞘膜囊全部切除。交通性鞘膜积液应切断通道，在内环处高位结扎鞘状突。婴儿先天性鞘膜积液常可自行吸收消退，小于 1 岁可不急于手术治疗。

继发性睾丸鞘膜积液，若为损伤性积血，可采用保守治疗；若积血较多，则需手术清除血肿，并严格止血。

三、良性前列腺增生

良性前列腺增生（benign prostatic hyperplasia，BPH），也称为前列腺肥大，是引起老年男性排尿障碍常见的疾病，临床表现为下尿路症状及相关并发症。

（一）病因

目前公认年龄和有功能的睾丸是前列腺增生发病的两个重要因素，两者缺一不可。男性在45岁以后前列腺出现不同程度的增生，多在50岁以后出现临床症状，发病率随年龄的增长而增加。前列腺的正常发育有赖于雄激素，青春期前切除睾丸，前列腺即不发育，老年后也不会发生前列腺增生。随着年龄增大，体内性激素平衡失调及雄激素的协同效应等，可能是前列腺增生的重要病因。

（二）病理

前列腺腺体增生开始于前列腺移行带，增生的腺体挤压外周的腺体，使其萎缩形成前列腺外科包膜，增生腺体突向后尿道，使前列腺尿道伸长、弯曲、受压变窄，尿道阻力增加，引起排尿困难。此外，前列腺内尤其是围绕膀胱颈部的平滑肌内含有丰富的α肾上腺素能受体，这些受体的激活使该处平滑肌收缩，可明显增加前列腺尿道的阻力，造成膀胱出口梗阻。为了克服排尿阻力，逼尿肌增强其收缩能力，逐渐代偿性肥大，加上长期膀胱内高压，膀胱壁出现小梁或假性憩室造成输尿管尿液排出阻力增大，引起上尿路扩张积水。如梗阻长期未能解除，逼尿肌萎缩，失去代偿能力，收缩力减弱，导致膀胱不能完全排空而出现残余尿。随着残余尿量增加，膀胱壁变薄，膀胱腔扩大，可出现慢性尿潴留及充溢性尿失禁，尿液反流引起上尿路积水及肾功能损害（图12－2－3）。

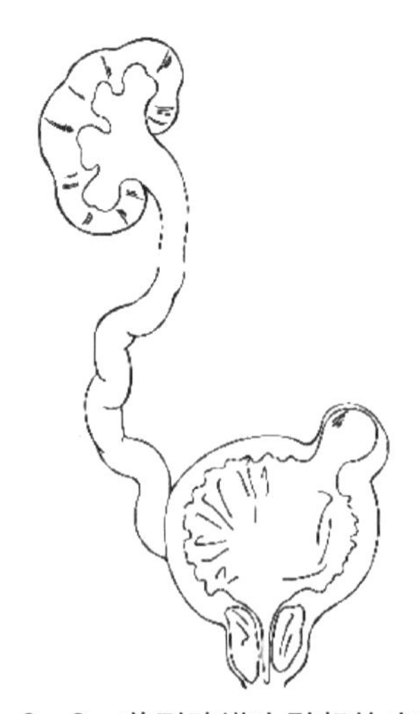

图12－2－3　前列腺增生引起的病理改变

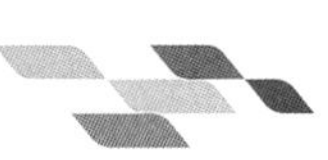

（三）临床表现

前列腺增生患者多在50岁以后出现症状，其症状取决于引起梗阻的程度、病变发展速度及是否合并感染等，与前列腺体积之间并无一致性，且症状可时轻时重。

尿频是前列腺增生最常见的早期症状，夜尿频繁更为明显。排尿困难的典型表现是排尿迟缓、断续、尿流细而无力、射程短、终末排尿时间延长。梗阻严重，残余尿量较多时，常需要用力并增加腹压以帮助排尿。

当梗阻加重达一定程度时，残余尿逐渐增加，继而发生尿潴留及充溢性尿失禁，常需急诊导尿处理。长期排尿困难导致腹压增高，可引起腹股沟疝、内痔与脱肛等并发症。

（四）诊断

50岁以上男性出现尿频、排尿不畅等临床表现，应考虑有前列腺增生的可能。通常需做下列检查：

1. 国际前列腺症状评分

国际前列腺症状评分（International Prostate Symptom，IPSS）是量化BPH下尿路症状的临床常用方法。

2. 直肠指检

多数患者可触到增大的前列腺，表面光滑，质韧、有弹性，边缘清楚，中间沟变浅或消失；同时可判断有无结节等。

3. 超声检查

经腹壁行超声检查时，需要充盈膀胱，扫描可清晰显示前列腺体积大小，增生腺体是否突入膀胱，了解有无膀胱结石及上尿路继发积水等病变，同时可以测定膀胱残余尿量。

4. 尿流率检查

一般认为，排尿量在150～400 mL时，最大尿流率小于15 mL/s表明排尿不畅，小于10 mL/s则表明梗阻较为严重。如需进一步了解逼尿肌功能，应行尿流动力学检查。

5. 血清前列腺特异性抗原

血清前列腺特异性抗原（PSA）对排除前列腺癌，尤其前列腺有结节时十分必要。

此外，尿路CT、MR和膀胱镜等检查，可以除外合并泌尿系统结石、肿瘤等的病变。放射性核素肾图有助于了解上尿路有无梗阻及肾功能有无损害。

（五）治疗

前列腺增生症应根据患者的症状、梗阻程度及并发症情况选择治疗方案。主要治疗方法如下。

1. 观察等待

若症状较轻，不影响生活与睡眠，可观察等待，但需密切随访。

2. **药物治疗**

治疗前列腺增生的药物很多，常用的药物有 α 肾上腺素能受体阻滞剂、5α 还原酶抑制剂和植物类药等。α 受体阻滞剂常用药物有特拉唑嗪、阿夫唑嗪、多沙唑嗪及坦索罗辛等。5α 还原酶抑制剂需长期服药，能使前列腺体积部分缩小，改善排尿症状，常用药物有非那雄胺和度他雄胺。

3. **手术治疗**

症状严重、存在明显梗阻或有并发症者应选择手术治疗。经尿道前列腺切除术（TURP）适用于大多数良性前列腺增生患者，经尿道前列腺剜除手术和激光手术越来越多地被运用于临床。

4. **其他疗法**

其他疗法如前列腺球囊扩裂术、前列腺尿道支架及经直肠高强度聚焦超声（HiFU）等适用于高危、不能耐受大型手术的患者。

四、男性勃起功能障碍

（一）定义

勃起功能障碍（erective dysfunction，ED）是指持续或反复不能达到或维持足够阴茎勃起以完成满意性生活。按病因可分为心理性 ED、器质性 ED 和混合性 ED 三类，临床上以混合性 ED 多见，其中器质性 ED 又可分为血管性、神经性、内分泌性和解剖结构性等。

（二）流行病学

40～70 岁男性可有不同程度的男性勃起功能障碍，其发生率高达 52%。与 ED 相关的危险因子如下：①年龄；②躯体疾病，包括心血管病、高血压、糖尿病、代谢性疾病等；③精神心理因素；④药物，主要包括降压药、心脏病用药、抗精神疾病类药物等；⑤不良生活方式，包括吸烟、喝酒及过度劳累等；⑥外伤、手术及其他医源性因素。

（三）生理机制

阴茎勃起受到下丘脑性中枢调控和勃起的外周调控。研究表明，一氧化氮（NO）-环磷酸鸟苷（cGMP）信号通路在阴茎的勃起过程中起主要作用。性刺激过程中，阴茎海绵体内的神经元和血管内皮细胞释放 NO，NO 激活海绵体平滑肌细胞内的鸟苷酸环化酶，使三磷酸鸟苷（GTP）转变成 cGMP，激活蛋白酶 G 使钙离子内流减少，海绵体内平滑肌松弛，血液流入海绵窦内引起勃起。

（四）诊断

全面了解性生活史、既往病史及心理社会史对 ED 首诊很重要，可以通过国际勃起

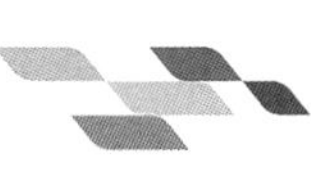

功能评分表（ⅡEF-5）判断ED的严重程度。

夜间阴茎勃起监测（NPT）是区分心理性和器质性ED的金标准。为进一步查明器质性ED的病因，可进行阴茎海绵体注射血管活性药物试验、血管系统检查（如彩色双功能超声检查、海绵体测压造影）、勃起神经检测（包括阴茎生物值、球海绵体反射潜伏期和神经传导速度测定）等检查，以做出动脉性、静脉性和神经性等病因学的诊断。

（五）治疗

1. 保守治疗

保守治疗：①矫正引起ED的有关因素，改变不良生活方式和纠正社会心理因素；②性技巧和性知识咨询；③更换引起ED的有关药物；④对引起ED的有关器质性疾病进行治疗，如雄激素缺乏者，可用雄激素补充治疗。

2. 针对ED的直接治疗

针对ED的直接治疗：①性心理治疗，如性心理疗法或夫妻间行为治疗等。②口服药物：西地那非、他达那非、伐地那非均是临床常用的选择性5型磷酸二酯酶抑制剂，但注意禁止与硝酸酯类药物合用。③局部治疗。前列腺素E1是一种阴茎海绵体注射血管活性药物，疗效可达80%以上。④真空负压装置。其通过负压将血液吸入阴茎，然后用橡皮圈束于阴茎根部阻止血液回流，维持阴茎勃起。缺点是，伴有阴茎痛、麻木、青紫、射精障碍等。

3. 手术治疗

手术治疗包括血管手术和阴茎假体植入术，只有在其他治疗方法均无效的情况下才被采用。

五、男性不育症

（一）定义

夫妇同居1年以上，且未采用任何避孕措施，由于男方因素造成女方不孕者，称为男性不育症（male infertility）。男性不育症不是一种独立的疾病，而是由某一种或多种疾病或因素造成的结果。

（二）病因

任何影响精子发生、成熟、排出、获能或受精的因素都可导致男性不育。病因分类：①先天性原因，如睾丸发育异常、隐睾、先天性输精管缺如等；②后天性生殖系统异常，如睾丸扭转、外伤、睾丸肿瘤、睾丸炎等，造成睾丸萎缩；③尿生殖道感染，如附睾炎、前列腺炎、精囊炎等；④阴囊温度升高，如精索静脉曲张可引起阴囊局部温度升高影响生育功能；⑤内分泌异常，主要与下丘脑－垂体－睾丸性腺轴功能紊乱有关，如卡尔曼（Kallmann）综合征等；⑥遗传性异常，如克兰费尔特（Klinefelter）综合征等；⑦免疫性不育，有创医源性操作后，“血睾屏障”和精子免疫抑制机制遭到破坏，从而导致免疫性不育；⑧全身性因素，如系统性疾病、肥胖、酒、吸毒、环境因素、药物滥用、营养不良等；⑨医源性因素，主要是由药物或手术治疗引起的精液异常，如大剂量糖皮质激素、免疫抑制剂、睾丸活检和隐睾手术等，还包括化疗和放疗；⑩其他因素，如勃起功能障碍、不射精、逆行射精等均可造成不育。

（三）诊断

1. 病史采集

通过采集性生活史可初步了解是否存在性功能障碍造成的不育；通过既往病史可了解患者的生育史、生长发育与疾病史等，重点询问与生育相关的疾病或因素。

2. 体格检查

体格检查包括：①全身检查。重点注意体型及第二性征。②生殖器官的检查。重点注意有无生殖器畸形，睾丸的位置、质地、大小，附睾、输精管有无结节或缺如，有无精索静脉曲张、鞘膜积液等；直肠指检重点注意前列腺大小、质地、有无结节等。

3. 实验室检查

（1）精液分析是评价男性生育力的重要依据。精液采集与分析和质量控制参考《WHO 人类精液及精子－子宫宫颈黏液相互作用实验室检验手册》标准进行，根据上述参考值范围：①无精液症是指射精时无精液射出（或逆行射精）；②无精子症是指射出的精液中无精子；③少精子症是指精子密度小于 $15 \times 10^6 \cdot mL^{-1}$；④弱精子症是指向前运动的精子少于 32%；⑤畸形精子症是指形态正常的精子少于 4%。

（2）选择性检查：①抗精子抗体检查，诊断是否有免疫性不育。②精液的生化检查，测定精浆果糖、中性葡萄糖苷酶等指标，判断附属性腺分泌功能，辅助鉴别梗阻性无精子症和非梗阻性无精子症。③男生殖系统细菌学和脱落细胞学检查，用以判断生殖系统有无感染和睾丸生精小管功能。④内分泌检查，以了解是否有影响睾丸功能而引起不育的内分泌疾病。⑤免疫学和遗传学检查，对于无精子症、严重少精子症、具有不育家族史的患者，可进行染色体核型分析、Y 染色体微缺失筛查等。⑥影像学检查，输精管精囊造影和尿道造影用以检查输精管道通畅性。

（四）治疗

1. 夫妇同诊同治

鼓励不育夫妇双方同诊同治，在男方进行治疗前也应检查女方。

2. 保护生育力治疗

为了防止以后引起男性不育，应注意以下几点：①预防性传播疾病；②睾丸下降不完全者，应在幼儿期做出相应处理；③处于安全的环境，避免与对睾丸有害的因子及化学物品接触；④在采用有损睾丸功能的治疗方法前，将患者的精液贮存于人类精子库。

3. 非手术治疗

非手术治疗：①特异性治疗。病因诊断相当明确，治疗方法针对性强，可采用特异性治疗，如用促性腺激素治疗促性腺激素低下的性腺功能低下症。②半特异性治疗。对病因、病理、发病机制尚未明，治疗措施只能解决部分发病环节，如治疗感染不育和免

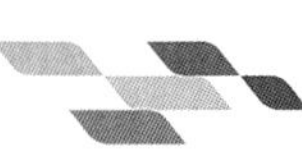

疫不育等。③非特异性治疗。由于病因不明而采取的治疗，如特发性少精症采用的经验性治疗和传统医学治疗等。

4. 手术治疗

手术治疗：①有助提高睾丸精子发生的手术，如精索内静脉高位结扎术和睾丸固定术；②解除输精管道的梗阻；③解除其他致使精液不能正常进入女性生殖道的因素而采取的手术，如尿道下裂手术等；④其他全身疾病引起男性不育的手术，如垂体瘤手术和甲状腺疾病手术等。

5. 人类辅助生殖技术

不通过性交而采用医疗手段使不孕不育夫妇受孕的方法称为人类辅助生殖技术，该技术主要有四方面：①丈夫精液人工授精（artificial insemination by husband，AIH）。精子体外处理后，收集质量好的精子做宫腔内人工授精。②体外受精胚胎移植技术（in vitro fertilization and embryo transfer，IVF-ET）。主要用于女性输卵管损坏、梗阻的不孕治疗。③卵胞浆内精子注射（intracytoplasmic sperm injection，ICSI）。主要用于严重少精、死精及梗阻性无精子症患者。④供者精液人工授精（artificial insemination by donor，AID）。其配偶生育力正常者，为了生育目的可采用供者精液人工授精。

六、包茎

包茎（phimosis）是指包皮外口过小，紧箍阴茎头部，不能向上外翻者。

包茎可造成以下危害：①影响阴茎正常发育。②包皮垢积聚导致阴茎龟头包皮炎，并可引起尿道外口炎症、狭窄严重者可引起尿路感染。③引起性交疼痛，由于包皮强行上翻，又未及时复原，使狭小的包皮口紧卡在阴茎冠状沟上方，引起远端包皮和阴茎头血液回流障碍，导致局部水肿、充血，此种情况称包皮嵌顿。嵌顿包皮应及时采用手法复位。局部水肿严重，已不能手法复位者，宜尽快手术。④包茎内积聚的包皮垢，长期慢性刺激可诱发阴茎癌的发生。

包茎应尽早在儿童期做包皮环切术。

参考文献

[1] 陈俊，肖恒军，王涛. 实用性医学 [M]. 广州：广东科技出版社，2017.
[2] 陈孝平，汪建平，赵继宗. 外科学 [M]. 9 版. 北京：人民卫生出版社，2018.
[3] 郭应禄，胡礼泉. 男科学 [M]. 北京：人民卫生出版社，2004.
[4] 那彦群，叶章群，孙颖浩，等. 中国泌尿外科疾病诊断治疗指南（2014 版）[M]. 北京：人民卫生出版社，2013.

第十三章　创伤关节外科疾病（下肢）

第一节　骨 折 概 论

本节叙述的骨折是指骨的完整性和连续性中断，由创伤和骨骼疾病所致的骨折。

一、病因与分类

骨折病因主要分为直接暴力和间接暴力。直接暴力是指暴力直接作用于受伤部位造成骨折，常伴有不同程度的软组织损伤，如车祸引起的胫腓骨骨折，高处坠落引起的跟骨骨折。间接暴力是指通过力量作用肢体远端导致某一部位骨折，力量并非直接作用于骨折部位，如骤然跪倒时，股四头肌猛烈收缩，导致髌骨骨折。另外，还有一种骨折是应力性骨折，即长期、反复、轻微的直接或间接损伤可致肢体某一特定部位骨折，如远距离行军易致第 2、第 3 跖骨及腓骨下 1/3 骨干骨折，因此也称为疲劳性骨折。

根据骨折处皮肤、黏膜的完整性可分为闭合性骨折和开放性骨折。开放骨折指骨折处皮肤或黏膜破裂，骨折端与外界相通，如刀刺引起的骨折，或骨盆骨折引起的直肠破裂，均为开放性骨折。

根据骨折的形态、骨折线方向可分为以下类型：①横行骨折。骨折线与骨干纵轴接近垂直。②斜形骨折。骨折线与骨干纵轴不垂直。③螺旋形骨折。骨折线呈螺旋状。④粉碎性骨折。骨质碎裂成 3 块以上。⑤青枝骨折。主要发生在儿童的长骨，如嫩枝一样骨干变弯，但骨皮质仍相连。⑥嵌插骨折。骨干的密质骨嵌插入松质骨内，可见于股骨颈骨折。⑦压缩性骨折。松质骨因外力压缩变形，如椎体压缩骨折。⑧骨髓损伤。骨折线经过骨髓，且断面可带有数量不等的骨组织。

根据骨折端稳定程度可分为稳定性骨折和不稳定性骨折。稳定性骨折不易移位，如青枝骨折、横形骨折、压缩性骨折。不稳定性骨折易于移位，如粉碎性骨折、螺旋形骨折。

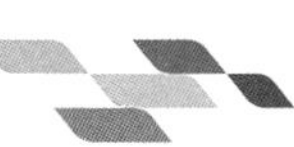

二、临床表现

（一）全身表现

1. 休克

骨折所致的出血是其主要原因，特别是骨盆骨折、股骨骨折和多发性骨折，其出血量多者可达 2 000 mL 以上。

2. 发热

由于骨折后血肿吸收，可出现一过性低热，但一般不超过 38 ℃，可出现在骨盆骨折、股骨骨折后。开放性骨折出现高热时，应考虑感染的可能。

（二）局部表现

1. 疼痛

骨折局部出现剧烈疼痛，特别是移动患肢时加剧，伴明显压痛。

2. 瘀斑

由于血红蛋白的分解，局部皮肤可呈紫色、青色或黄色。

3. 肿胀

软组织损伤所致水肿，致患肢严重肿胀。

（三）专有体征

1. 畸形

骨折端移位可使患肢外形发生改变，主要表现为缩短、成角或旋转畸形。

2. 异常活动

骨折后出现异常活动，非正常肢体活动能达到的。

3. 骨擦音或骨擦感

骨折端相互摩擦时可产生骨擦音或骨擦感。

具有以上三个骨折特有体征之一者，即可诊断为骨折。

（四）影像学检查

诊断骨折首选且常规的检查是 X 射线检查。X 射线检查应拍摄包括邻近一个关节在内的正侧位片，必要时应拍摄特殊位置的 X 射线平片。X 射线检查可以帮助了解骨折的类型和骨折端移位情况，对于骨折的治疗具有重要指导意义。对早期、不典型病例及复杂的解剖部位的骨折可选用 CT，CT 分辨率高且无重叠，可以给临床医生提供更多诊断信息。磁共振对于软组织层次的显示和椎体周围韧带、脊髓损伤情况和椎体挫伤的观察较好，还可以发现 X 射线平片和 CT 未能发现的隐匿性骨折。

（五）并发症

1. 早期并发症

（1）休克：如骨盆骨折，可导致严重大出血，引起休克。

（2）脂肪栓塞综合征：发生于成人，骨折处髓腔内血肿张力过大，骨髓被破坏，脂肪滴进入破裂的静脉窦内，可引起肺脂肪栓塞，胸片显示广泛性肺实变。动脉低血氧可致烦躁不安、嗜睡，甚至昏迷和死亡。

（3）重要内脏器官损伤：如肝、脾破裂，肺损伤，膀胱尿道损伤，直肠损伤。骨盆骨折即有可能导致膀胱尿道损伤、直肠损伤。

（4）重要神经血管损伤：如胫骨上段骨折可致胫前或胫后动脉损伤；肱骨中、下1/3交界处骨折极易损伤紧贴肱骨行走的桡神经。

（5）骨筋膜室综合征：由骨、骨间膜、肌间隔和深筋膜形成的骨筋膜室内肌肉与神经因急性缺血而产生的一系列早期综合征。骨折后血肿及组织内压力升高，若外包扎过紧可进一步导致压力升高，当压力达到一定程度可使供应肌肉的小动脉关闭，形成缺血—水肿—缺血的恶性循环，长时间缺血可导致肌肉坏死形成挛缩畸形，甚至引起肌肉坏疽，最终导致截肢。

2. 晚期并发症

（1）坠积性肺炎：主要发生于因骨折长期卧床不起的患者，特别是年老、体弱、患有慢性病的患者。

（2）压疮：长期卧床不起，身体骨突起处受压，局部血液循环障碍，易形成压疮。常见部位有骶骨、尾骨、足跟部。

（3）下肢深静脉血栓形成：多见于骨盆骨折或下肢骨折，因长时间制动，静脉血回流缓慢，加之创伤所致血液高凝状态，易导致血栓形成。

（4）开放性骨折：特别是污染较重或伴有较严重的软组织损伤者，若清创不彻底，坏死组织残留或软组织覆盖不佳，导致骨外露，可能发生感染。

（5）损伤性骨化：关节扭伤、脱位或关节附近骨折，骨膜剥离形成骨膜下血肿，血肿机化后在关节周围广泛骨化，可造成关节严重活动功能障碍。

（6）创伤性关节炎：关节内骨折未能达到解剖复位，使骨折愈合后关节面不平整，出现活动时疼痛。

（7）关节僵硬：患肢长时间固定，静脉和淋巴回流不畅，关节周围组织中浆液纤维性渗出和纤维蛋白沉积，发生纤维粘连，致使关节活动障碍。

（8）急性骨萎缩：损伤所致关节附近的疼痛性骨质疏松，亦称为反射性交感神经性骨营养不良。好发于手、足骨折，典型症状是疼痛和血管舒缩紊乱。血管舒缩紊乱在早期可致皮温升高，水肿及汗毛、指甲生长加快，随之皮温低、多汗、皮肤光滑、汗毛脱落。

（9）缺血性骨坏死：骨折可破坏某一骨折端的血液供应，从而使该骨折端发生缺血性坏死，如腕舟骨、股骨颈骨折后出现的缺血坏死。

（10）缺血性肌挛缩：是骨折最严重的并发症之一，是骨筋膜室综合征处理不当的

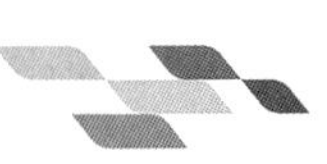

严重后果。常见的原因是外固定过紧。

（六）治疗

骨折的治疗有三大原则，即复位、固定和康复治疗。复位，是将移位的骨折端恢复至正常或近乎正常的解剖关系，重建骨的支架作用。固定，即将骨折维持在复位后的位置，使其在良好对位的情况下达到牢固愈合，是骨折愈合的关键。功能锻炼及康复，是在不影响固定的情况下，尽快地恢复患肢肌肉、肌腱、韧带、关节囊等软组织的舒缩活动，是恢复患肢功能的重要保证。

复位可分为解剖复位和功能复位。骨折端通过复位，恢复正常的解剖关系，对位（两骨折端的接触面）和对线（两骨折端在纵轴上的关系）完全良好，称为解剖复位。经复位后，两骨折端虽未恢复至正常的解剖关系，但骨折愈合后对肢体功能无明显影响者，称为功能复位。功能复位的标准是：①骨折部位的旋转、分离移位必须完全矫正；②成角移位必须完全复位，否则关节内、外侧负重不平衡，易引起创伤性关节炎；③长骨干横形骨折，骨折端对位至少达1/3，干骺端骨折至少应对位3/4。

固定可分为外固定和内固定。常用的外固定有小夹板、支具、石膏绷带、持续牵引和骨外固定器等。支具特别适用于四肢闭合性的稳定性骨折。石膏绷带塑性更好，能更好地维持骨折稳定性。但在骨折固定时需注意患肢是否出现麻木、颜色发紫和皮温下降。骨外固定器适用于：①开放性骨折；②闭合性骨折伴广泛软组织损伤；③骨折合并感染或骨折不愈合；④截骨矫形或关节融合术后。内固定主要用于闭合或切开复位后，采用金属内固定物，如接骨板、螺丝钉、加压钢板或带锁髓内钉等，将已复位的骨折予以固定。

骨折后的康复治疗极其重要，是防止并发症发生和及早恢复功能的重要保证。应在医务人员指导下，鼓励患者进行早期康复治疗，促进骨折愈合和功能恢复，防止并发症发生。早期阶段是促进患肢血液循环，消除肿胀，防止肌萎缩。中期阶段是骨折处已有纤维连接，可逐渐缓慢增加其活动强度和范围，在助步器的帮助下进行功能锻炼，以防肌萎缩和关节僵硬。晚期阶段是骨折已达临床愈合标准，应通过锻炼，促进关节活动范围和肌力的完全恢复。

第二节　股骨颈骨折

一、解剖

股骨颈为铁桶状结构，是连接股骨头与股骨干的桥梁。股骨颈与股骨干之间形成两个重要的角度即颈干角与前倾角。颈干角：股骨颈与股骨干之间形成的角度，正常为110°～140°，平均127°。颈干角的存在使粗隆部及股骨干远离髋臼，使髋关节可以大幅度活动。前倾角：下肢中立位时，股骨头与股骨干在冠状面上形成的角度。颈干角与前倾角的存在使股骨颈内侧产生压应力，在股骨颈外侧产生较小的张应力，另外，还使股骨颈承受一定剪力。

将股骨头颈沿冠状面剖开后可见有两种不同排列的骨小梁系统（图 13-2-1）：一种系统起自股骨干上端内侧骨皮质，向股骨颈上侧呈放射状分布，最后终于股骨头外上方 1/4 的软骨下方，此为承受压力的内侧骨小梁系统；另一种系统起自股骨颈外侧皮质，沿股骨颈外侧上行与内侧骨小梁系统交叉，止于股骨头内下方 1/4 处软骨下方，此为承受张力的外侧骨小梁系统。上述两种骨小梁系统在股骨颈交叉的中心区形成一个三角形的脆弱区域，即 Ward 三角区。

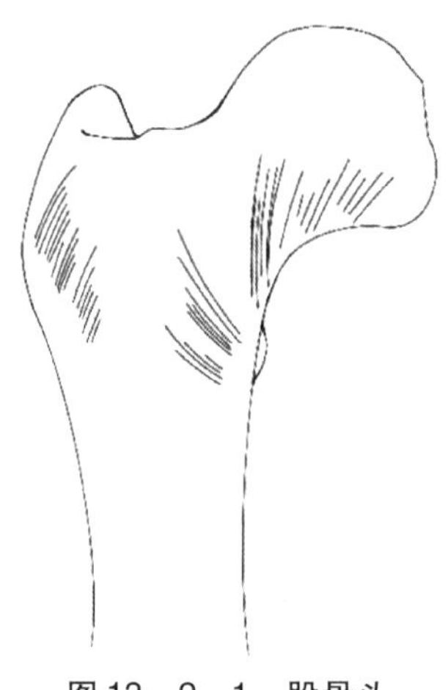

图 13-2-1　股骨头

二、损伤因素、分类和诊断

（一）损伤因素

造成老年人发生骨折有两个基本因素：①骨强度下降。骨强度下降可使股骨颈脆弱。②外伤。青壮年股骨颈骨折，往往由于严重损伤，如车祸或高处跌落致伤。

（二）分类

1. 按骨折部位分类

按骨折部位分类可分为：①股骨头下骨折；②股骨颈头颈部骨折；③股骨颈中部骨折；④股骨颈基底部骨折（图 13-2-2）。

2. 按骨折线的方向分类

按骨折线的方向分类可分为：①股骨颈内收型骨折；②股骨颈外展型骨折（图13-2-3）。

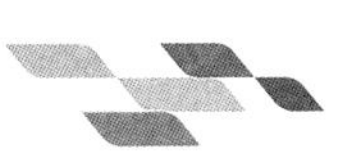

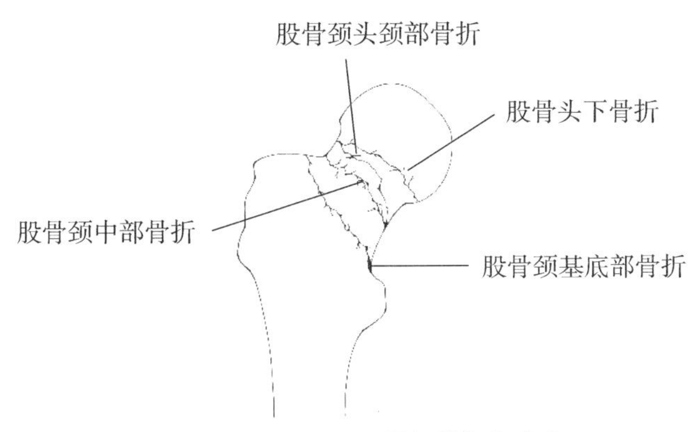

图 13－2－2　股骨颈骨折按部位分类

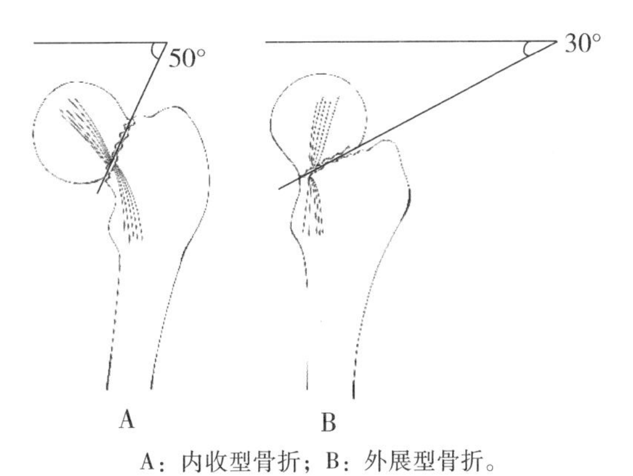

A：内收型骨折；B：外展型骨折。

图 13－2－3　股骨颈骨折按骨折线方向分类

（三）诊断

1. 症状

老年人跌倒后诉髋部疼痛，不敢站立和走路。应想到股骨颈骨折的可能。

2. 体征

体征：①畸形。患肢多有轻度屈髋屈膝及外旋畸形。②疼痛。髋部除有自发疼痛外，移动患肢时疼痛更为明显。在患肢足跟部或大粗隆部叩打时，髋部也感疼痛，在腹股沟韧带中点下方常有压痛。③肿胀。股骨颈骨折多系囊内骨折，骨折后出血不多，又有关节外丰厚肌群的包围，因此，外观上局部不易看到肿胀。④功能障碍。移位骨折患者在伤后不能坐起或站立，但也有一些无移位的线状骨折或嵌插骨折病例，患者在伤后仍能走路或骑自行车。⑤患侧大粗隆升高，表现在大粗隆与髂前上棘间的水平距离缩短，短于健侧。

3. 影像学检查

股骨颈骨折最终确诊需要髋正侧位 X 射线检查，尤其对线状骨折或嵌插骨折更为重要。X 射线检查作为骨折的分类和治疗上的参考也不可缺少。应提起注意的是，有些无移位的骨折在伤后立即拍摄的 X 射线片上可以看不到骨折线，此时可行 CT、MR 检查。

三、治疗

股骨颈骨折的最佳治疗方法是手法复位内固定，只要复位满意，大多数内固定方法均可获得 80%～90% 的愈合率，不愈合病例日后需手术处理也仅占 5%～10%，即使发生股骨头坏死，亦仅 1/3 病例需要手术治疗。因此股骨颈骨折的治疗原则应是：早期无创伤复位，合理多钉固定，早期康复。人工关节置换术只适应于 65 岁以上患者。

第三节　股骨粗隆间骨折

股骨粗隆间骨折（femoral intertrochanteric fracture，又称为转子间骨折）指股骨颈基底至小转子水平以上部位的骨折，即图中红色部分，蓝色部分为股骨颈（图 13－3－1）。

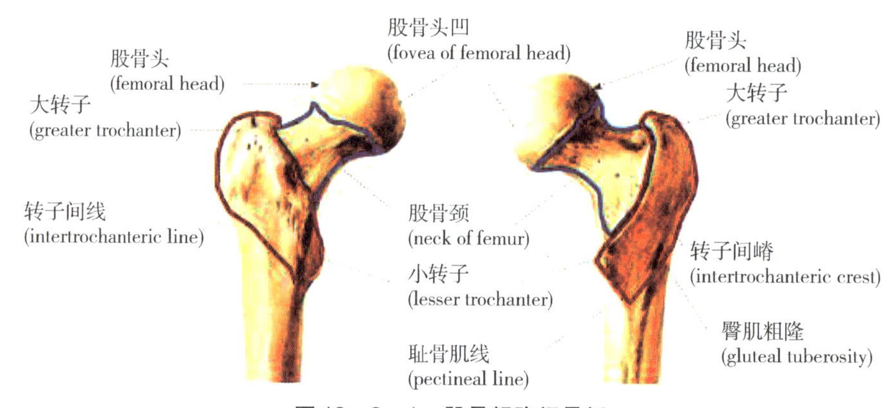

图 13－3－1　股骨粗隆间骨折

一、病因

股骨粗隆间骨折多发生于老年患者，走路跌倒或下床滑落等引起。随着年龄增加，大多数老人存在骨质疏松，由于骨量的流失，粗隆间骨小梁减少、皮质变薄、骨强度减弱，轻微外力即可导致骨折。青年患者骨骼较为坚韧，粗隆间骨折多由高能量所致，如交通伤、坠落伤，且往往合并其他损伤。

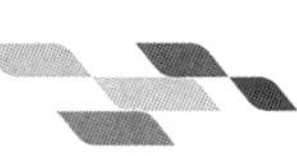

二、临床表现

股骨粗隆间骨折的患者在伤后出现局部疼痛、肿胀、髋关节功能受限症状，出现外旋短缩畸形，因粗隆间骨折是囊外骨折，没有关节囊等组织的制约，故外旋畸形可达90°，而股骨颈骨折所致的外旋畸形较小。

三、骨折分型

Evans 于 1949 年提出股骨粗隆间骨折的 Evans 分型方法。此方法是把粗隆间骨折分为五型：①第Ⅰ型为顺行骨折，稳定没有移位。②第Ⅱ型，骨折处有移位，但未累及大粗隆及小粗隆。③第Ⅲ型则是累及大粗隆或小粗隆。第Ⅲ型也可再分为Ⅲa 和 Ⅲb 这两个亚型。累及大粗隆，并未累及小粗隆为Ⅲa 型，若累及小粗隆则为Ⅲb 型。④第Ⅳ型是两个粗隆间均累及。⑤第Ⅴ型是指股骨粗隆间的反式骨折，因累及外侧壁而极其不稳定，这类骨折基本上要手术。

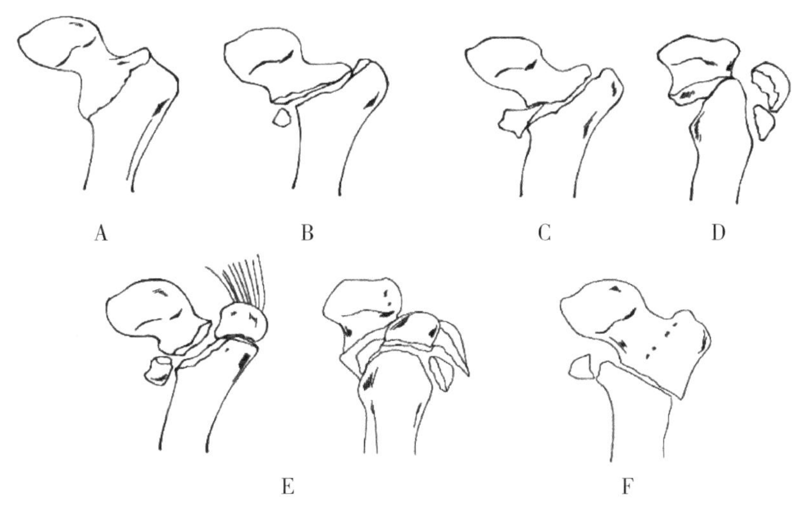

A：Ⅰ型；B：Ⅱ型；C：Ⅲa 型；D：Ⅲb 型；E：Ⅳ型；F：Ⅴ型。

图 13－3－2　股骨粗隆间骨折的分型

四、治疗

股骨粗隆间骨折属于临床常见的骨折类型，多见于老年群体。老年人基础疾病较多，保守治疗的股骨粗隆间骨折的老年患者通过卧床牵引维持患肢状态，但长期卧床会诱发褥疮、肺炎、深静脉血栓等并发症，而且长期卧床对护理患者要求高，给家属造成经济负担和严重不方便。因此，对于大多数股骨粗隆间骨折老年患者来说，积极采取手术治疗成为首选。目前常用的固定方式有微创内固定系统（less invasive stabilization system，LISS）、滑动加压动力髋螺钉（dynamic hip screw，DHS）及股骨近端防旋髓内钉（proximal femoral nail anti-rotation，PFNA）等。

第四节　胫腓骨干骨折

一、解剖

胫骨（tibia）是承重的重要骨骼，位于皮下，前方的胫骨嵴是骨折后进行手法复位的重要标志。胫骨干横切面呈三棱形，在中、下1/3交界处变成四边形。胫骨的营养血管在胫骨干上、中1/3交界处进入骨内，中、下1/3的骨折可损伤营养动脉，使供应下1/3段胫骨的血循环显著减少，同时下1/3段胫骨几乎无肌肉附着，胫骨远端获得的血循环很少，因此，三棱形和四边形交界处是骨折的好发部位。腓骨的上、下端与胫骨构成胫腓上关节和胫腓下关节，其为微动关节。腓骨不产生单独运动，但可承受1/6的负重。

二、损伤因素、分类和诊断

（一）损伤因素

由于胫腓骨位置表浅，且是负重的主要骨，故易遭受直接暴力损伤，如重物撞击、车轮碾轧，可引起胫腓骨同一平面的横行、短斜形或粉碎性骨折。高处坠落伤时足部着地，身体发生扭转，可引起胫腓骨螺旋形或斜形骨折。若为双骨折，腓骨的骨折线常较胫骨骨折线高。

（二）分类

胫腓骨干骨折的AO/ASIF分类如图13-4-1所示。

1. A型骨折

此型骨折为简单骨折，只存在一条骨折线，无粉碎，可分为：①A1型为螺旋形骨折；②A2型为斜形骨折（骨折线与骨干长轴成角≥30°）；③A3型横断骨折（骨折线与骨干长轴成角<30°）。

2. B型骨折

此型骨折为粉碎性骨折，根据暴力类型和蝶形骨块分为：①B1型为螺旋暴力所致；②B2型为折弯暴力所致；③B3型为蝶形骨折块骨折成多块碎骨块。

3. C型骨折

此型骨折为高度粉碎性骨折，骨折成3块以上，包括多节段骨折，可分为：①C1

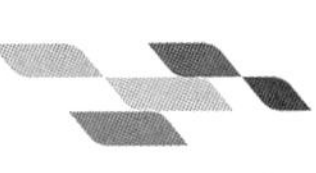

型为螺旋暴力所致；②C2 型为多节段骨折；③C3 型为不规则形骨折。

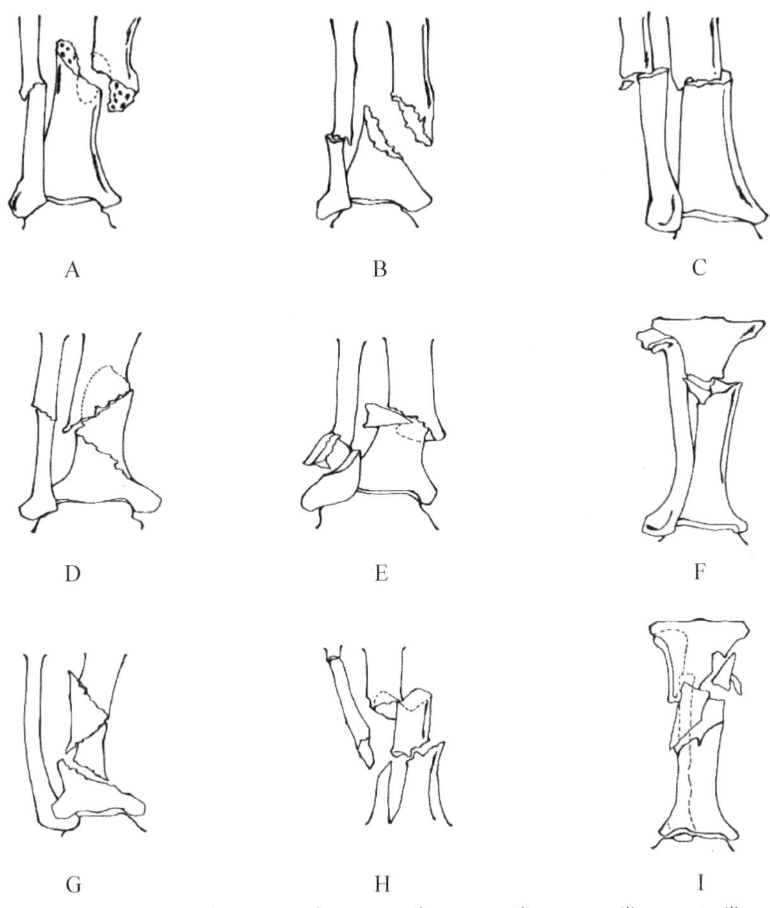

A：A1 类；B：A2 类；C：A3 类；D：B1 类；E：B2 类；F：B3 类；G：C1 类；H：C2 类；I：C3 类。

图 13－4－1　胫腓骨干骨折的 A0/ASIF 分类

（三）诊断

1．症状

外伤后诉小腿疼痛，不敢站立和走路。

2．体征

体征：①畸形。患肢多有畸形。②疼痛。患肢除有自发疼痛外，移动时疼痛更为明显。③肿胀。小腿的肌筋膜与胫骨、腓骨和胫腓骨骨间膜一起构成 4 个筋膜室。由于骨折后骨髓腔出血，或肌肉损伤出血，或血管损伤出血，故外观上易看到肿胀，均可引起骨筋膜室高压，甚至导致肌缺血坏死。④功能障碍。患者在伤后就不能站立。

3．影像学检查

最后确诊需要胫腓骨正侧位 X 射线检查，其为骨折的分类和治疗提供必不可少的参考。应注意的是，有些无移位的骨折因胫腓骨重叠，在 X 射线片上未见骨折线，可行

CT、MR 检查。

三、治疗

胫腓骨干骨折的治疗目的是矫正成角、旋转畸形，恢复胫骨上、下关节面的平行关系，恢复肢体长度。

无移位的胫腓骨干骨折采用小夹板或石膏固定。有移位的横行或短斜形骨折采用手法复位，之后用小夹板或石膏固定。固定期应注意夹板和石膏的松紧度，并定时行 X 射线检查，发现移位应随时调整夹板，或重新行石膏固定，6～8 周可扶拐负重行走。保守治疗闭合复位的要求为：内翻或外翻的侧方成角在 5°以内，前后向成角在 10°以内，旋转对线不良在 10°以内，以及缩短在 15 mm 以内。

不稳定的胫腓骨干双骨折可采用跟骨结节牵引，克服短缩畸形后，施行手法复位，小夹板固定。牵引中注意观察肢体长度，避免牵引过度而导致骨不愈合。6 周后，取消牵引，改用小腿功能支架固定，或行石膏固定，并可下地负重行走。

不稳定的胫腓骨干双骨折在以下情况时，需要采用切开复位内固定：①手法复位失败；②严重粉碎性骨折或双段骨折；③污染不重，受伤时间较短的骨折。在直视下复位成功后，可选择钢板螺钉或髓内钉固定，或复位后采用外固定器固定。

第五节　半月板损伤

一、解剖

半月板（meniscus）位于股骨与胫骨关节间隙内，是一种月牙状纤维软骨，可分为内侧半月板和外侧半月板（图 13－5－1）。内侧半月板较大，呈“C”形，有前后两角，前角附着于髁间嵴前方，后角附着于后交叉韧带止点前方。外侧半月板较小，形状似“O”形，前角附着于前交叉韧带止点的外侧方、髁间嵴的前方，而后角则附着在髁间嵴的后方。内侧半月板中部外缘与内侧副韧带的深层纤维相连，外侧半月板外缘与肌腱相连，因此外侧半月板的活动度比内侧半月板的大。出生时半月板均有血管分布和血液供应，到 10 岁左右，半月板的血管只存在于其外周约 30% 的区域。成年后半月板仅外周 10%～30% 区域有血液供应，内侧部分无血液供应，其营养主要来自滑液。Muller 等将半月板分为三个区，即红－红区、红－白区及白－白区。红表示有血运，白表示无血运。红－红区有充足血供，愈合能力很强；而白－白区完全无血运，极难愈合；红－白区则有一定的愈合能力。胚胎期半月板为一完整的软骨盘，出生时其中心部分已吸收。若中心部分没有被吸收，则呈盘状畸形，称为盘状半月板。盘状半月板可因轻微外伤而破裂。在中国，外侧半月板损伤发生率远高于内侧半月板。半月板的功能主要是起

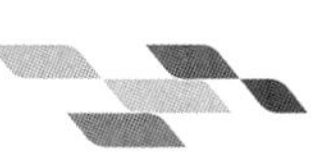

维持膝关节的稳定性、分散应力、吸收震荡、润滑关节的作用。

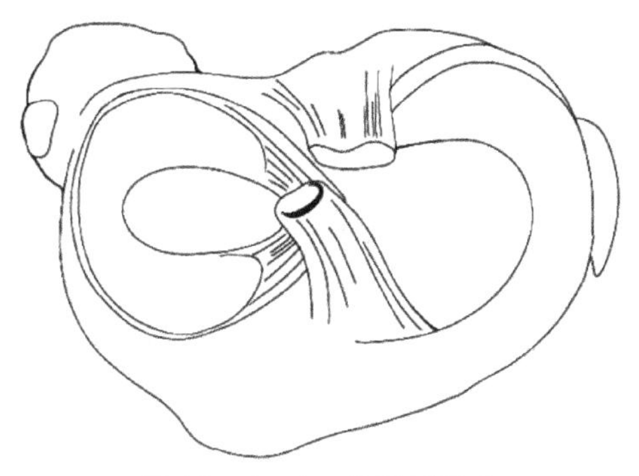

图 13－5－1　半月板示意

二、损伤机制与病理

引起半月板损伤必须有以下四个因素：膝半屈、内收或外展、重力挤压和旋转力量。研磨力是产生半月板破裂的主要原因。例如，踢球时，膝关节呈半屈曲状态，半月板后移，当膝关节突然旋转并伸直时，半月板来不及复位其所产生的研磨力会使半月板破裂。

半月板撕裂的 Johnson 分型可分为：①鹦鹉嘴型；②瓣型；③周边型；④横断型；⑤桶柄型；⑥完全型；⑦纵裂型；⑧水平裂型。

三、临床表现

（一）症状

患者一般有明确外伤史，伤后膝关节出现急性疼痛、肿胀和活动受限，并可伴有机械性交锁的症状。随时间推移，疼痛逐渐减轻，并集中在局部，活动时加重，休息可减轻，伴或不伴有膝关节弹响和交锁症状。若半月板损伤是由关节退变引起的，如内侧半月板后角的根部损伤或者水平裂，起病的过程就不明显。此类患者常无明显外伤史，膝关节疼痛或肿胀的症状并不明显。这种半月板损伤多见于中老年人，常合并关节软骨的损伤和退变。

（二）体格检查

体格检查包括视诊、触诊和特殊检查，同时评估半月板损伤程度和关节稳定性。

1. 视诊

评估关节肿胀情况，关节间隙是否存在局部肿胀，下肢力线是否正常。

2. 触诊

逐点检查膝关节间隙有无压痛，并与健侧对比。

3. 动诊

判断膝关节活动度，是否存在交锁。

（三）特殊检查

1. 过伸过屈试验

膝关节过度伸直或屈曲时，是否存在疼痛。

2. 半月板旋转挤压试验

半月板旋转挤压试验（McMurray 试验），嘱患者仰卧，患膝极度屈曲，检查者一手放在关节间隙处触诊，另一手握住足跟，在对膝关节联合施加外旋和外翻应力的同时，逐渐伸直膝关节，出现疼痛则提示外侧半月板撕裂；同理，检查内侧半月板撕裂时需联合施加内旋和内翻应力，若出现疼痛及弹响则为阳性。

3. 研磨试验

研磨试验（Apley 试验），俯卧并屈曲膝关节成 90°，检查者用力下压小腿，并且做内旋和外旋运动，若外旋产生疼痛，提示为内侧半月板损伤。此后将小腿上提，并作内旋和外旋运动，如外旋时引起疼痛，提示为内侧副韧带损伤。

四、影像学及关节镜检查

诊断半月板损伤的影像学检查包括 X 射线片、超声、CT 关节造影、MR 等。MR 是目前评估半月板损伤最敏感的影像学检查方法。据 MRI 表现将其损伤分为四级：① 0级，为正常半月板，表现为均匀的低信号，且形态规则；② Ⅰ 级，表现为不与半月板关节面相接触的灶性椭圆形或球形高信号；③ Ⅱ 级，表现为水平、线形的半月板内高信号，未达半月板的关节面；④ Ⅲ 级，半月板内高信号达 1 个或 2 个关节面。关节镜检查不仅可以发现影像学检查难以发现的半月板损伤，还可以发现有无交叉韧带、关节软骨及滑膜的病变。

五、治疗

急性半月板损伤，小的、稳定的边缘撕裂，不伴有其他病变损伤时，可用长腿石膏托膝关节伸直位固定 4 周；有积血者可于局麻下抽尽积血后加压包扎。急性期过后开始行股四头肌锻炼，以免发生肌萎缩。

膝关节半月板撕裂诊断明确者，非手术治疗无效患者，若影响日常生活或运动，存在弹响和交锁症状，可行半月板成形或切除手术。若合并交叉韧带损伤，无明显膝关节退变时，建议手术治疗。膝关节镜下可局部切除容易交锁的撕裂的半月板瓣片，有条件缝合的亦可予以修复。破碎不堪的半月板亦可以在镜下全部摘除。关节镜下手术有创伤小、对关节激惹少、术后恢复快的优点。

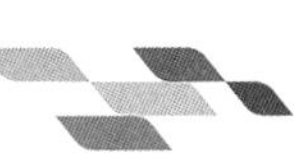

第六节　前交叉韧带损伤

一、疾病概要

膝关节前交叉韧带损伤（anterior cruciate ligament injury）是一种较为常见而又严重的膝关节损伤，前交叉韧带损伤会导致膝关节活动不稳，并引起一系列的继发性损伤及病变进而严重影响膝关节的活动功能。前交叉韧带损伤多见于参与体育活动的人群，同时，交通意外伤中也经常出现前交叉韧带损伤。解剖上，前交叉韧带的股骨止点位于股骨髁间窝外侧面（即股骨外侧髁的内侧面）的后部，前交叉韧带向前下方走行，止于胫骨髁间棘的前方（图13－6－1）。前交叉韧带长为31～35 mm，横截面积为31.3 mm^2。前交叉韧带是膝关节重要的稳定结构之一，其基本功能是防止胫骨向前移位。

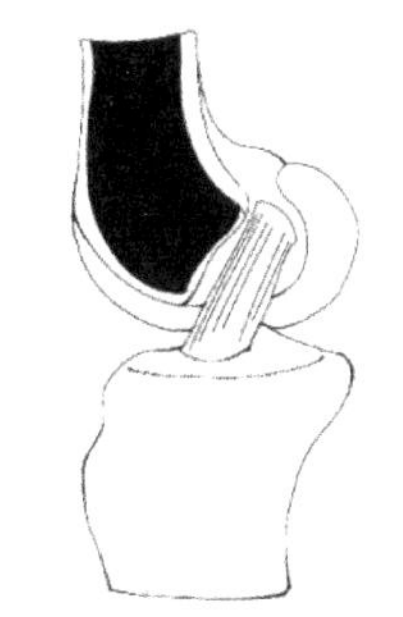

图13－6－1　前交叉韧带解剖

二、病因

前交叉韧带损伤后，膝关节的稳定结构受到破坏可出现不稳定。韧带损伤按严重程度可分为三度：一度损伤为少量韧带纤维的撕裂，但无关节不稳；二度损伤为较多韧带纤维的断裂，有轻到中度的关节不稳；三度损伤为韧带完全断裂，伴有明显关节不稳。常见的损伤机制如下：

（一）股骨在胫骨上外展、屈曲和内旋

此类型较常见。外侧暴力作用于负重下肢，首先伤及内侧副韧带，然后是前交叉韧带和内侧半月板，三者损伤共存时称为O' Donoghue三联征。

（二）前后移位

前后方向的暴力作用于股骨或胫骨，可导致前交叉或后交叉韧带损伤。

（三）过伸

暴力直接作用于伸直的膝关节前部，常造成前交叉韧带损伤，然后是后关节囊和后交叉韧带损伤。

（四）股骨在胫骨上内收、屈曲、外旋

此类型较少见，最先伤及外侧副韧带，然后是弓状韧带、腘肌、髂胫束等其他外侧结构。

三、临床表现

（一）病史和查体

患者多有膝关节外伤病史。以青少年、中青年多见，男性多于女性；以运动员最为多见。受伤时，有时可听到韧带断裂的响声，很快便因剧烈疼痛而无法继续运动或工作。膝关节处出现肿胀、压痛与积血，患者不敢活动膝关节，膝关节处于强迫体位，或伸直，或屈曲。合并侧副韧带断裂的断裂处有明显的压痛点，有时还能摸到蜷缩的韧带断端。

慢性患者若伤后肿胀消退及时则能步行或慢跑，但不能做急停、急转动作，不能变速跑或参加对抗性运动，否则关节会出现反复扭伤。

通过仔细采集病史和查体，可以判断损伤的部位、类别及分度。受伤机制的询问尤为重要，如受伤时膝关节的位置、负重状态、受力大小、外力方式及受伤后肢体的位置等，均有助于对疾病的评价。膝关节韧带损伤常用的检查方法如下：

1. 侧方应力试验

在急性期做侧方应力试验会引起剧烈疼痛，可于痛点局部麻醉后进行操作。在膝关节完全伸直位与屈曲 30°时做被动膝内翻与膝外翻动作，并与对侧进行对比。如有疼痛或发现内翻、外翻角度超出正常范围并有弹跳感时，提示侧副韧带有扭伤或断裂。

2. 抽屉试验

若为急性期，建议在麻醉下进行该操作。膝关节屈曲 90°，检查者固定患者足部，用双手握住胫骨上段做拉前和推后动作，并注意胫骨结节前后移动的幅度（图 13－6－2）。前移增加，表示前交叉韧带断裂；后移增加，表示后交叉韧带断裂。由于正常膝关节在膝关节屈曲 90°时胫骨亦能有轻度前后被动运动，故需将健侧与病侧做对比。单独前交叉韧带断裂时，胫骨前移幅度仅略大于正常，若前移明显增加，说明可能还合并内侧副韧带损伤。KT－2000 测量仪可用于定量测量膝关节前后方向的稳定性。

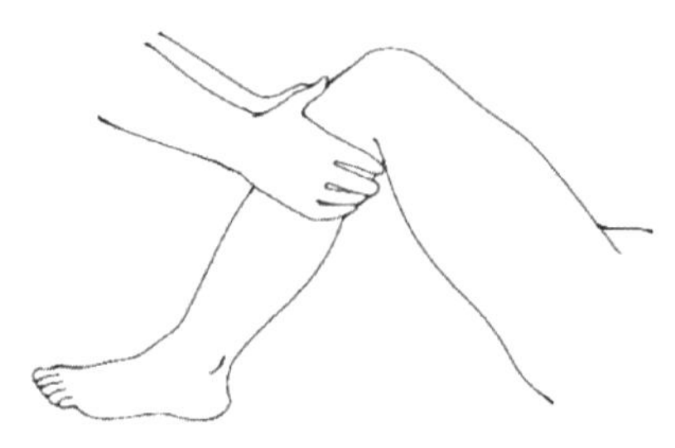

图 13－6－2　抽屉试验

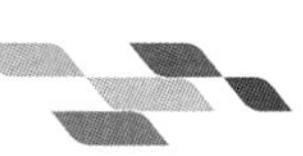

3. Lachman 试验

嘱患者屈膝 20°～30°，检查者一手握住股骨远端，另一手握住胫骨近端，对胫骨近端施加向前的应力时，可感觉到胫骨的前向移动，并评定终点的软硬度，与对侧膝关节进行比较。Lachman 试验比抽屉试验阳性率高。（图 13－6－3）

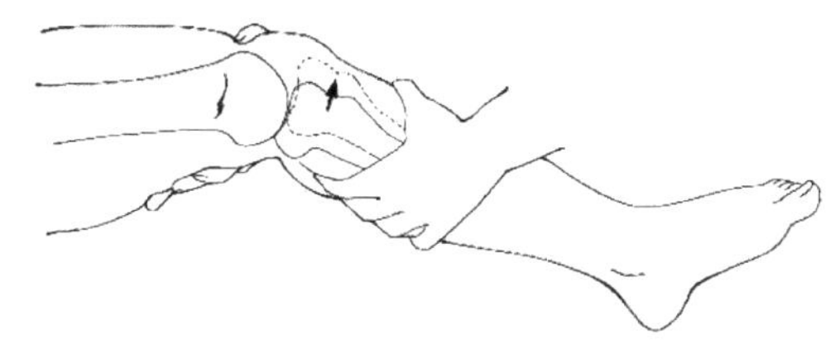

图 13－6－3　Lachman 试验

4. 轴移试验

本试验用来检查前交叉韧带断裂后出现的膝关节不稳定。嘱患者侧卧，检查者一手握住足踝部，另一手在膝外侧并对腓骨头向前施力，使患者充分伸膝，内旋外翻胫骨，然后缓慢屈曲膝关节，至屈曲 20°～30°位时若突然出现错动与弹跳，则为阳性，提示前外侧旋转不稳定（图 13－6－4）。这是由于开始屈膝时出现胫骨外侧向前半脱位，加大屈膝角度后，胫骨恢复原位。

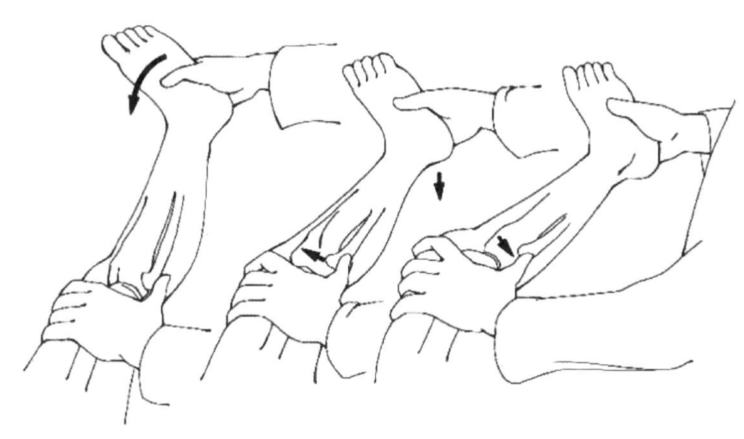

图片（由左到右）所示为膝关节在外翻应力下逐渐由伸直到屈面时，胫骨平台向前移位出现弹响的过程。

图 13－6－4　轴移试验

（二）辅助检查

1. X 射线平片

X 射线平片可以发现因韧带牵拉引起的撕脱骨折及是否合并胫骨平台骨折，有无关节间隙改变、关节脱位等。

2. 应力 X 射线平片

通过应力 X 射线平片测量关节间的改变，有助于更精确地判断是否有不稳定及其严重程度。

3. MR 检查

MR 检查对韧带损伤的诊断有很高的准确性，还可以发现意料不到的韧带结构损伤与隐匿的骨折线。前交叉韧带完全撕裂的主要直接征象：前交叉韧带连续性中断、前交叉韧带扭曲呈波浪状改变。前交叉韧带完全撕裂的主要间接征象：膝关节外侧部骨挫伤或骨软骨骨折，即外侧胫骨平台和股骨外髁的挫伤或骨软骨骨折。

4. 关节镜检查

关节镜检查是最直观最准确的有创检查方法，有助于观察交叉韧带、半月板损伤，侧副韧带深面及关节囊韧带损伤，软骨骨折，等等。

（三）治疗

本病治疗目的是恢复韧带的正常力学功能，以维持膝关节的稳定性。Ⅰ度损伤可采取对症治疗，嘱患者休息，给予冰敷及加压包扎；Ⅱ度损伤需用支具保护膝关节，制动免负重；对于Ⅲ度损伤，除单纯内侧副韧带损伤可采取保守治疗外均提倡手术治疗。

有移位的髁间棘撕脱骨折可在关节镜下复位固定治疗。在治疗方法的选择上，对于前交叉韧带断裂是否需要手术治疗的观点基本一致：对运动与行走要求较高的患者，无论年龄大小均主张积极的手术治疗；对于老年人或运动要求较低的患者，可以采取保守治疗，如加强肌肉力量锻炼和使用关节稳定保护装置。

关节镜下前交叉韧带重建的微创手术治疗，既能重建韧带又能同时处理关节内的其他损伤。此外，重建韧带的移植物正确选择也很重要，目前有自体、异体和人工韧带三大类。自体的肌腱组织（如腘绳肌腱、骨髌腱骨等）移植仍然是金标准，首次前交叉韧带重建一般多选择自体韧带移植。异体及人工韧带主要应用于多韧带损伤的复杂病例或韧带翻修手术。移植物的选择需要根据手术者的经验、习惯和患者的情况、意见、经济条件及当前的手术情况进行综合决策。

正确的骨道定位和合理选择移植物的固定方法是手术成功的关键。影响手术效果的其他因素包括对关节内的其他损伤，如软骨损伤及半月板损伤的处理，以及手术后根据患者情况合理安排康复。

（四）预防与保健

在日常体育运动及锻炼过程中，注意学习预防运动损伤的知识，克服麻痹思想。运动锻炼前需采取必要的安全措施。例如，检查运动场地和器材，穿着合适的服装与鞋子。在激烈运动和比赛前都要做好热身准备活动。要根据自己的情况选择活动内容，适当控制运动量，应避免超负荷运动。掌握运动要领，加强保护和帮助。不要在疲劳状态下进行运动，这时反应迟钝，动作不容易协调；应加强下肢力量的练习，保证膝关节的稳定与灵活；在运动中，要防止粗野动作以防造成意外损伤。

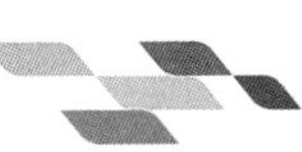

第七节　后交叉韧带损伤

一、疾病概要

后交叉韧带（posterior cruciate ligament）位于膝关节后侧，起自胫骨髁间后窝后部关节面下约 10 mm 处，沿胫骨平台后缘斜向前内上方，止于股骨内侧髁髁间侧面前上部，呈圆弧形附着（图 13 –7 –1）。后交叉韧带平均长 38 mm，宽 13 mm，强度是前交叉韧带的 2 倍，是膝关节屈伸及旋转活动的主要稳定结构，并在膝关节旋转中起轴心的作用。

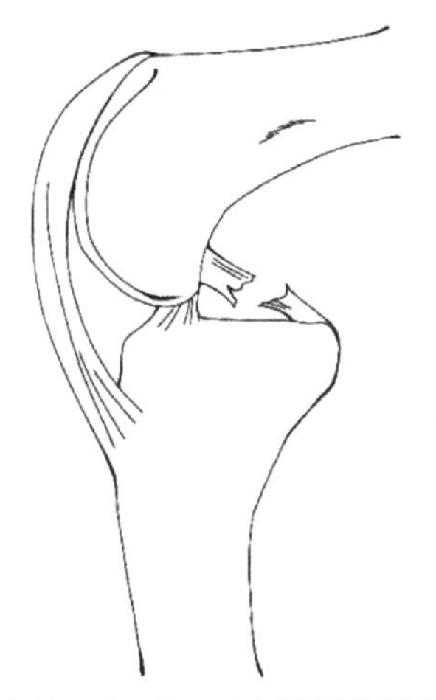

图 13 –7 –1　后交叉韧带解剖

后交叉韧带的主要作用：①限制胫骨后移。尤其在屈膝位，这一作用更为重要。后交叉韧带断裂不仅引起胫骨后向不稳，还可出现后侧方旋转不稳。②限制膝关节过伸，辅助前交叉韧带起作用。③限制小腿内旋。后交叉韧带在小腿内旋时紧张，使胫股关节面密切接触。④协同内外侧副韧带和前交叉韧带以限制膝关节的内收和外展。

二、病因

后交叉韧带常见的损伤机制如下：

（一）前后移位

前后方向的暴力作用于股骨或胫骨，可导致前交叉韧带或后交叉韧带损伤。

（二）过伸

暴力直接作用于伸直的膝关节前部，常造成前交叉韧带损伤，然后是后关节囊和后交叉韧带损伤。

三、临床表现

（一）病史和症状（包括损伤机制）

后交叉韧带损伤多发生于过伸伤和屈膝时，胫骨近端受到大而迅速的冲击力，例如，乘客坐位时突然急刹车，导致胫骨结节撞击前方座椅后背；或者自行车意外摔倒，导致膝关节屈曲时胫骨结节部位着地撞伤等。患者急性期受伤的主要症状是膝关节的肿胀和疼痛，以及功能受限。慢性期则可表现为膝关节的前后向不稳定（向后的错动感），如下楼梯打软、膝前痛等。

后交叉韧带损伤常用的检查方法如下：

1. 塌陷试验

患者仰卧位屈髋、屈膝各90°，检查者托持其足踝部，观察双侧胫骨前缘曲线，若患侧胫骨结节塌陷，则提示后交叉韧带撕裂（图13－7－2）。

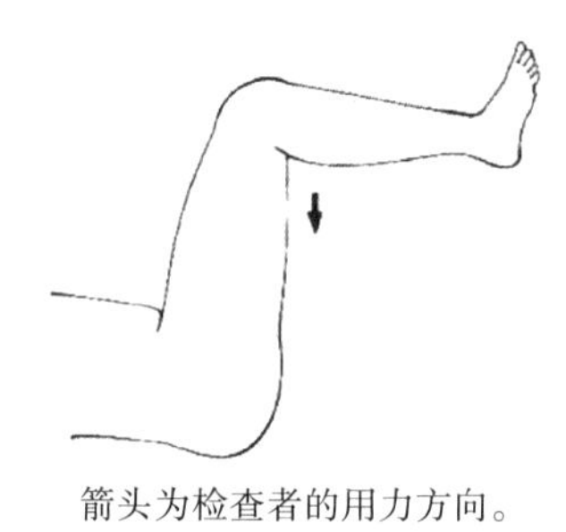

箭头为检查者的用力方向。

图13－7－2　塌陷试验

2. 后抽屉试验

检查体位同前抽屉试验，检查者向后推胫骨，若有移位，则支持有后交叉韧带损伤。

3. 俯卧位胫骨外旋试验

此检查可在30°及90°位上分别进行。嘱患者俯卧位，以中立位足的内缘作为外旋起点，用力外旋足部，检查者通过测量足内缘及大腿角而衡量外旋角度。双膝角度相差10°，可确定为异常。若“30°（＋）、90°（－）”则提示单纯后外侧角（外侧副韧带、弓形韧带、腘肌腱等）损伤；若“30°（＋）、90°（＋）”则提示后交叉韧带和后外侧角均有损伤。

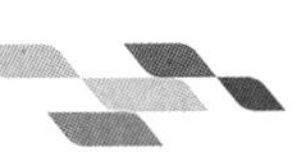

（二）辅助检查

1. X 射线检查

X 射线检查可以除外关节骨折，并发现有无后交叉韧带下止点损伤引起的髁间棘后方撕脱骨折。

2. MR 检查

后交叉韧带完全撕裂的 MR 直接征象为后交叉韧带连续性中断、残余的交叉韧带退缩而扭曲或未显示交叉韧带。

（三）治疗

后交叉韧带断裂的治疗选择如下：

（1）后交叉韧带损伤后体格检查发现，直接后向松弛度 <10 mm，胫骨内旋后（相对股骨）后向松弛度减小（平均 4 mm），旋转松弛度异常 $<5°$，无明显的内外翻松弛度异常，无明显过伸异常。该类患者非手术治疗成功率较高。

（2）后交叉韧带损伤后体格检查发现，直接后向松弛度 >10 mm，胫骨内旋后（相对股骨）后向松弛度减小不明显，旋转松弛度异常 5°～7°，无明显的内外翻松弛度异常，可见 0°～5°过伸异常。该类患者需要手术治疗，重建后交叉韧带。

（3）后交叉韧带由股骨或胫骨止点撕脱可以通过股骨或胫骨钻孔复位固定治疗。

（4）后交叉韧带断裂目前主要使用全关节镜下行后交叉韧带重建术治疗。

（5）后交叉韧带重建术后的康复治疗非常重要，术后需要严格佩戴膝关节支具，按照康复方案循序渐进地进行康复功能锻炼。

（四）预防与保健

在日常体育运动及锻炼过程中，注意学习预防运动损伤的知识，克服麻痹思想。运动锻炼前须采取必要的安全措施。例如：检查运动场地和器材，穿着合适的服装与鞋子。在激烈运动和比赛前都要做好热身准备活动。要根据自己的情况选择活动内容，适当控制运动量，应避免超负荷运动。掌握运动要领，加强保护和帮助。不要在疲劳状态下进行运动，这时反应迟钝，动作不容易协调；应加强下肢力量的练习，保证膝关节的稳定与灵活；在运动中，要防止粗野动作以防造成意外损伤。

第八节　踝部骨折

一、解剖

踝关节由胫骨远端、腓骨远端和距骨体构成。胫骨远端内侧突出部分为内踝，后缘呈唇状突起为后踝，腓骨远端突出部分为外踝。外踝与内踝不在同一冠状面上，较内踝略偏后，外踝远端较内踝远端低1.0～1.5 cm，偏后1 cm。由内踝、外踝和胫骨下端关节面构成踝穴，包容距骨体。距骨体前方较宽，后方略窄，使踝关节背屈时，距骨体与踝穴匹配性好，踝关节较稳定；在跖屈时，距骨体与踝穴的间隙增大，因而活动度增大，使踝关节相对不稳定，这是踝关节在跖屈位容易发生损伤的解剖因素。与踝穴共同构成关节的距骨滑车关节面约有2/3与胫骨下端关节面接触，是人体负重的主要关节之一。在负重中期，关节面承受的压力约为体重的2倍，在负重后期则可达5倍，这也是踝关节容易受伤、发生退变性关节炎的原因之一。正常情况下，以足外缘与小腿垂直为中立位0°，踝关节可背屈20°～30°，跖屈45°～50°的活动度。踝关节的内翻及外翻活动主要发生在距下关节，可内翻30°，外翻30°～35°（图13－8－1）。

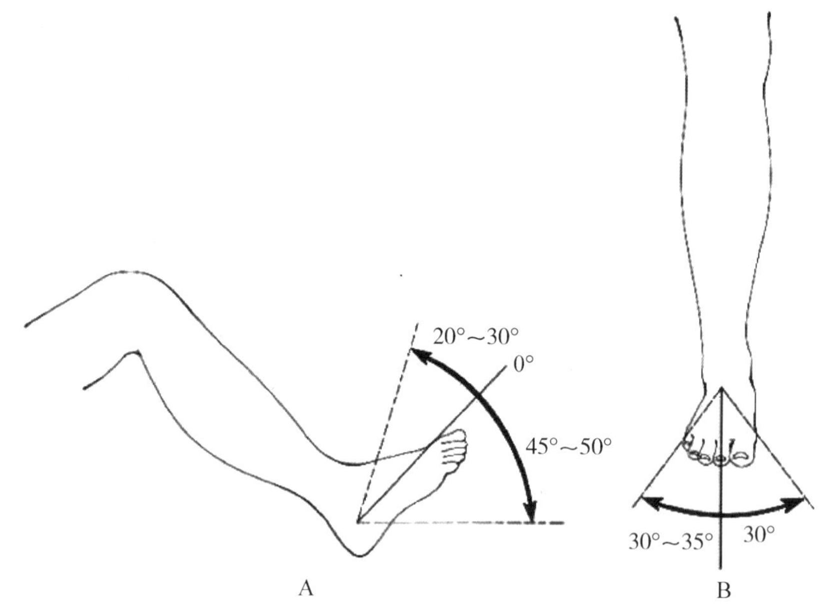

A：背伸、跖屈活动度；B：内翻、外翻活动度。

图13－8－1　踝关节的活动度

二、病因与分类

踝部骨折（fracture of the ankle）多由间接暴力引起，大多数在踝跖屈时扭伤所致。踝部骨折占成人骨折的1.6%。由于力的大小、作用方向、足踝所处的姿势各不相同，因此发生的骨折类型亦不相同。有时直接暴力打击也可发生复杂性骨折。踝部骨折的分类方法很多，但从临床应用的角度，将Danis-Weber和Lange-Hanson结合的分类方法更为实用（图13－8－2）。

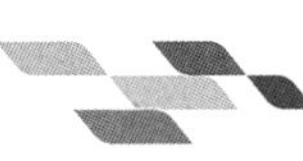

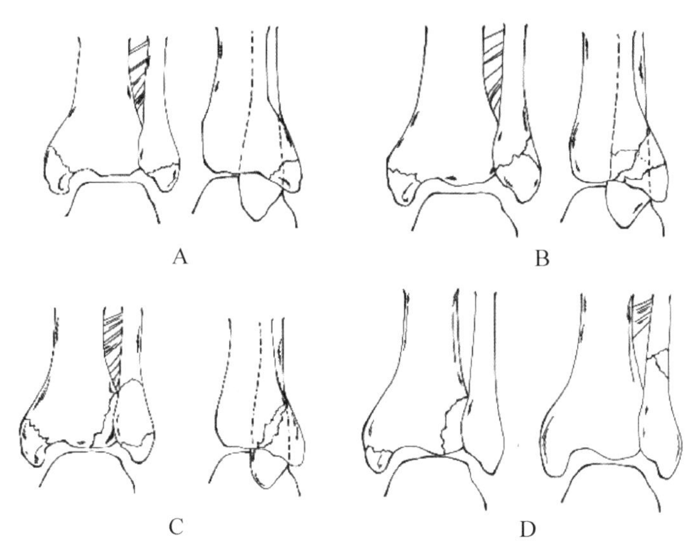

A：Ⅰ型旋后内收型骨折；B：Ⅱ型旋前外展型骨折；C：Ⅱ型旋后外旋型骨折；D：Ⅲ型旋前外旋型骨折。

图13－8－2　踝部骨折的分类（Danis-Weber和Lange-Hansen法）

（一）Ⅰ型旋后内收型骨折

当踝关节在极度内翻位（旋后）受伤时，暴力作用通过外侧副韧带传导至外踝，引起胫腓下韧带平面以下的外踝骨折。若暴力作用并未因外踝骨折而衰减，继续传导至距骨，使其撞击内踝，则引起内踝自下而上的斜形骨折。

（二）Ⅱ型分为两个亚型骨折

Ⅱ型踝部骨折的两个亚型分别为：①旋前外展型。踝关节遭受间接暴力，在极度外翻位受伤，或重物打击外踝，使踝关节极度外翻，暴力经内侧副韧带传导，牵拉内踝而发生骨折。若暴力作用继续传导，距骨极度外翻撞击外踝和后踝，使外踝发生由下斜向外上的斜形骨折，并同时发生后踝骨折，则骨折处多在胫腓平面。②旋后外旋型。暴力作用于外踝，首先导致外踝粉碎性骨折和后踝骨折，但下胫腓韧带完整。暴力继续传导，踝外旋力量使内侧副韧带牵拉内踝，导致内踝撕脱骨折。Ⅱ型骨折均为三踝骨折。下胫腓韧带完整，不发生踝关节脱位是此型骨折的特征。

（三）Ⅲ型旋前外旋型骨折

踝关节遭受外翻（旋前）暴力时，使内侧副韧带紧张，导致内踝撕脱骨折。若暴力作用不衰减，使距骨撞击外踝，导致下胫腓韧带断裂，发生下胫腓联合分离。若暴力继续作用，经胫腓骨间膜传导，引起下胫腓韧带平面以上腓骨的斜形或粉碎性骨折，有时暴力传导可达腓骨上端，发生高位腓骨骨折，临床上常因对这种损伤机制认识不足而漏诊。

（四）垂直压缩型骨折（Pilon 骨折）

此型骨折于 1911 年由法国放射科医生 Destot 首次报道。其意为杵臼关系的损伤。患者多因高处跌落时胫骨下端受距骨垂直方向的暴力，导致塌陷型骨折。根据受伤时踝及足所处的位置不同，压缩重点部位可在胫骨下端的前缘、中部及后缘。中心部位压缩常同时伴有腓骨下端的粉碎性骨折或斜形骨折（图 13－8－3）。

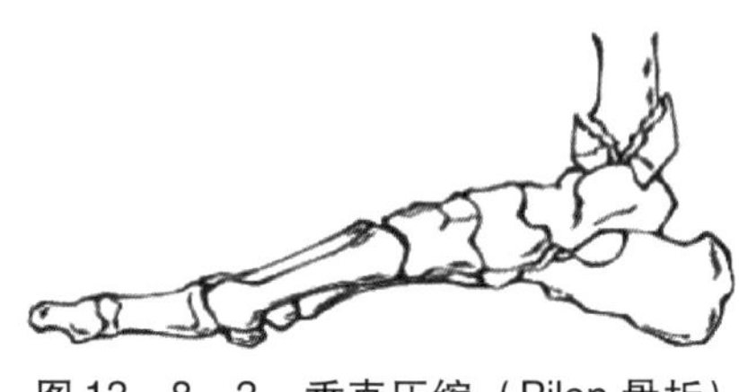

图 13－8－3　垂直压缩（Pilon 骨折）

三、临床表现和诊断

踝部骨折主要临床表现为踝部肿胀明显、瘀斑、内翻或外翻畸形、活动障碍。检查时可在骨折处扪到局限性压痛。踝关节正位、侧位 X 射线平片可明确骨折的部位、类型、移位方向。对旋前外旋型骨折，需检查腓骨全长，若腓骨近端有压痛，应补充拍摄 X 射线平片，以明确腓骨近端有无骨折。

四、治疗

踝关节结构复杂，暴力作用的机制及骨折类型也较多样，按照一般的治疗原则，先手法复位外固定，若失败则采用切开复位内固定。

在治疗中，若不对损伤机制、移位方向、踝关节稳定性等多种因素进行仔细分析，则可能加重骨折移位，导致新损伤，为以后治疗及功能恢复带来困难。治疗原则是在充分认识损伤特点的基础上，以恢复踝关节的结构及稳定性为原则，灵活选择治疗方案：①无移位的、无下胫腓联合分离的单纯内踝或外踝骨折，在踝关节内翻（内踝骨折时）或外翻（外踝骨折时）位石膏固定 6～8 周，固定期间可进行临近关节的功能锻炼，以预防肌肉萎缩和深静脉血栓形成。②有移位的内踝或外踝单纯骨折，由于骨折块移位导致附着的韧带松弛，手法复位难以成功，即使复位成功也难以维持韧带张力，故应切开复位，松质骨螺钉内固定。③下胫腓联合分离常在内、外踝损伤时出现，应首先复位、固定骨折，才能使下胫腓联合复位。为防止术后不稳定，在固定骨折、进行韧带修复的同时，用螺钉固定或用高强度线进行下胫腓联合的仿生固定，以石膏固定 4～6 周。螺钉应于术后 10～12 周在下地部分负重前取出。

1. Ⅰ型骨折

Ⅰ型骨折为双踝骨折，为恢复韧带的张力，一般均应行切开复位，松质骨螺钉、钢

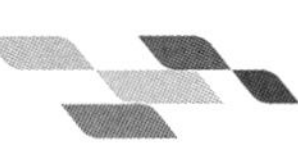

板内固定。

2. Ⅱ型骨折

Ⅱ型骨折为三踝骨折，内踝骨折采用松质骨螺钉内固定，外踝骨折常需采用钢板固定。影响胫骨 1/4～1/3 关节面的后踝骨折也需用松质骨螺钉或支撑钢板内固定。

3. Ⅲ型骨折

Ⅲ型骨折，除须对内踝行切开复位、内固定外，外踝或腓骨骨折也应行钢板螺钉内固定，固定腓骨是保证胫腓下端稳定性的重要方法（图 13－8－4）。

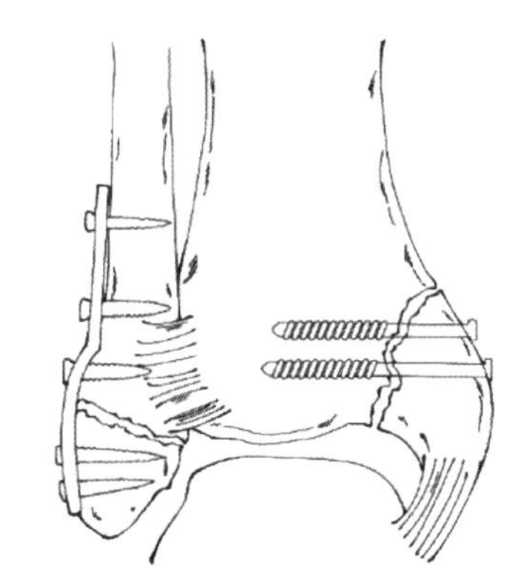

图 13－8－4　双踝骨折切开复位内固定术

对于以上三型骨折，若发生韧带、关节囊断裂，则应同时修补。

垂直压缩性骨折多需切开复位内固定，将压缩塌陷部位复位后遗留的骨缺损用自体松质骨或人工骨充填。

第九节　踝部扭伤

一、解剖

踝关节的关节囊纤维层增厚形成韧带，主要有 3 组：①内侧副韧带，又称为三角韧带，是踝关节最坚强的韧带。主要功能是防止踝关节外翻。②外侧副韧带，起自外踝，分 3 束分别止于距骨前外侧、跟骨外侧和跟骨后方，是踝部最薄弱的韧带。③下胫腓韧带，又称为胫腓横韧带，有 2 条，分别于胫腓骨下端的前方和后方将胫骨、腓骨紧紧地连接在一起，加深踝穴的前、后方，稳定踝关节。若内侧副韧带损伤，则出现踝关节侧方不稳定；若外侧副韧带损伤，则出现踝关节各方向不稳定。

二、病因

在下台阶，或在高低不平的路上行走时，踝关节处于跖屈位，若遭受内翻或外翻暴力，使踝部韧带过度牵拉，可导致韧带部分损伤或完全断裂，也可导致韧带被拉长，撕脱骨折，踝关节或下胫腓联合半脱位、全脱位。若急性韧带损伤修复不好，韧带松弛，易致复发性损伤，导致踝关节慢性不稳定。

三、临床表现与诊断

踝部扭伤（ankle sprain）后可出现疼痛、肿胀、皮下瘀斑、活动踝关节疼痛加重的表现。检查发现伤处有局限性压痛点，以及踝关节跖屈位加压或足内翻、足外翻时疼痛加重，应诊断为踝部韧带损伤。对韧带部分损伤、松弛或完全断裂的诊断有时比较困难。在加压情况下极度内翻位时行踝关节正位X射线平片，可发现外侧关节间隙显著增宽，或在侧位片上发现距骨向前半脱位，多为外侧副韧带的完全损伤。踝关节正、侧位摄片可发现撕脱骨折。

四、治疗

踝部扭伤的急性损伤应立即冷敷，以减少局部出血及肿胀；48小时后可局部理疗，促进组织愈合。韧带部分损伤或松弛者，在踝关节背屈90°位、极度内翻位（外侧副韧带损伤，图13－9－1）或外翻位（内侧副韧带损伤，图13－9－2）时予石膏固定，或用宽胶布、绷带固定2～3周。韧带完全断裂合并踝关节不稳定者，或有小的撕脱骨折片，也可采用石膏固定4～6周。若有骨折片进入关节，可切开复位，固定骨折片，或直接修复断裂的韧带；术后用石膏固定3～4周。

对反复韧带损伤、松弛，踝关节不稳定者，宜采用自体肌腱转移或异体肌腱移植修复来重建踝关节稳定性，以保护踝关节。后期由于慢性不稳定致踝关节脱位，或关节软骨退变致骨关节炎者，若经保守治疗无效，可行手术治疗。

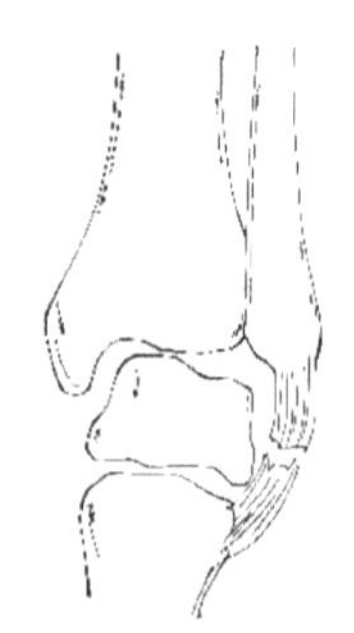

图13－9－1　踝部韧带损伤内翻暴力致外侧副韧带损伤

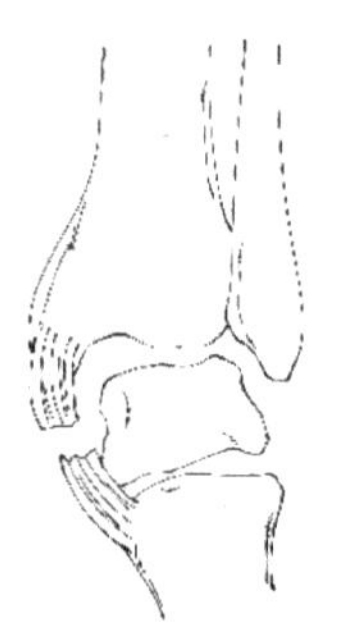

图13－9－2　踝部韧带损伤固定外翻暴力致内侧副韧带损伤

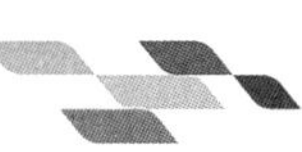

参考文献

[1] 陈孝平，汪建平，赵继宗. 外科学［M］. 9 版. 北京：人民卫生出版社，2018.
[2] 冯华，张辉. 半月板损伤与修复［M］. 北京：人民卫生出版社，2018.
[3] 裴福兴，陈安民．骨科学［M］. 北京：人民卫生出版社，2016.
[4] 胥少汀，葛宝丰，徐宝坎. 实用骨科学［M］. 4 版. 北京：人民军医出版社，2012.
[5] 赵玉沛，陈孝平. 外科学［M］. 3 版. 北京：人民卫生出版社，2015.
[6] FANELLI G C. Posterior cruciate ligament injuries：a practical guide to management［M］. Switzerland：Springer international publishing，2015.
[7] SIEBOLD R，DEJOUR D，ZAFFAGNINI S. Anterior cruciate ligament reconstruction：a practical surgical guide［M］. Berlin：Springer verlag，2014.

第十四章　脊柱外科疾病

第一节　腰椎间盘突出症

一、疾病概要

腰椎间盘突出症（lumbar intervertebral disc herniation）是骨科的常见病、多发病，是指腰椎退行性变或受外伤后导致椎间盘变性，纤维环破裂，髓核突出刺激或压迫神经根、马尾神经所表现的一种综合征，是腰腿痛最重要及最常见的原因。腰椎间盘突出症中以第4腰椎至第5腰椎（L4/L5），第5腰椎至第1骶椎（L5/S1）间隙发病率最高，占90%～96%，多个椎间隙同时发病占5%～22%。

专业知识拓展

颈椎的英文简称为“C”，胸椎的英文简称为“T”，腰椎的英文简称为“L”，骶椎的英文简称为“S”，尾椎的英文简称为“Co”。

二、病因

（一）椎间盘退行性变

随年龄增长，纤维环和髓核含水量逐渐减少，髓核张力下降，椎间盘高度下降，髓核失去弹性。尤其在纤维环后外侧，这些变化更明显，并可进一步出现向心性小裂隙。MR证实，15岁青少年已可发生椎间盘退行性变。已退变的椎间盘仅需较小的压力即可破裂。

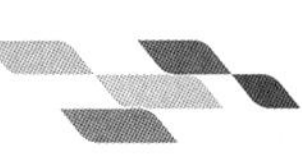

（二）损伤

损伤是腰椎间盘突出的诱因。反复弯腰、扭转动作是引起椎间盘损伤最常见因素，这常常与某些职业、工种关系密切。一次性暴力也可以引起椎骨骨折，甚或压碎椎间盘，但在单纯纤维环破裂、髓核突出者中少见。

（三）遗传因素

有色人种腰椎间盘突出症发病率较低；20 岁以下的青少年患者，约 32% 有阳性家族史。

（四）妊娠

妊娠期盆腔、下腰部组织充血明显，各种结构相对松弛，且妊娠期间腰骶部承受较平时更大的重力，因此增加了椎间盘损伤的机会。

三、分型

（一）膨隆型

此型的纤维环有部分破裂，而表层完整，髓核因压力而向椎管内局限性隆起，但纤维环表面光滑。这一类型经保守治疗后大多可缓解或治愈。

（二）突出型

此型的纤维环完全破裂，髓核突向椎管，仅有后纵韧带或一层纤维膜覆盖，表面高低不平或呈菜花状。常需手术治疗。

（三）脱垂游离型

破裂的椎间盘组织或碎块穿过完全破裂的纤维环或后纵韧带脱入椎管内或完全游离，压迫马尾神经或神经根。非手术治疗往往无效。

（四）Schmorl 结节及经骨突出型

前者是指髓核经上、下软骨终板裂隙突入椎体松质骨内；后者是髓核沿椎体软骨终板和椎体之间的血管通道向前纵韧带方向突出，形成椎体前缘的游离骨块。这两型一般无须手术治疗。

四、临床表现

腰椎间盘突出症常见于 20 ～ 50 岁患者，男女之比为（4 ～ 6 ）：1，在老人中发病率最低。患者多有弯腰劳动或久坐工作史，首次发病常在半弯腰持重或突然做扭腰动作过程中出现。

（一）症状

1. 腰痛

腰痛发生率约91%，多为腰椎间盘突出症的首发症状。纤维环外层及后纵韧带受到突出髓核和炎症反应的刺激，经窦椎神经而产生下腰部感应痛，有时亦影响到臀部。

2. 坐骨神经痛

多数腰椎间盘突出症患者是L4/L5、L5/S1间隙突出，故坐骨神经痛最为多见。坐骨神经痛通常是从下腰部向臀部、大腿后方、小腿外侧，直到足部的放射痛。打喷嚏或咳嗽时由于腹压增加而使疼痛加剧。引起坐骨神经痛的原因有：①破裂的椎间盘组织产生化学性物质刺激神经根产生炎症；②突出的髓核机械性压迫或牵张神经根导致疼痛，同时其静脉回流受阻导致水肿，进一步提高对疼痛的敏感性；③受压的神经根缺血。上述三种原因相互关联，难以截然分开。

3. 马尾神经受压

向正后方突出或脱垂、游离的巨大椎间盘组织可压迫马尾神经，从而出现大小便障碍，鞍区感觉异常表现。

（二）体征

1. 腰椎侧凸

腰椎间盘突出症患者为减轻疼痛而表现出的一种姿势性代偿畸形，具有辅助诊断价值。如髓核突出在神经根肩上，上身向健侧弯曲，腰椎凸向患侧可松弛受压的神经根；当突出髓核在神经根腋下时，上身向患侧弯曲，腰椎凸向健侧可缓解疼痛。

2. 腰部活动受限

大多患者都有不同程度的腰部活动受限。其中以前屈受限最明显，是由于前屈位时进一步促使髓核向后移位并增加了对受压神经根的牵张。

3. 压痛及骶棘肌痉挛

89%患者的病变间隙的棘突间有压痛，其旁侧1 cm处压之有沿坐骨神经的放射痛。约1/3患者有腰部骶棘肌痉挛，使腰部固定于强迫体位。

4. 直腿抬高试验及加强试验

嘱患者仰卧，伸膝，被动抬高患肢。正常人神经根有4 mm滑动度，下肢抬高到60°～70°时感腘窝不适。本症患者神经根受压或粘连使滑动度减少或消失，抬高在60°以内即可出现坐骨神经痛，称为直腿抬高试验阳性。有时因突出髓核较大，抬高健侧下肢可因牵拉硬脊膜累及患侧而诱发患侧坐骨神经产生放射痛。

5. 神经系统表现

（1）感觉异常。80%的患者有感觉异常。腰5神经根受压者，小腿前外侧和足内侧的痛、触觉减退；骶1神经根受压时，足外侧及足底痛、触觉减退。较大髓核突出者，可压迫下一节段神经根，而出现双节段神经根损害征象。

（2）肌力下降。70%～75%的患者肌力下降。腰5神经根受压时，踝及趾背伸肌

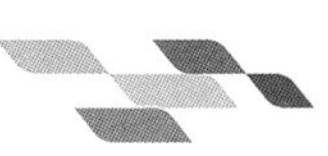

力下降；骶1神经根受累者，趾及足跖屈肌力减弱。

（3）反射异常。S1神经根受压可引起跟腱反射减弱或消失；若马尾神经受压，则表现为肛门括约肌张力下降及肛门反射减弱或消失。

（三）特殊检查

1. X射线平片

单纯X射线平片不能直接反映是否存在腰椎间盘突出。片上所见脊柱侧凸、椎体边缘增生及椎间隙变窄等均提示退行性改变，说明相邻椎间盘将会由于应力增加而加快变性，增加突出机会。

2. CT和MR

CT可显示骨性椎管形态，黄韧带是否增厚及腰椎间盘突出的大小、方向等，对本病有较大诊断价值。MR可全面地观察各腰椎间盘是否病变，也可在矢状面上了解髓核突出的程度和位置，并鉴别是否存在椎管内其他占位性病变。

3. 神经电生理检查

肌电图、神经传导速度及诱发电位可协助确定神经损害的范围及程度，并可观察治疗效果。

另外，实验室检查对本症帮助不大，但在鉴别诊断中有其价值。

（四）诊断

根据病史、症状、体征，以及X射线平片上相应神经节段有腰椎间盘退行性表现者即可做出初步诊断。结合X射线、CT、MR等方法，能准确地在病变间隙、突出方向、突出物大小、神经受压情况及主要引起症状部位等方面做出诊断。

（五）治疗

1. 非手术治疗

腰椎间盘突出症中多数患者可经非手术疗法缓解或治愈。其目的是使椎间盘突出部分和受到刺激的神经根的炎性水肿加速消退，从而减轻神经受压，缓解对神经根的刺激或压迫。非手术治疗主要适应于：①年轻、初次发作或病程较短者；②休息后症状可自行缓解者；③X射线检查无椎管狭窄者。

（1）绝对卧床休息：当症状初次发作时，立即卧床休息。大小便时均不下床或坐起，这样才能收到良好效果。

（2）持续牵引：采用骨盆牵引可使椎间隙略为增宽，减少椎间盘内压，扩大椎管容量，从而减轻对神经根的刺激或压迫。根据个体差异，牵引重量为7～15 kg，抬高床足做反牵引，共进行2周。

（3）理疗和推拿、按摩：可使痉挛的肌肉松弛，进一步减轻椎间盘压力。具体方法较多，国内这方面从业人员甚多，水平参差不齐，故疗效差异较大。但是暴力推拿按摩往往弊大于利。

（4）皮质激素硬膜外注射：皮质激素是一种长效抗炎剂，可减轻神经根周围的炎症、粘连。常用长效皮质类固醇制剂加2%利多卡因行硬膜外注射，每7～10天1次，每3次为1个疗程。间隔2～4周后可再用1个疗程，若无效则无须再用此法。

（5）髓核射频消融法：本方法是将射频电极插入椎间盘内，对髓核组织进行气化或者骨化，从而使椎间盘内压力降低或突出髓核缩小以达到缓解症状的目的。

2. 经皮髓核切吸术

椎间盘镜或特殊器械在X射线监视下直接进入椎间隙，将部分髓核绞碎吸出，从而减轻椎间盘内压力以达到缓解症状的目的。主要适合于膨出或轻度突出型的、且不合并侧隐窝狭窄者。对明显突出或髓核已脱出椎管者，此方法不能使之回纳。与本方法原理和适应证类似的还有髓核激光气化术。

3. 髓核摘除术

已确诊的腰椎间盘突出症患者，经严格非手术治疗无效，或马尾神经受压者可考虑行髓核摘除术。手术治疗可能发生椎间盘感染、血管或神经根损伤，以及术后粘连、症状复发等并发症，故应严格掌握手术指征并提高手术技巧。

近年来，微创外科技术不断发展，使手术损伤减小，且取得良好效果。

（六）预防

由于腰椎间盘突出症是在退行性变基础上受到积累伤力所致，而积累伤又是加速退变的重要因素，故减少积累伤就显得非常重要。长期坐位工作者需注意桌、椅高度，定时改变姿势。职业工作中经常弯腰劳动者，应定时做伸腰、挺胸活动，并使用宽腰带。治疗后患者在一定时期内佩戴腰围，但应同时加强背肌训练，增加脊柱的内在稳定性。长期使用腰围而不锻炼腰背肌，反可因失用性肌萎缩带来不良后果。如需弯腰取物，最好采用屈髋、屈膝下蹲方式，可减少对椎间盘后方的压力。

第二节　颈　椎　病

一、疾病概要

颈椎病（cervical spondylosis）泛指颈段脊柱病变后所表现的临床症状和体征。目前国际上较一致的看法是指颈椎间盘退行性变，及其继发性椎间关节退行性变所致的脊髓、神经、血管损害而表现的相应症状和体征。

二、病因

（一）颈椎间盘退行性变

此为颈椎病最主要的原因。由于椎间盘退变而使椎间隙狭窄，关节囊、韧带松弛，

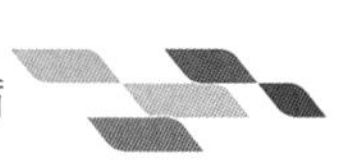

脊柱稳定性下降，进而颈椎骨性及韧带结构变性、增生、钙化，最后发生脊髓、神经、血管受刺激或压迫的表现。

（二）损伤

急性损伤可使原已退变的颈椎和椎间盘损伤加重而诱发颈椎病；慢性损伤对已退变的颈椎加速其退变过程而提前出现症状。

三、临床表现

颈椎病临床表现多样化，其分型主要包括以下四种分型。

（一）神经根型颈椎病

颈椎病中神经根型发病率最高，是由颈椎间盘向侧后方突出，钩椎关节或关节突关节增生、肥大，刺激或压迫神经根所致。临床上初始多表现为颈肩痛，之后短期内加重，并向上肢放射。放射痛范围根据受压神经根不同而表现在相应皮节。皮肤可有麻木、过敏等感觉异常。同时可有上肢肌力下降、手指动作不灵活等表现。当头部或上肢姿势不当，或突然牵撞患肢即可发生剧烈的闪电样锐痛。

CT 或 MR 可见椎间盘突出、椎管及神经根管狭窄及脊神经受压情况。

（二）脊髓型颈椎病

此型颈椎病占颈椎病的 10%～15%。脊髓受压主要是由中央后突之髓核、椎体后缘骨赘、增生肥厚的黄韧带及钙化的后纵韧带等引起。脊髓受压易发生于下颈段。此时颈痛不明显，而以四肢乏力，行走、持物不稳为最先出现的症状。随病情加重还可出现不同类型的脊髓损害。

CT、MR 可显示脊髓受压情况。

（三）交感神经型颈椎病

颈椎各种结构病变的刺激通过脊髓反射或脑 - 脊髓反射而发生一系列交感神经症状：①交感神经兴奋症状。例如，头痛或偏头痛、恶心、呕吐；视物模糊、心跳加速、心律不齐、心前区疼痛和血压升高等。②交感神经抑制症状。主要表现为头昏、眼花、流泪、鼻塞、心动过缓、血压下降及胃肠胀气等。

（四）椎动脉型颈椎病

颈椎横突孔增生狭窄、上关节突明显增生肥大可直接刺激或压迫椎动脉。主要临床表现有眩晕、头痛、视觉障碍、猝倒，以及其他表现，如不同程度的运动、感觉障碍和精神症状。

四、诊断

中年以上患者，根据病史、体检，特别是神经系统检查，以及 X 射线摄片（正位、侧位、斜位、过伸及过屈位）检查一般能作出诊断，必要时可辅以椎动脉造影、CT、MR 及核医学等特殊检查。

五、治疗

（一）非手术治疗

1. 颌枕带牵引

颌枕带牵引适用于脊髓型以外的各型颈椎病。可解除肌痉挛、增大椎间隙、减少椎间盘压力，从而减轻对神经根的压迫和对椎动脉的刺激，并使嵌顿于小关节内的滑膜皱襞复位。

2. 颈托和围领

颈托和围领主要用于限制颈椎过度活动，而患者行动不受影响。目前可应用的种类较多，其中，充气型颈托除固定颈椎外，还有一定撑开牵张作用。

3. 推拿按摩

推拿按摩对脊髓型以外的早期颈椎病有减轻肌痉挛、改善局部血循环的作用。注意手法应轻柔，次数不宜过多，否则反而会增加损伤。

4. 理疗

理疗有加速炎性水肿消退和松弛肌肉的作用。

5. 自我保健疗法

在工作中定时改变姿势，做颈部轻柔活动及上肢运动，有利于颈、肩肌肉弛张的调节和改善血循环。在睡眠时，宜用平板床，枕头高度适当，不让头部过伸或过屈。

6. 药物治疗

目前尚无治疗颈椎病的特效药物，临床中所用的非甾体抗炎药、肌肉松弛剂及镇静剂均属对症治疗。当局部有固定而范围较小的痛点时，可局部注射皮质类固醇制剂。需注意局部注射有一定危险性，应请专科医师执行。

（二）手术治疗

手术治疗适应证：诊断明确的颈椎病经非手术治疗无效者，或反复发作者，或脊髓型颈椎病诊断确立后适于手术治疗者。根据手术途径不同，可分为前路手术及后路手术。

1. 前路手术

前路手术适用于切除突出之椎间盘、椎体后方骨赘及钩椎关节骨赘，以解除对脊髓、神经根和椎动脉的压迫。同时需进行椎体间植骨融合术，以稳定脊柱。

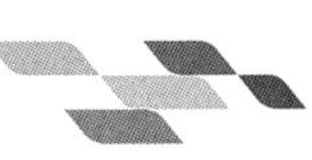

2. 后路手术

后路手术主要是通过椎板切除或椎板成形术达到对脊髓的减压。减压后应辅以后方脊柱融合术。

第三节　脊 柱 骨 折

一、疾病概要

脊柱骨折（fracture of the spine）十分常见，占全身骨折的5%～6%，其中胸腰段脊柱骨折最多见。脊柱骨折可以并发脊髓或马尾神经损伤，特别是颈椎骨折－脱位合并脊髓损伤者，据报告最高可达70%，能严重致残甚至丧失生命。

二、病因和分类

暴力是引起胸腰椎骨折的主要原因。

（一）胸腰椎骨折的分类

1. 单纯性楔形压缩性骨折

由暴力使脊柱向前屈曲所致，后方的结构很少受影响，椎体通常成楔形。此类骨折通常为高空坠落伤，足臀部着地，身体猛烈屈曲，使椎体前半部压缩。

2. 稳定性爆破型骨折

暴力来自轴向压缩。通常亦为高空坠落伤，足臀部着地，脊柱保持垂直，胸腰段脊柱的椎体受力最大，因挤压而破碎。由于不存在旋转力量，脊柱的后方结构不受影响，因而仍保留了脊柱的稳定性，但破碎的椎体与椎间盘可以突出于椎管前方，损伤脊髓而产生神经症状。

3. 不稳定性爆破型骨折

这是脊柱前、中、后三部分同时受损伤的结果。由于脊柱不稳定，会出现创伤后脊柱后突和进行性神经症状。

4. Chance 骨折

此为椎体水平状撕裂性损伤。因脊柱受来自水平方向的牵拉，同时还有旋转力量的参与而引起。这种骨折也是不稳定性骨折，临床上比较少见。

5. 屈曲－牵拉型损伤

这类损伤往往是潜在性不稳定性骨折，是因为黄韧带、棘间韧带和棘上韧带都有撕裂。

6. 脊柱骨折－脱位

脊柱骨折－脱位又称为移动性损伤。引起该损伤的暴力来自 Z 轴。例如，车祸时，暴力直接来自背部后方的撞击；或弯腰工作时，重物高空坠落直接打击背部。在强大暴力作用下，椎管的对线对位已经完全被破坏，在损伤平面，脊椎沿横面产生移位。这类损伤极为严重，通常有脊髓损伤，预后差。

（二）颈椎骨折的分类

1. 屈曲型损伤

此为前柱压缩、后柱牵张损伤的结果。该暴力系经 Z 轴的矢状面，产生的单纯软组织性，或单纯骨性，或混合性的损伤。临床上常见的损伤类型如下：

（1）前方半脱位（过屈型扭伤）：有完全性与不完全性两种。完全性的棘上韧带、棘间韧带，甚至脊椎关节囊和横韧带都有撕裂；不完全性的则仅有棘上韧带和部分性棘间韧带撕裂。

（2）双侧脊椎小关节脱位：因过度屈曲暴力使脱位的脊椎关节突超越至下一个节段小关节的前方与上方。椎体脱位程度至少要超过椎体前后径的1/2，脱位椎体的下关节突移位于下一个节段上关节突的前方。部分病例可有小关节突骨折，该类病例大多都有脊髓损伤。

（3）单纯性压缩性骨折：较为多见。X 射线侧位片为椎体前缘骨皮质嵌插成角，或为椎体上缘终板破裂压缩，该种情况多见于骨质疏松者。

2. 垂直压缩所致损伤

暴力系经纵向轴传递，无过屈或过伸力量。如高空坠物或高台跳水。

（1）第一颈椎双侧性前、后弓骨折：又名 Jefferson 骨折，X 射线片上很难发现骨折线，有时在正位片上看到颈 1 关节突双侧性向外移位，侧位片上看到寰椎前后径增宽及椎前软组织肿胀阴影。CT 检查最为清楚，可以清晰地显示骨折部位、数量及移位情况。而 MR 检查只能显示脊髓受损情况。

（2）爆破型骨折：为下颈椎椎体粉碎性骨折，破碎的骨折片不同程度凸向椎管内，因此瘫痪发生率可高达 80%。椎体骨折呈粉碎状，骨折线多为垂直状，骨折片可突出至椎管内，还可能发现有后弓骨折。

3. 过伸损伤

（1）过伸性脱位：常发生于高速驾驶汽车时，因急刹车或撞车产生惯性作用，头部撞于挡风玻璃或前方座椅的靠背上，并迫使头部过度仰伸，接着又过度屈曲，使颈椎发生严重损伤。其病理变化为前纵韧带破裂，椎间盘水平状破裂，上一节椎体前下缘撕脱骨折和后纵韧带断裂。损伤的结果是颈椎向后移动，使脊髓夹于皱缩的黄韧带和椎板之间而造成脊髓中央管周围损伤。本病常见额面部有外伤痕迹。

（2）损伤性枢椎椎弓骨折：此型损伤的暴力来自颏部，颈椎过度仰伸，在枢椎的后半部形成强大的剪切力量，使枢椎的椎弓不堪忍受而发生垂直状骨折。以往多见于被缢死者，故又名 hangman 骨折。目前多发生于高速公路上的交通事故中。

4. 齿状突骨折

引起齿状突骨折的机制尚不明确，暴力可能来自水平方向，从前至后，经颅骨而至齿状突；也可能是复合暴力引起。

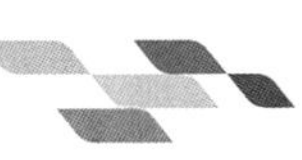

齿状突骨折可以分成三型：Ⅰ型，齿状突尖端撕脱骨折；Ⅱ型，齿状突基部、枢椎体上方横形骨折；Ⅲ型，枢椎体上部骨折，累及枢椎的上关节突，单侧或双侧性（图14－3－1）。Ⅰ型较为稳定，并发症少，预后较好；Ⅱ型多见，因该处血供不佳，不愈合率可达70%，因此多需手术治疗；Ⅲ型骨折稳定性好，血供亦良好，愈合率高，预后较好。

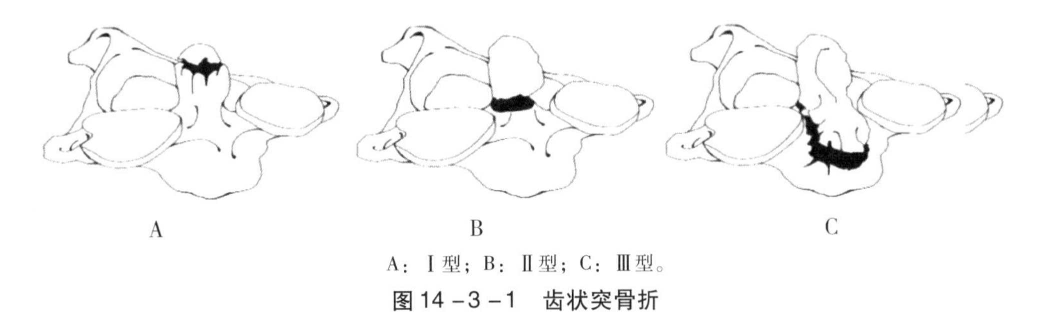

A：Ⅰ型；B：Ⅱ型；C：Ⅲ型。

图14－3－1　齿状突骨折

三、诊断

（1）有严重外伤病史，如高空坠落、重物撞击腰背部、塌方等。

（2）胸腰椎损伤后，主要症状为局部疼痛、站立及翻身困难。腹膜后血肿刺激了腹腔神经节，使肠蠕动减慢，常出现腹痛、腹胀甚至有肠麻痹症状。

（3）检查时要详细询问病史，受伤方式，受伤时姿势，伤后有无感觉及运动障碍。

（4）注意多发伤患者往往合并有颅脑、胸、腹脏器的损伤。要先处理紧急情况，抢救生命。

（5）检查脊柱时暴露面应足够，必须用手指从上至下逐个按压棘突，如发现位于中线部位的局部肿胀和明显的局部压痛，提示后柱已有损伤；胸腰段脊柱骨折常可扪到后凸畸形。

（6）影像学检查。有助于明确诊断，确定损伤部位、类型和移位情况。X射线检查是首选的检查方法。老年人感觉迟钝，胸腰段脊柱骨折其往往主诉下腰痛，若单纯腰椎摄片会遗漏下胸椎骨折。通常要拍摄正侧位片，必要时加摄斜位片。在斜位片上则可以看到有无椎弓峡部骨折。

X射线检查有其局限性，它不能显示椎管内受压情况。凡有椎体后方损伤或有神经症状者均须做CT检查。但因CT检查不能显示脊髓受损情况，为此必要时应做MR检查。在MR图像上可以看到椎体骨折出血所致的信号改变及前方的血肿，还可看到因脊髓损伤表现出的异常高信号。

四、急救搬运

将脊柱骨折者从受伤现场运输至医院的急救搬运方式至关重要。用一人抬头、一人抬脚或搂抱的搬运方法十分危险，因这些方法会增加脊柱的弯曲度，将碎骨片向后挤入椎管内，从而加重脊髓的损伤。正确的方法是采用担架、木板甚至门板运送；或两三个人配合使用滚动法，使伤员保持平直，成一整体，再将其滚动至木板上。

五、治疗

有其他复合伤患者，应优先治疗其他损伤，以挽救伤员生命。

（一）胸腰椎骨折的治疗

1. 单纯性压缩性骨折的治疗

（1）椎体压缩不超过1/5者，或年老体弱不能耐受复位及固定者可仰卧于硬板床上，骨折部位垫厚枕，使脊柱过伸，同时嘱伤员3日后开始腰背部肌锻炼。伤后2个月骨折基本愈合，第3个月可以下地少量活动，但仍以卧床休息为主。3个月后逐渐增加下地活动时间。

（2）椎体压缩高度超过1/5的青少年及中年伤者，可用两桌法过仰复位。复位后可行过伸位石膏背心或支具外固定。固定后鼓励伤员起床活动。固定时间约3个月。在固定期间，坚持每天做背肌锻炼，并逐日增加锻炼时间。

2. 爆破型骨折的治疗

对没有神经症状的爆破型骨折的伤员，经CT检查证实没有骨块挤入椎管内者，可以采用双踝悬吊法复位。对有神经症状和骨折块挤入椎管内者，不宜复位。对此类伤员宜经侧前方途径，去除突出椎管内的骨折片及椎间盘组织，然后施行椎体间植骨融合术，必要时还可置入前路内固定物。后柱损伤者必要时还需作后路内固定术。

3. Chance骨折

屈曲－牵拉型损伤及脊柱移动性骨折－脱位者，都须做经前后路复位及内固定器安装术。

（二）颈椎骨折的治疗

1. 颈椎半脱位

对于此类患者，在急诊时往往难以区别出是完全性撕裂或不完全性撕裂，为防止产生迟发性并发症，对这类隐匿型颈椎损伤应予以石膏颈围或Hallo氏架固定3个月。对后期出现颈椎不稳定与畸形的病例可采用经前路或经后路的脊柱融合术。

2. 稳定型的颈椎骨折

此类患者如有轻度压缩，可采用颌枕带卧位牵引复位。复位后用头颈胸石膏或Hallo氏架固定3个月。压缩明显的、C1前后弓骨折和有双侧椎间关节脱位者可以采用持续颅骨牵引复位再辅以头颈胸石膏固定。及时摄X射线片复查，如已复位，可于牵引2～3周后用头颈胸石膏或Halo架固定，固定时间约3个月。有四肢瘫痪者及牵引失败者需行手术复位，必要时可切去交锁的关节突以获得良好的复位，同时还需安装内固定物。

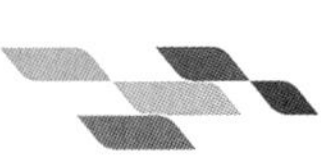

3. 单侧小关节脱位

此类患者可以没有神经症状，特别是椎管偏大者更能幸免，可以先用持续骨牵引复位，牵引重量逐渐增加，从 1.5 kg 开始，最多不超过 10.0 kg，牵引时间约为 8 小时。在牵引过程中不宜手法复位，以免加重神经症状。复位困难者以手术为宜，必要时可将上关节突切除，并加做颈椎植骨融合术。

4. 爆破型骨折且有神经症状

原则上此类患者应早期手术治疗，通常采用经前路手术，行切除碎骨片、减压、植骨融合及内固定手术。必要时需待情况稳定后手术。

5. 过伸性损伤

对此类患者，大多采用非手术治疗。特别是损伤性枢椎椎弓骨折伴发神经症状者很少，没有移位者可采用保守治疗，牵引 2 ～ 3 周后予上头颈胸石膏固定 3 个月；有移位者应做颈前路 C2/C3 椎体间植骨融合术。而对脊髓中央管周围损伤者一般采用非手术治疗。有椎管狭窄或脊髓受压者一般在伤后 2 ～ 3 周时做椎管减压术。

6. Ⅰ型、Ⅲ型和没有移位的Ⅱ型齿状突骨折

此类患者一般采用非手术治疗，可先用颌枕带或颅骨牵引 2 周，之后予上头颈胸石膏或 Halo 架固定 3 个月。Ⅱ型骨折如移位超过 4 mm 者，愈合率极低，一般主张手术治疗，可经前路用 1 ～ 2 枚螺钉内固定，或经后路 C1/C2 植骨及内固定。

第四节　脊 髓 损 伤

一、疾病概要

脊髓损伤（spinal cord injury）是脊柱骨折的严重并发症，椎体的移位或碎骨片突出于椎管内，使脊髓或马尾神经产生不同程度的损伤。胸腰段脊髓损伤使下肢的感觉与运动产生障碍，称之为截瘫；而颈段脊髓损伤使双上肢有神经功能障碍，称之为四肢瘫痪。

二、病因、病理

按损伤的部位和程度，可将脊髓损伤分为以下几种。

（一）脊髓震荡

脊髓震荡是最轻微的脊髓损伤。脊髓遭受强烈震荡后立即发生弛缓性瘫痪，损伤平面以下的感觉、运动、反射及括约肌功能全部丧失。在组织形态学上并无病理变化，只是暂时性功能抑制，在数分钟或数小时内即可完全恢复。

（二）脊髓挫伤与出血

此为脊髓的实质性破坏，外观虽完整，但脊髓内部可有出血、水肿、神经细胞破坏和神经传导纤维束的中断。脊髓挫伤程度有较大差别，轻者有少量的水肿和点状出血，重者则有成片挫伤、出血，并有脊髓软化及瘢痕的形成，预后也各不相同。

（三）脊髓断裂

脊髓连续性中断，可为完全性或不完全性。不完全性脊髓断裂常伴有挫伤，又称为挫裂伤。脊髓断裂的预后较差。

（四）脊髓受压

骨折移位或碎骨片与破碎的椎间盘挤入椎管内可以直接压迫脊髓，而皱褶的黄韧带与急速形成的血肿亦可压迫脊髓，使之产生一系列脊髓损伤的病理变化。及时去除压迫物，脊髓的功能可部分或全部恢复；若压迫时间过久，脊髓因血液循环障碍而发生软化、萎缩或瘢痕形成，则脊髓功能难以恢复。

（五）马尾神经损伤

第2腰椎以下腰椎骨折脱位可产生马尾神经损伤，表现为受伤平面以下出现弛缓性瘫痪。马尾神经完全断裂者少见。

三、临床表现

（一）脊髓损伤

脊髓损伤在脊髓休克期间表现为受伤平面以下出现弛缓性瘫痪，运动、反射及括约肌功能丧失，有感觉丧失平面及大小便不能控制。2～4周后逐渐演变成痉挛性瘫痪，表现为肌张力增高，腱反射亢进，并出现病理性锥体束征。胸段脊髓损伤表现为截瘫，颈段脊髓损伤则表现为四肢瘫痪。上颈椎损伤的四肢瘫痪均为痉挛性瘫痪，下颈椎损伤的四肢瘫痪由于脊髓颈膨大部位和神经根的毁损，上肢表现为弛缓性瘫痪，下肢仍为痉挛性瘫痪。

1. 脊髓半切综合征

脊髓半切综合征（Brown-Sequard 综合征），损伤平面以下患侧肢体的运动及深感觉消失，对侧肢体痛觉和温觉消失。

2. 脊髓前综合征

颈段脊髓前方受压严重，有时可引起脊髓前中央动脉闭塞；出现四肢瘫痪，下肢瘫痪重于上肢瘫痪。

3. 脊髓中央管周围综合征

多数发生于颈椎过伸性损伤。颈椎管因颈椎过伸而发生容积急剧变化，脊髓受皱褶

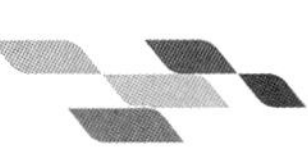

黄韧带、椎间盘或骨刺的前后挤压，使脊髓中央管周围的传导束受到损伤，表现为损伤平面以下的四肢瘫，上肢重于下肢，没有感觉分离，预后差。

（二）脊髓圆锥损伤

第 1 腰椎骨折可发生脊髓圆锥损伤。其表现为会阴部皮肤鞍状感觉缺失；括约肌功能丧失致大小便不能控制和性功能障碍；两下肢的感觉和运动仍保留正常。

（三）马尾神经损伤

马尾神经损伤很少为完全性的。其表现为损伤平面以下弛缓性瘫痪；有感觉及运动功能障碍及括约肌功能丧失；肌张力降低，腱反射消失，没有病理性锥体束征。

四、并发症

（一）呼吸衰竭与呼吸道感染

这是颈段脊髓损伤的严重的并发症。人体有胸式呼吸与腹式呼吸两组呼吸肌。胸式呼吸由肋间神经支配的肋间肌管理，而腹式呼吸则来自膈肌的收缩。膈神经由第 3、第 4、第 5 对颈神经组成，第 4 颈神经是主要成分。颈段脊髓损伤后，肋间肌完全麻痹，因此伤者能否生存，很大程度上取决于腹式呼吸是否存在。下颈椎损伤有可能保住腹式呼吸。由于呼吸肌力量弱，呼吸非常费力，呼吸道的分泌物难以排出，久卧者易产生坠积性肺炎。一般在 1 周内便可发生呼吸道感染，吸烟者更易提前发生，其结果是伤者因难以控制的呼吸道感染或痰液堵塞气管以致窒息而死亡。

（二）泌尿生殖道的感染和结石

由于括约肌功能的丧失，患者发生尿潴留而需长期留置导尿管，因此容易发生泌尿道的感染与结石，男性患者还可发生副睾丸炎。

（三）压疮

截瘫患者长期卧床，皮肤知觉丧失，骨隆突部位的皮肤长时间受压于床褥与骨隆突之间而发生神经营养性改变，出现坏死，称为压疮。压疮最常发生的部位为骶部、股骨大转子、髂嵴和足跟等处。

（四）体温失调

颈段脊髓损伤后，自主神经系统功能紊乱，受伤平面以下皮肤不能出汗，对气温的变化丧失调节和适应能力，易产生高热，可达 40 ℃以上。

五、治疗原则

（一）固定

合适的固定，可防止因损伤部位的移位而产生脊髓的再损伤。一般首先采用颌枕带牵引或持续的颅骨牵引。

（二）减轻脊髓水肿和继发性损害

（1）地塞米松 10.00～20.00 mg，静脉滴注，连续应用 5～7 天后，改为口服，每日 3 次，每次 0.75 mg，维持 2 周左右。

（2）20% 甘露醇 250 mL，静脉滴注，每日 2 次，连续 5～7 天。

（3）甲泼尼龙冲击疗法。每 30.00 mg/kg 体重的剂量一次给药，15 分钟内静脉注射完毕，休息 45 分钟，在以后 23 小时内以 5.4 mg/(kg·h) 剂量持续静脉滴注，本法只适用于受伤后 8 小时以内者。

（4）高压氧治疗。据动物实验，伤后 2 小时内进行高压氧治疗效果最好，但这显然不适用于临床病例。根据临床经验，一般伤后 4～6 小时内应用高压氧治疗也可收到良好的效果。

（三）手术治疗

手术只能解除对脊髓的压迫和恢复脊柱的稳定性，目前还无法使损伤的脊髓恢复功能。手术的途径和方式视骨折的类型和致压物的部位而定。

手术后的效果在术前难以预料，一般而言，手术后截瘫指数可至少提高一级。对于完全性瘫痪者，提高一级并不能解决多少问题；但对于不完全性瘫痪者，提高一级意味着可能改善其生活质量。为此，对于不完全性瘫痪者更应持积极态度。这一原则同样适用于陈旧性病例。

第五节　脊柱结核

一、疾病概要

目前全世界有 2 000 万结核患者，每年新增 800 万～1 000 万结核患者。中国现有结核患者人数约为 500 万。在结核患者中，50% 左右会并发骨与关节结核，而脊柱结核的发生率占骨与关节结核的首位，其中又以椎体结核占大多数，附件结核十分罕见。椎体以松质骨为主，其滋养动脉为终末动脉，结核杆菌容易停留在椎体部位。在整个脊柱

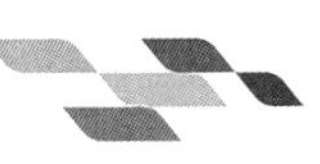

中，腰椎活动度最大，其结核发生率也最高，胸椎次之，颈椎更次之，至于骶尾椎结核则甚为罕见。

本病以儿童患者多见，30 岁以上者发病率明显下降。

二、分型

椎体结核可分为中心型和边缘型两种。

（一）中心型椎体结核

中心型椎体结核多见于儿童，好发于胸椎。病程进展快，整个椎体被压缩成楔形。该型结核一般只侵犯一个椎体，但也有穿透椎间盘而累及邻近椎体的可能。

（二）边缘型椎体结核

边缘型椎体结核多见于成人，腰椎为好发部位。病变局限于椎体的上下缘，很快侵犯至椎间盘及相邻的椎体。椎间盘破坏是本病的特征性表现，故椎间隙很窄。

三、临床表现

本病起病缓慢，有低热、疲倦、消瘦、盗汗、食欲不振与贫血等全身症状。儿童常有夜啼、呆滞或性情急躁等表现。

疼痛是最早出现的症状。通常为轻微疼痛，休息后可缓解，劳累后则加重。在病程早期，疼痛不会影响睡眠；病程长者夜间也会疼痛。胸椎结核的疼痛表现为背痛症状，下胸椎病变的疼痛有时表现为腰骶部疼痛。此外，脊柱后凸十分常见。

腰椎结核患者在站立与行走时，往往用双手托住腰部，头及躯干向后倾，使重心后移，以尽量减轻体重对病变椎体的压力。患者从地上拾物时，不能弯腰，需挺腰屈膝屈髋下蹲才能取物，称为拾物试验阳性。

对于患儿，嘱患儿俯卧，检查者用双手提起患儿双足，将两下肢及骨盆轻轻上提，如有腰椎病变，会因肌痉挛而腰部保持僵直，生理前凸消失（图 14－5－1）。

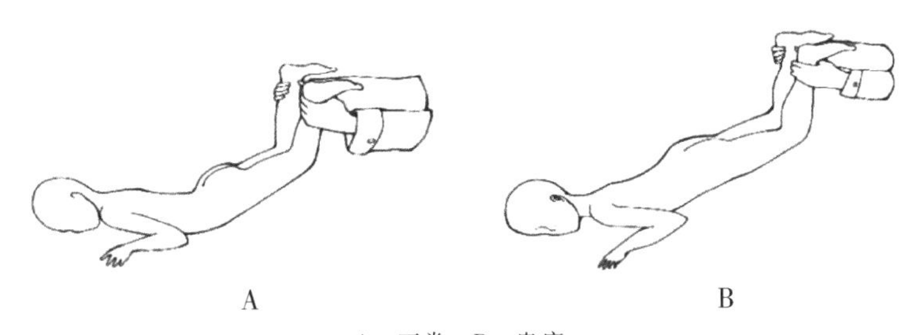

A：正常；B：患病。

图 14－5－1　幼儿脊柱活动测验法

后期患者有腰大肌脓肿形成，可在腰三角、髂窝或腹股沟处看到或摸到脓肿。

四、治疗

全身治疗可采用局部固定用石膏背心或支架（胸椎及上腰椎结核），以及腰围外固定（下腰椎结核），固定期为3个月，固定期间应多卧床休息。全身情况差不能耐受固定的，可以睡特制的石膏床3个月。

手术有三种类型：①切开排脓。寒性脓肿广泛流注可出现继发性感染，全身中毒症状明显，不能耐受病灶清除术时可做切开排脓挽救生命。②病灶清除术。其有前路和后路手术两种：前路手术途径视病灶部位而定；后路手术通常用于胸椎结核，即切除病变脊椎的一侧肋横突，推开胸膜，进入病灶，做彻底的清创术，以清除脓液、结核性肉芽组织、干酪样坏死物质和死骨。中段胸椎结核可以经胸进入病灶，而腰椎结核可以经下腹部斜切口或正中切口，从腹膜外间隙经腰大肌脓肿进入病灶。术后的抗结核药物治疗与局部制动仍不容忽视。③矫形手术。纠正脊柱后凸畸形。

参考文献

[1] 陈孝平，汪建平，赵继宗. 外科学 [M]. 9版. 北京：人民卫生出版社，2018.
[2] 裴福兴，陈安民. 骨科学 [M]. 北京：人民卫生出版社，2016.
[3] 胥少汀，葛宝丰，徐宝坎. 实用骨科学 [M]. 4版. 北京：人民军医出版社，2012.